U0276737

国家科学技术学术著作出版基金资助出版

科学 专著: 生命科学研究

遗传病分子基础与基因诊断

曾溢滔 主编

Zeng Yitao

上海科学技术出版社

Shanghai Scientific & Technical Publishers

图书在版编目(CIP)数据

遗传病分子基础与基因诊断 / 曾溢滔主编. —上海：
上海科学技术出版社，2017.12(2022.8 重印)
ISBN 978 - 7 - 5478 - 3634 - 7

Ⅰ.①遗… Ⅱ.①曾… Ⅲ.①遗传病－分子生物学－
研究 ②遗传病－基因诊断 Ⅳ.①R596

中国版本图书馆 CIP 数据核字(2017)第 160949 号

本书出版受"上海科技专著出版资金"资助

责任编辑　季英明　兰明娟
装帧设计　戚永昌

遗传病分子基础与基因诊断
曾溢滔　主编

上海世纪出版(集团)有限公司
上海科学技术出版社　出版、发行
(上海市闵行区号景路159弄A座9F-10F)
邮政编码201101　www.sstp.cn
上海盛通时代印刷有限公司印刷
开本 787×1092　1/16　印张 17.75　插页 8
字数 340 千字
2017 年 12 月第 1 版　2022 年 8 月第 3 次印刷
ISBN 978 - 7 - 5478 - 3634 - 7/R·1397
定价：129.00 元

内 容 提 要

本书是一部全面系统地介绍遗传病基因诊断的理论和实际应用，以及未来发展趋势的学术著作，由国内外长期从事遗传病基因诊断领域工作的知名学者和医学专家共同撰写。

本书分为两部分：第一部分（第 1～4 章）主要介绍遗传病的分子基础及主要的基因诊断技术。其中第 1 章按照遗传病发生的分子基础进行分类介绍，第 2 章系统介绍 40 余年来遗传病诊断技术的发展历史，第 3 章介绍目前常用的细胞和分子诊断技术，以及这些技术的优缺点和适用范围，第 4 章详细介绍近年发展起来的高通量分子诊断技术，特别是高通量测序技术和在其基础上发展的单细胞测序技术。第二部分（第 5～10 章）则按照遗传病诊断的流程对遗传病的产前诊断、新生儿筛查、遗传咨询等进行系统介绍。其中第 5 章介绍人类基因及基因组芯片扫描，以及基因测序检测临床报告的解读，第 6 章详细阐述遗传咨询的流程、常见问题及注意事项等，第 7 章介绍产前筛查和产前诊断的相关技术，第 8 章系统介绍新生儿疾病筛查的现状和发展趋势，第 9 章按照疾病发生的不同分子机制，对常见遗传病及其分子诊断技术的选择进行介绍，第 10 章介绍人们关注的一类疾病——罕见病，对国内外罕见病诊治现状和几种典型的罕见病进行简要描述。

本书内容新颖，学术性和实用性强，适用于医学和分子生物学各分支领域的研究人员、遗传科医师、遗传咨询师、遗传病诊断实验室技术人员，以及大专院校遗传学及相关专业科研人员和研究生阅读参考。

主　编　曾溢滔

编撰者（按姓氏笔画排列）
马　竞　　复旦大学基础医学院
马　端　　复旦大学基础医学院
于世辉　　华盛顿大学医学院及广州医科大学金域检验学院
王云杰　　上海市儿童医院上海医学遗传研究所
王从容　　上海交通大学附属第六人民医院
王彦林　　上海交通大学医学院附属国际和平妇幼保健院
田国力　　上海市儿童医院新生儿筛查中心
包黎明　　美国达特茅斯学院医学院
任兆瑞　　上海市儿童医院上海医学遗传研究所
杜司晨　　复旦大学生物医学研究院
李　伟　　温州医科大学检验医学院
李庆阁　　厦门大学分子诊断教育部工程研究中心
肖德勇　　复旦大学基础医学院
沈　陆　　上海交通大学 Bio-X 研究院
张　卉　　河南省人民医院医学遗传研究所
张　伟　　复旦大学基础医学院
张　进　　复旦大学基础医学院
张军玉　　上海交通大学医学院附属国际和平妇幼保健院
陈　茜　　温州医科大学检验医学院
侯巧芳　　河南省人民医院医学遗传研究所
贺　光　　上海交通大学 Bio-X 研究院
赵薇薇　　广州医科大学金域检验学院
秦胜营　　上海交通大学 Bio-X 研究院
黄　英　　上海市儿童医院上海医学遗传研究所
黄秋英　　厦门大学分子诊断教育部工程研究中心
黄淑帧　　上海市儿童医院上海医学遗传研究所
曾凡一　　上海市儿童医院上海医学遗传研究所
褚　晨　　上海交通大学附属第六人民医院
廖世秀　　河南省人民医院医学遗传研究所
颜景斌　　上海市儿童医院上海医学遗传研究所

《科学专著》系列丛书序

进入 21 世纪以来,中国的科学技术发展进入到一个重要的跃升期。我们科学技术自主创新的源头,正是来自科学向未知领域推进的新发现,来自科学前沿探索的新成果。学术著作是研究成果的总结,它的价值也在于其原创性。

著书立说,乃是科学研究工作不可缺少的一个组成部分。著书立说,既是丰富人类知识宝库的需要,也是探索未知领域、开拓人类知识新疆界的需要。特别是在科学各门类的那些基本问题上,一部优秀的学术专著常常成为本学科或相关学科取得突破性进展的基石。

一个国家,一个地区,学术著作出版的水平是这个国家、这个地区科学研究水平的重要标志。科学研究具有系统性和长远性、继承性和连续性等特点,科学发现的取得需要好奇心和想象力,也需要有长期的、系统的研究成果的积累。因此,学术著作的出版也需要有长远的安排和持续的积累,来不得半点的虚浮,更不能急功近利。

学术著作的出版,既是为了总结、积累,更是为了交流、传播。交流传播了,总结积累的效果和作用才能发挥出来。为了在中国传播科学而于1915 年创办的《科学》杂志,在其自身发展的历程中,一直也在尽力促进中国学者的学术著作的出版。

几十年来,《科学》的编者和出版者,在不同的时期先后推出过好几套中国学者的科学专著。在 20 世纪三四十年代,出版有《科学丛书》;自 20世纪 90 年代以来,又陆续推出《科学专著丛书》《科学前沿丛书》《科学前沿进展》等,形成了一个以刊物名字样科学为标识的学术专著系列。自 1995年起,截至 2010 年"十一五"结束,在科学标识下,已出版了 25 部专著,其中有不少佳作,受到了科学界和出版界的欢迎和好评。

为了继续促进中国学者对前沿工作做有创见的系统总结,"十二五"期间,《科学》的编者和出版者决定对科学系列学术著作做新的延伸,将科学专著学术丛书扩展为三个系列品种，即《科学专著：前沿研究》《科学专著：生命科学研究》《科学专著：大科学工程》，继续为中国学者著书立说尽一份力。*

随着中国科学研究向世界前列的挺进，我们相信，在科学系列的学术专著之中，一定会有更多中国学者推陈出新、标新立异的佳作问世，也一定会有传世的名著问世！

周光召

（《科学》杂志编委会主编）

2011 年 5 月

---

* 出版者注：在 2017 年，科学专著学术丛书又增加了第四个系列品种——《科学专著：自然资源》。

前 言

说到面前《遗传病分子基础与基因诊断》这本书,我不禁想起 18 年前由我主编的另一部学术专著《遗传病的基因诊断与基因治疗》,该书由上海科学技术出版社出版,融汇了上海市儿童医院上海医学遗传研究所等单位在基因诊断和基因治疗领域 10 多年来的经验、体会和成果。该书出版后,受到业内同行的肯定和广大读者的欢迎,并获得国家级科技图书奖。读者多次要求出版社再版这本专著。然而,近 10 年来基因诊断领域新技术不断涌现和飞速发展,国内外发表的相关研究论文数以万计,单纯地再版《遗传病的基因诊断与基因治疗》似乎已满足不了读者的需求,也反映不出国际科技发展的现状。因此,重新组织编写一部反映遗传病基因诊断国内外最新进展的新书的想法油然而生,但是我们撰写的速度总跟不上国际上该领域发展的进展,所以此书之出版数次束之高阁。

2013 年 8 月,国家卫生和计划生育委员会(以下简称国家卫计委)个体化医学检测技术专家委员会委托我负责编写一本《遗传病相关个体化医学检测技术指南》(以下简称《指南》)。我组织上海市儿童医院和兄弟单位的同仁,在先前出版的《遗传病的基因诊断与基因治疗》基础上,结合近年来基因诊断技术的发展和实际应用的经验撰稿,于 2015 年 1 月完成《指南》的编写,并由国家卫计委正式发文颁布。该《指南》的完成,为现在这本《遗传病分子基础与基因诊断》专著的编写出版奠定了基础。

从 1976 年美国华裔科学家简悦威(Y. W. Kan)应用溶液 DNA 分子杂交方法完成 Hb 巴茨水肿胎儿的诊断算起,基因诊断迄今已走过 40 年的路程。近 10 年来,以基因芯片、高通量测序和单细胞测序等为代表的基因诊断新技术的发展极大地拓展了遗传病诊断的深度和广度。应用这些技术,既可以诊断遗传病患者,也可以对出生前的胎儿,甚至是植入前的胚胎进行精确的诊断,并根据诊断的结果采取有针对性的措施,减少遗传病患儿的出生,发挥重要的经济效益和社会效益。

基因组芯片扫描技术、高通量检测技术、生物信息学等新技术的应用催生了个体化医学的发展。人们可以根据遗传病发病的分子基础和检测到的患者遗传病特征，有针对性地进行个体化诊治，大大提高治疗效果。但是，随着越来越多基因诊断新技术的应用，我们面临着如何解读和分析基因诊断的大数据以及它们与临床表型的关联等难题。本书根据国际上这一领域的现状和发展趋势，对基因芯片、高通量和单细胞测序等高新技术的解读和分析进行了详尽阐述，从而增加了本书的学术性和实用性。

过去 30 多年，遗传病研究的重点集中在发病率高、受累人群广的常见遗传病，已取得了较大的进展。近年来，随着国家经济和科技的发展以及人民群众科学素养的提高，一类发病率极低但症状危重的罕见病及其患病群体正日益受到社会各界的关注。基因检测技术的进展和诊断水平的提高，为罕见病的诊治提供了理论和技术基础。国家和各级地方政府也开始重视罕见病的研究，成立了罕见病基金会，制订了罕见病的研究计划，促进了罕见病诊治工作的开展。基于上述背景，本书单独设置了"罕见病及其分子诊断"一章作专门论述。

本书作者都是国内外长期从事遗传病分子基础及基因诊断领域科研和医疗工作的专家，能够准确把握本领域研究的最新进展和发展动向。他们结合自己丰富的实践经验，在本书中系统介绍遗传病分子基础和基因诊断研究中相关的理论、技术、方法及其实际应用，绝大部分内容都出自编写者自己的研究工作和经验、体会，因此本书具有较高的学术性和实用性。上海医学遗传研究所颜景斌和任兆瑞教授在本书编写过程中做了大量联络、协调和编辑工作，邱瑾和付荣华女士负责书稿的打印和整理。借此机会，谨向他们致以衷心的感谢。

希望同行和广大读者对本书提出宝贵意见，以便修订再版时予以改正。

曾溢滔

2017 年 6 月 26 日

于上海医学遗传研究所

目　录

第1章　遗传病的分类及分子基础

随着医学科学的发展,我们越来越深刻地认识到遗传因素在疾病发生中的重要作用。所谓遗传病,是指由于基因突变、染色体数目或结构变异所导致的疾病。传统上遗传病可分为染色体病、单基因病、多基因病、线粒体病和体细胞遗传病,近年来又发现由于基因表观遗传修饰发生改变而引起的疾病。随着分子生物学和人类基因组学的迅速发展,人类对疾病发病机制的认识也不断深入,推动了遗传病诊断和防治技术的飞跃发展,基因诊断作为一种全新的疾病诊断模式便应运而生。

基因诊断又称分子诊断,是通过对受检者的某一特定基因(DNA)或其转录物(mRNA)进行分析来对遗传病进行诊断的技术[1]。它的问世使遗传病的诊断从传统的表型诊断步入基因型诊断的新阶段,代表诊断学领域的一次革命。

基因诊断诞生于 20 世纪 70 年代末,至今近 40 年的历史,在疾病的防治领域已经取得了引人注目的成就。特别是近年来,以基因芯片、高通量测序和单细胞测序以及生物信息学等为代表的一系列基因诊断新技术的涌现和发展,以及基因诊断临床应用实用性的极大提高,成为我们对遗传病进行有效防控的重要手段,为提高人口素质发挥着积极的作用。如今,基因诊断的原理和技术不仅适用于遗传病,也适用于感染性疾病和肿瘤;不仅在临床医学和基础医学领域应用,也在法医学等领域得到广泛应用。可以说,基因诊断是现代分子生物学和分子遗传学理论和技术与医学相结合的一个典范。

1.1　染色体病

1.1.1　人类染色体

染色体(chromosome)是细胞内具有遗传性质的物质,是一个深度压缩形成的聚合体,主要由 DNA 和蛋白质组成;易被碱性染料染成深色,是可以染色的小体,因此取名为"染色体"。人类体细胞有 23 对染色体(其中 22 对为常染色体,1 对为性染色体),每条染色体上的基因都有严格的排列顺序,各基因间的毗邻关系也较恒定。当染色体发生数目异常、结构畸变甚至极微小的结构改变时,都会导致基因增加、缺失或结构改变而引起疾病。所以,由于染色体数目异常或结构畸变引起的疾病就被称作染色体病。

经典的染色体病诊断是通过细胞遗传学诊断技术来实现的。通过制备细胞染色体标本,进行染色体分组并作观测和描述,这个过程称为染色体核型分析(karyotype analysis)。所谓染色体核型,通常是指细胞染色体组分的形态,而染色体形态一般以细胞有丝分裂的分裂中期描述最多:每一条染色体均由两条染色单体组成;中间狭窄处称着丝粒,又称次缢痕,将染色体分成短臂和长臂;按着丝粒不同可以将人类染色体分成中着丝粒染色体、亚中着丝粒染色体和近端着丝粒染色体三种类型。在染色体核型分析中,一般是按染色体大小的顺序排列,然后根据染色体的长度,着丝点位置、臂比、副缢痕位置存在与否以及随体有无、形状和大小等形态特征来分辨;另外在染色体核型分析中,应用显带技术,根据不同的带型更精细、可靠地识别每条染色体的特点和差异。在 1978、1981 和 1985 年,由国际人类染色体命名委员会常务委员会发表了《人类细胞遗传学命名的国际体制》(International System for Human Cytogenetic Nomenclature, ISCN),统一了人类染色体符号和术语国际性完整体系,并于 1991、1995、2005、2009 和 2013 年进行了更新。ISCN 成为核型分析必备的工作手册[2]。

1.1.2　人类染色体病的基本特征

染色体病是染色体遗传病的简称,是由于细胞核基因的载体——染色体发生数目或结构异常引起的疾病。无论染色体数目异常还是结构畸变,都将导致基因组剂量或结构改变,从而使人体形态和(或)结构异常以及生理功能紊乱,临床上常表现为多种畸形的染色体综合征。

通常将染色体病分为常染色体病和性染色体病两大类。常染色体病由常染色体异常引起,常表现为生长发育滞后、智力低下及多发畸形等;性染色体病则由性染色体异常所致,主要表现为性发育不全、智力低下及多发畸形等。据统计,在新生活婴中染色体异常的发生率是 0.5%~1%:其中发生率最高的是 21 三体综合征(唐氏综合征),为 1/800~1/600,其次是性染色体异常,为 1/1 000~1/900;染色体结构性异常的发生率约为 2/1 000;自然流产胎儿中有 20%~50%是由染色体异常所致。染色体病患者通常缺乏生活自理能力,部分患者在幼年即夭折,所以染色体病已成为临床遗传学的主要研究内容之一。特别是近年来,随着基因检测新技术的迅速发展,比较基因组杂交(comparative genomic hybridization, CGH)和 DNA 芯片等技术已介入染色体的分析,发现微小染色体异常即小于 4 Mb 的染色体片段改变是导致先天畸形、发育不全和智力障碍等遗传疾病的重要原因,从而大大提高了染色体病的精确诊断。目前,传统的染色体病核型分析的诊断模式正在被基因芯片和高通量测序技术所代替,在临床上发挥了日益重要的作用。

1.1.3　染色体畸变

在细胞遗传学上,我们将生殖细胞或体细胞内染色体的异常称为染色体畸变(chromosome aberration)。染色体畸变可分为数目畸变和结构畸变两大类。无论染色体数目异常还是结构畸变,都可以引起基因或基因组剂量和结构的改变,也可以破坏基因的正常表达,从而导致疾病的发生。

1.1.3.1 整倍体改变

整倍体(euploid)是指染色体数目是单倍体(haploid,n)的整倍数,即以 n 为基数,整倍地增加或减少整套染色体组,超过二倍体(diploid,$2n$)的整倍体称为多倍体(polyploid)。例如,在二倍体的基础上增加一个染色体组成为三倍体(triploid,$3n$),增加 2 个染色体组成为四倍体(tetraploid,$4n$)。若在 $2n$ 的基础上减少一个染色体组,则成为单倍体。

研究资料表明,只有极少数的三倍体个体能够存活至出生,存活者多为 $2n/3n$ 嵌合体。四倍体比三倍体更为罕见,往往是 $2n/4n$ 嵌合体,可在流产胚胎中检测到。

染色体整倍体异常的发病机制主要有:双雄受精(diandry)、双雌受精(digyny)、核内复制(endoreduplication)和核内有丝分裂(endomitosis)等。

1.1.3.2 非整倍体改变

非整倍体(aneuploid)是指细胞中的染色体数目不成整倍数改变的核型。这是临床上最常见的染色体畸变类型,其中以单体、三体和多体最为常见。

(1)单体(monosomy) 这是指体细胞中某一号染色体(Y 染色体除外)数目呈单条出现的染色体组成。常染色体单体胚胎通常在出生前即已死亡而流产,临床上见到的最常见的单体是 X 染色体单体,即特纳综合征(Turner syndrome),具有性腺发育不全等临床表型。

(2)三体(trisomy) 这是体细胞染色体某对染色体(Y 染色体除外)数目增加了一条即以三体型出现的染色体组成,是最为常见、种类最多的人类染色体数目畸变。常染色体三体造成的后果较单体为轻,但由于染色体数目增加而导致基因组剂量不平衡,从而干扰了胚胎的正常发育,大多数常染色体三体型胚胎往往在妊娠早期就流产,少数三体型胎儿可以存活并出生,并出现染色体三体的临床表型。在常染色体中,除了 17 号染色体尚未见三体型外,其余的常染色体均有三体型病例报道。

(3)多体(polysomy) 这是指体细胞中某一号染色体(Y 染色体除外)数目多于 3 条的染色体组成。临床上最常见的是性染色体多体,如 48,XXXX;48,XXXY;48,XXYY 等。

非整倍体产生的主要原因来源于生殖细胞形成过程中同源染色体间的不分离或丢失。若受精卵的个别卵裂细胞中发生了染色体不分离,则会在同一个体存在两种或两种以上不同核型类型的细胞系,该个体被称为嵌合体(mosaic)。

1.1.3.3 染色体结构畸变

染色体结构畸变的发生多受环境因素(如物理、化学、生物学因素等)和遗传因素等多种因素的影响和参与。染色体结构畸变的发生,首先需在染色体发生断裂(breakage),然后是断裂片段重接(reunion)。断裂是染色体结构重排的前提条件。如果一条染色体发生断裂后的片段在原位重接,染色体恢复正常,不引起遗传效应;但如果断裂后的片段移动位置与其他染色体相接或者丢失,则称染色体重排(chromosome rearrangement),可能会引起遗传效应。染色体断裂、重排和重接可以发生于生殖细胞减数分裂,也可以发生在细胞的有丝分裂,前者导致的染色体结构畸变通常出现在个体的每一个细胞中,而后者所引发的染色体结构畸变常常以嵌合体形式出现。多数染色体结构异常的突变发生在精子生成过程中,这可能与精原细胞的长期增生和突变累积相关。

根据染色体不同的断裂点位置以及断裂片段的不同重接方式,可以将染色体结构畸变分为缺失、重复、倒位、易位、环状、等臂、插入、双着丝粒染色体、标记染色体、单亲二倍体和微小变异等 11 种。

(1) 缺失(deletion)　这是指染色体断裂后发生染色体片段丢失的结构畸变。按断裂点的数量和位置,可分为末端缺失(terminal deletion)和中间缺失(interstitial deletion)两类。① 末端缺失:染色体只有一个断裂点,而断裂后的片段包括染色体末端,未发生重接而丢失。② 中间缺失:也称间隙缺失,是指一条染色体上有两处断裂点,两断裂点之间的片段发生丢失。

(2) 重复(duplication)　这是指一条染色体上某一片段增加了一份或一份以上,从而使该片段上的基因拷贝数增加一份或多份。引起染色体重复的原因主要是生殖细胞减数分裂时同源染色体之间的不等交换或染色体单体之间的不等交换,以及同源染色体片段的插入等。

(3) 倒位(inversion)　这是指某一染色体发生两次断裂,两个断裂点之间的片段上下颠倒并在原来的断裂位置重接形成倒位。若两处断裂点都发生在着丝粒的同一侧,形成的倒位称臂内倒位(paracentric inversion);若两个断裂点位于着丝粒的两侧,则称为臂间倒位(pericentric inversion)。倒位在人群中比较常见,频率估计为 0.12%～0.70%。绝大多数(85%～90%)倒位属家族性,具有臂间倒位染色体的个体称为倒位携带者。其表型一般正常,但由于染色体结构发生重排,在生殖细胞减数分裂过程中,同源染色体联会配对时形成倒位环,同源染色体在环内发生互换,由此产生染色体片段部分缺失或重复的重排染色体,分别进入子代形成含染色体畸变的配子,受精后可产生畸形胎儿,甚至流产或死胎。

(4) 易位(translocation)　这是指某条染色体片段从原来的位置移接到另一条非同源染色体新的位置。易位的主要类型如下:① 相互易位(reciprocal translocation):两条染色体同时发生断裂,片段交换位置后重接,分别形成两条新的衍生染色体。若相互易位只改变易位节段在染色体的相对位置而不造成染色体片段的增减时,称平衡易位,在新生儿中的发生率为 1/1 000～2/1 000。由于相互易位不涉及遗传物质的增减,对基因功能和个体发育一般无不良影响。平衡易位携带者虽然大多无临床表型,但是与正常人婚配后其后代可能从亲代传递到一条易位衍生染色体,从而导致某一易位节段的缺失(部分单体)或多余(部分三体),破坏了基因组的平衡,引起胎儿发育异常和畸形,或导致早期流产。② 罗伯逊易位(Robertsonian translocation):也称着丝粒融合(centric fusion),仅发生在近端着丝粒染色体之间的一种易位形式。当两条近端着丝粒染色体在着丝粒部位或者着丝粒附近部位发生断裂后,两者的长臂在着丝粒处彼此结合,形成一条新的衍生染色体,而两条染色体的短臂则相互连接形成另一条小的染色体并往往在以后的细胞分裂时丢失,故罗伯逊易位携带者的核型只有 45 条染色体。由于丢失的小染色体上几乎不含结构基因,而由两条长臂构成的衍生染色体则包含原有的两条染色体上的所有基因,因此罗伯逊易位携带者的表型大多正常,然而在形成配子的过程中会出现异常,造成胚胎死亡而流产或者出生先天畸形患儿。罗伯逊易位在自发流产和新生儿中的发生率约为 1/1 000。③ 复杂易位(complex translocation):3 条以上的染色体相互交换其断裂节段,由此形成新的衍生染色体。

(5) 插入(insertion) 这是指某一条染色体同时发生两处断裂,两断裂点之间的片段转移至原来染色体上的其他位置或另外染色体的断裂处,然后借断面相互连接形成一条新的衍生染色体的畸变。插入畸变破坏了基因组的平衡,所以通常会引发疾病。

(6) 环状染色体(ring chromosome) 染色体的长臂和短臂同时发生断裂,然后具有着丝粒的片段又在两个断裂点上发生重接即形成环状染色体。含有着丝粒的环状染色体在细胞分裂过程中结构不稳定,使得部分细胞含双环状染色体而另一部分细胞丢失了环状染色体,导致机体不同细胞之间的基因组不平衡而出现生长发育异常和其他临床症状。

(7) 等臂染色体(isochromosome) 这是指一条染色体两个臂组成完全相同的异常染色体。等臂染色体的发生通常是由于在细胞分裂时着丝粒发生了横裂,长臂和短臂各自复制形成一条具有两个长臂和一条具有两个短臂的等臂染色体。大部分等臂染色体是致死性的,临床上常见的等臂染色体发现在一些特纳综合征病例中。

(8) 双着丝粒染色体(dicentric chromosome) 这是指两条染色体各自发生一次断裂后,含有着丝粒片段的两个断端发生连接,形成具有双着丝粒的染色体。双着丝粒染色体是一种非稳定性结构畸变,一般不能在人体中保存。

(9) 标记染色体(marker chromosome) 又称额外染色体(supernumerary chromosome),是指比正常二倍体额外增多了不能确定其来源的细小染色体。标记染色体在细胞分裂中易于丢失,故常以嵌合体的形式出现。标记染色体少数为家族性的,绝大多数是新生的,两者分别占总数的 20% 和 80%。标记染色体引发的临床表现取决于其来源和基因组成。

(10) 单亲二倍体(uniparental disomy,UPD) 在正常情况下,同源染色体分别来源于父亲和母亲。如果一对同源染色体均来源于同一个亲本,称为单亲二倍体。单亲二倍体的发生机制主要是基因印迹(imprinting)效应,其次是常染色体隐性遗传等位基因的双等位基因表达。如果单亲二倍体涉及的两条染色体上的某等位基因缺失或失活,则该等位基因编码的蛋白质的表达缺乏,从而导致疾病的发生。

(11) 微小染色体异常(micro-chromosome abnormality) 这是指小于 4 Mb 的染色体片段缺失、重复和插入等微小改变。染色体微小异常可能是导致先天畸形、发育不全和智力障碍等遗传疾病的重要原因。微小染色体异常一般不能通过传统的染色体病核型分析技术得到诊断,需通过高通量基因检测技术才能明确其存在、大小和特征。

(任兆瑞)

1.2　单基因病

单基因病是某个基因的结构或表达异常所致。正常基因发生了突变,称为基因突变。基因突变有三种结果:原有功能不发生改变、导致疾病和促进进化。

完整的基因包括编码区和调控区,不同区域突变的意义不同。编码区突变可能导致蛋白质序列出现异常,而调控区突变则有可能影响基因的表达水平。这两类突变都可以是单基因病的病因。

1.2.1　基因的编码区异常

1.2.1.1　碱基置换突变

一个碱基改变而造成的突变称为碱基置换突变:其中一个嘌呤为另一个嘌呤所取代,或一个嘧啶为另一个嘧啶所取代的置换称为转换(transition);而一个嘌呤为一个嘧啶所替代,或一个嘧啶为一个嘌呤所替代则称为颠换(transversion)。

1.2.1.2　同义突变

同一种氨基酸常有数个密码子,如果一个碱基的改变虽然可使密码子改变,但却不带来氨基酸的改变,这种突变称为同义突变(synonymous mutation)。同义突变不会影响蛋白质的功能。

1.2.1.3　错义突变

一个碱基的改变使某一氨基酸的密码子变为另一氨基酸的密码子,结果造成蛋白质的氨基酸序列发生改变,称为错义突变(missense mutation)。这种突变有的可以影响蛋白质的功能,有的则不产生影响。

1.2.1.4　无义突变

一个碱基的改变使得原有氨基酸的密码子变为终止密码子,称为无义突变(nonsense mutation)。无义突变可以由碱基置换产生,例如酪氨酸密码子 AUG 变为无义密码子 UAG。也可以由移码产生,例如野生型的一部分核苷酸顺序是…AAG、GUC、GCU、AGG…,它所编码的氨基酸是……赖氨酸、缬氨酸、丙氨酸、丝氨酸……。由于核苷酸 G 的插入而成为…AAG、GGU、CGC、UAG…时,它所编码的氨基酸便成为……赖氨酸、甘氨酸、精氨酸、无义密码子 UAG,肽链合成就到此为止。

1.2.1.5　移码突变

一个或少数几个相邻核苷酸的增加或减少,造成这一位置之后的编码区域发生移位,使得原有的密码子发生错误,称为移码突变(frameshift mutation)。

1.2.1.6　缺失突变

由于 DNA 片段的缺失而发生基因突变称为缺失突变。缺失的范围如果包括两个基因,称为多位点突变。由缺失造成的突变不会发生回复突变。所以严格地讲,缺失应属于染色体畸变。

1.2.1.7　插入突变

一个基因的 DNA 中如果插入一段外来的 DNA,其结构便被破坏。插入的 DNA 可以通过切割而去除,准确的切割可以使突变基因回复成为野生型基因。

1.2.2 基因的调控区序列异常

基因的调控区主要包括启动子、3′非翻译区(3′UTR)、增强子和沉默子等。调控区的异常可以分为 DNA 序列异常和修饰异常。

1.2.2.1 调控区 DNA 序列异常

(1) 启动子序列变异 人类基因的启动子(promoter)是 RNA 聚合酶结合位点周围的一组转录调控元件,每一个元件长度为 7～20 bp。启动子包括至少一个转录起始点以及一个以上的调控元件。这些元件中最具典型意义的是 TATA 盒,它的共有序列是 TATAAAA。TATA 盒通常位于转录起始点上游 −25～−30 bp,控制转录起始的准确性及频率。TATA 盒是基本转录因子 TFIID 的结合位点。除 TATA 盒外,GC 盒(GGGCGG)和 CAAT 盒(GCCAAT)也是很多基因常见的,它们通常位于转录起始点上游 −30～−110 bp 区域。转录起始位点发生变异可以影响转录产物的长短,调控元件及其周边序列的变异可以影响基因的转录水平,从而导致疾病的发生。

(2) 增强子序列变异 增强子(enhancer)是远离转录起始点(1～30 kb)、决定基因时间或空间特异性表达、增强启动子转录活性的 DNA 序列,其发挥作用的方式通常与方向和距离无关。增强子也是由若干有功能的元件组成,有些元件既可在增强子,也可在启动子中出现。这些元件是特异转录因子结合 DNA 的核心序列。通常情况下,没有增强子存在,启动子不能表现活性。没有启动子时,增强子也无法发挥作用。增强子序列变异可以影响基因的表达水平。

(3) 沉默子序列变异 某些基因含有的一种负性调控元件,当其结合特异蛋白因子时,对基因转录起阻遏作用甚至导致基因表达沉默,称为沉默子(silencer)。沉默子序列发生变异时,可能促使某些基因表达水平上升。

1.2.2.2 调控区 DNA 修饰异常

(1) DNA 甲基化 基因调控区如果存在 CpG,其中的胞嘧啶 C 就有可能发生甲基化。如果发生甲基化的 CpG 处于重要的调控元件中,就会减弱甚至沉默基因的表达。

(2) DNA 羟甲基化 5-羟甲基胞嘧啶(5hmC)是新发现的一种修饰碱基,低水平存在于哺乳动物的多种细胞类型中。5hmC 是 10-11 易位(TET)家族的酶通过氧化 5-甲基胞嘧啶(5mC)产生的。5hmC 不仅能够降低 MeCP 蛋白的甲基化结合结构域(MBD)与甲基化 DNA 的亲和性,具有潜在的参与基因表达调控的转录调节功能,而且参与了 DNA 去甲基化过程。5hmC 分布具有组织特异性,可能成为某些遗传性疾病的分子标志物。

1.2.2.3 基因剪接区序列异常

DNA 和 RNA 测序结果表明,90％的人类基因存在一个以上的剪接变异体或亚型,这一情况称为可变剪接(alternative splicing),可以发生基因剪接的区域称为基因剪接区。一个基因通过可变剪切产生多种具有不同生物学功能的蛋白质。可变剪切使人类基因组产生更多的转录产物,据估计大约多出 20 000 个蛋白质。可变剪切是一个严格规范的过程,许多人类疾病与错误调节的剪接相关。

(马　端,马　竞)

1.3　多基因病

1.3.1　定义

多基因病(polygenic disease)又称复杂性疾病(complex disease),其发生不是由一对等位基因而是由多对等位基因共同控制。它们在遗传方面的表现不遵循孟德尔遗传规律,环境因素在其中发挥了不同程度的作用。这种遗传模式称为多基因遗传(polygenic inheritance)[3]。

大多数先天性畸形如先天性心脏病、无脑儿、脊柱裂和神经管缺损,以及许多常见的成人疾病如癌症、高血压、冠心病、痛风、精神分裂症、抑郁症及糖尿病等,都是由多个基因和环境因素共同作用的结果,属于多基因遗传病。

1.3.2　易感性、易患性与发病阈值

多基因病中,可能多个基因出现异常,但仅仅是这些基因的异常,尚不足以导致疾病,只是部分决定了个体发病的可能性。这种由遗传基础决定一个个体患病的风险称为疾病的易感性(susceptibility)[4]。由于环境因素对多基因病产生的影响较大,因此学术界将遗传因素和环境因素共同作用决定某个个体患某种疾病的可能性称为疾病的易患性(liability)[5]。

在相同的不良环境中,不同的个体有人发病,有人不发病,其原因就是个体易感性不同所致。但在一般群体中,易患性很高或很低的个体是极少的,大部分个体都接近平均值,因此群体中的易患性变异呈正态分布。在一定的环境条件下,易感性高低可代表易患性高低,当一个个体易患性达到一定程度就可能发病。

多基因病发病的最低限度称为发病阈值(threshold)。发病阈值可将连续分布的易患性分为两部分:一部分是正常群体,另一部分是患病群体。在一定环境条件下,发病阈值代表患病所必需的、最低的易感基因的数量。

一个个体的易患性高低无法测量,但一个群体的易患性平均值可以从该群体的患病率作出估计。多基因病易患性正态分布曲线下的面积代表总人群,其易患性超过阈值的那部分面积为患者所占的百分数,即患病率。所以,人群中某一种多基因病的患病率即为超过阈值的那部分面积。一种多基因病的易患性平均值与阈值越近,表明易患性高阈值越低,群体患病率越高。相反,易患性的平均值与阈值越远,表明易患性低阈值越高,群体患病率越低。

1.3.3　遗传度

多基因病是遗传因素和环境因素共同作用所致,其中遗传因素的作用大小可用遗传

度(heritability)来衡量。遗传度愈大,表明遗传因素的影响愈大。如果一种疾病完全由遗传因素所决定,遗传度就是 100%。如果完全由环境所决定,遗传度就是零。疾病的遗传度高,表明遗传因素在决定疾病易患性变异上有重要作用,环境因素的作用较小。疾病的遗传度低,表明在决定疾病易患性变异上,环境因素起着重要作用,而遗传因素的作用不显著,不会出现明显的家族聚集现象。遗传度的计算方法有多种,其中最主要的为 Holzinger 公式法和 Falconer 公式法[4]。

(1) Holzinger 公式　该公式是基于遗传度越高的疾病,即同卵双生(monozygotic twin, MZ)的患病一致率与异卵双生(dizygotic twin, DZ)患病一致率相差越大的理论而建立的。

同卵双生是由一个受精卵形成的两个双生子,他们的遗传物质是完全相同的,其个体差异主要由环境决定。异卵双生是由两个受精卵形成的两个双生子,相当于同胞,因此他们的个体差异由遗传基础和环境因素共同决定。患病一致率是指双生子中一个患某种疾病,另一个也患同样疾病的频率,也称为同病率。那么,该疾病的遗传度(h)计算如式(1-1)和式(1-2):

$$h^2 = \frac{C_{MZ} - C_{DZ}}{1 - C_{DZ}} \qquad (式 1-1)$$

$$S(h^2) = \sqrt{\left[\frac{1 - C_{MZ}}{(1 - C_{DZ})^2}\right]^2 \cdot \frac{C_{DZ}(1 - C_{DZ})}{n_2} + \left(\frac{1}{1 - C_{DZ}}\right)^2 \cdot \frac{C_{MZ}(1 - C_{MZ})}{n_1}} \qquad (式 1-2)$$

式(1-1)和式(1-2)中,C_{MZ} 和 C_{DZ} 分别为同卵双生子和异卵双生子的同病率,n_1 和 n_2 分别为同卵双生子和异卵双生子的对子数。

例:据双生子近视患病调查资料,201 对同卵双生子中近视患病一致者 156 对,102 对异卵双生子中近视患病一致者 47 对,h^2 及标准误计算如下:

$$C_{MZ} = \frac{156}{201} = 0.78; \quad C_{DZ} = \frac{47}{102} = 0.46; \quad h^2 = \frac{0.78 - 0.46}{1 - 0.46} = 0.59$$

$$S(h^2) = \sqrt{\left[\frac{1 - 0.78}{(1 - 0.46)^2}\right]^2 \times \frac{0.46 \times (1 - 0.46)}{102} + \left(\frac{1}{1 - 0.46}\right)^2 \times \frac{0.78 \times (1 - 0.78)}{201}}$$

$$= 0.065\ 7$$

故本例近视的遗传度为 59.00% ± 6.57%。

(2) Falconer 公式　该公式是基于先证者亲属的患病率与遗传度有关的理论而建立的。亲属患病率越高,遗传度越大,所以可通过调查先证者亲属患病率和一般人群的患病率,算出遗传度[式(1-3)]:

$$h = b/r \qquad (式 1-3)$$

式(1-3)中,b 为亲属易患性对先证者易患性的回归系数;r 为亲属系数。

当已知一般人群的患病率时,用式(1-4)计算回归系数:

$$b = (Xg - Xr)/ag \tag{式1-4}$$

式(1-4)中,Xg 为一般群体易患性平均值与阈值之间的标准差数;Xr 为先证者亲属易患性平均值与阈值之间的标准差数;ag 为一般群体易患性平均值与一般群体中患者易患性平均值之间的标准差数。

当缺乏一般人群的患病率时,可设立对照组,调查对照组亲属的患病率,用式(1-5)计算回归系数:

$$b = (1 - qc)(Xc - Xr)/ar \tag{式1-5}$$

式(1-5)中,Xc 为对照组亲属中的易患性平均值与阈值之间的标准差数;ar 为先证者亲属易患性平均值与先证者亲属中患者易患性平均值之间的标准差数;qc 为对照亲属患病率。

Xg、Xr 和 ag、ar 均可由一般群体患病率、对照亲属患病率和先证者亲属患病率查 Falconer 表得到。

关于遗传度的概念和计算应注意下列问题[6]。① 遗传度是特定人群的估计值。遗传度是由特定环境中特定人群的患病率估算得到的,因此不宜外推到其他人群和其他环境。② 遗传度是群体统计量,用到个体毫无意义。如果某种疾病的遗传度为 50%,不能说某个患者的发病一半由遗传因素决定,一半由环境因素决定,而应该说在这种疾病的群体总变异中,一半与遗传变异有关,一半与环境变异有关。③ 遗传度的估算仅适合于没有遗传异质性,而且也没有主基因效应的疾病。如果影响性状或疾病有主基因存在,并且主基因存在显、隐性关系,那么上述计算就会产生偏差。若有一个或几个显性主基因,那么估算的遗传度可以超过 100%。若主基因为隐性基因,则由先证者的同胞估算的遗传度可以高于由父母或子女估算的遗传度。因此,只有当由同胞、父母和子女分别估算的遗传度相近似时,这个遗传度才是合适的。同时也才能认为该疾病的发生可能是多基因遗传的结果。

1.3.4　遗传特征

尽管多基因遗传病具有明显的家族聚集倾向,但在单个家庭中不具备典型的孟德尔遗传方式[7-8]。

遗传度在 60% 以上的多基因病中,患者的第一级亲属(指有 1/2 基因相同的亲属,如双亲与子女以及兄弟姐妹之间,即为一级亲属)的发病率接近群体发病率的平方根。例如唇裂,人群发病率为 1.7/1 000,其遗传度为 76%,患者一级亲属发病率为 4%,近于 0.001 7 的平方根,而单基因疾病遗传服从遗传比率(常染色体显性遗传为 50%,常染色体隐性遗传为 25%)。

随着亲属级别的降低,患者亲属发病风险率明显下降。如唇裂在一级亲属中发病率为 4%,二级亲属(叔、伯、舅、姨)中约为 0.7%,三级亲属(堂兄弟姐妹、姑、姨表兄弟姐妹等)中仅为 0.3%。

亲属中患者越多,再发风险(recurrent risk)越高,提示双亲易患性高。一般来说,第二胎再发风险是一级亲属发病率。但已有 2 个患儿,第三胎的风险升高 2.5~3.0 倍,而单基因遗传病每胎复发风险不变。如一对夫妇已生育 1 例唇裂患儿时,再生唇裂患儿的机会是 4%(一级亲属发病率);如已生 2 例唇裂患儿,则再生唇裂患儿的机会增至 10%;若已生 3 例唇裂患儿,则再生唇裂患儿的发病率可增至 16%。

病情越重,再发风险率也越高,与前文同理,此特点也可与单基因病区别。如单侧唇裂再发风险为 2.46%,单侧唇裂 + 腭裂为 4.4%,则双侧唇裂 + 腭裂为 5.6%。

近亲结婚所生子女的发病率比非近亲结婚所生子女的发病率高 50%~100%,但不如常染色体隐性遗传那样显著,这可能与多基因的累加作用有关。

同卵双生的同病一致率高于异卵双生。

有些多基因病有性别的差异和种族的差异。如:先天性幽门狭窄,男子为女子的 5 倍。先天性髋脱臼,日本人发病率是美国人的 10 倍。唇裂在黑种人中发病率为 0.04‰,白种人为 1‰,而黄种人为 1.7‰,且男性发病率高于女性。无脑儿在英国发病率为 2‰,在北欧为 0.05‰,且女性高于男性。发病率的性别差异也会影响再发风险,发病率低的性别发病后,其亲属再发风险高于发病率高的性别的亲属,其原因在于易患性的阈值在两性中有差异,发病率低阈值高。

(马　端,马　竞)

1.4　线粒体病

线粒体疾病(mitochondrial disease)是指以线粒体功能异常为主要病因的一大类疾病。除线粒体 DNA(mitochondrial DNA,mtDNA)突变直接导致的疾病外,编码线粒体蛋白的核基因(nuclear DNA,nDNA)突变也可引起线粒体疾病,但这类疾病表现为孟德尔遗传方式。通常所指的线粒体病即 mtDNA 突变所致的线粒体功能异常而引起的疾病。

线粒体病是一组多系统疾病,因中枢神经系统和骨骼肌对能量的依赖性最强,故临床症状以中枢神经系统和骨骼肌病变为特征,常见的线粒体疾病包括莱伯遗传性视神经病(Leber hereditary optic neuropathy,LHON)、线粒体脑肌病(mitochondrial encephalomyopathy)、氨基糖苷类药物性耳聋(aminoglycoside-induced hearing loss)、线粒体糖尿病(mitochondrial diabetes mellitus)等。

线粒体疾病通常累及多个系统,表现型有高度差异。不同 mtDNA 突变可导致相同疾病,而同一突变也可引起不同表型,并且通常与 mtDNA 突变的异胞质性水平和组织分布相关。

1.4.1 线粒体结构与功能

1.4.1.1 线粒体基因组的结构特点

线粒体(mitochondria)是一种存在于大多数细胞中的由两层膜包被的细胞器,直径 $0.5\sim10~\mu m$。不同细胞的线粒体在大小、数量及外观等方面都有所不同。线粒体是细胞内氧化磷酸化和合成三磷酸腺苷(adenosine triphosphate,ATP)的主要场所,为细胞的活动提供能量,所以有"细胞动力工厂"之称。除了为细胞供能外,线粒体还参与诸如细胞分化、细胞信息传递和细胞凋亡等过程,并拥有调控细胞生长和细胞周期的能力。

线粒体拥有自身的遗传物质,称为 mtDNA。mtDNA 为环状双链 DNA 分子,外环为重链(H),内环为轻链(L)。mtDNA 基因排列非常紧凑,无内含子序列。人类 mtDNA 长 16 569 bp,包含 37 个基因,其中 22 个 tRNA 基因、2 个 rRNA 基因(12S rRNA 和 16S rRNA)和 13 个多肽基因。

1.4.1.2 线粒体母系遗传与瓶颈效应

人体不同类型的细胞含线粒体数目不同,通常有成百上千个,而每个线粒体中有 2~10 个 mtDNA 分子。绝大多数细胞中有多种 mtDNA 拷贝,其拷贝数存在器官组织的差异性。在精卵结合时,精子中只有很少的线粒体,受精时几乎不进入受精卵。因此,受精卵中的 mtDNA 几乎全部来自卵子,来源于精子的 mtDNA 对表型无明显作用,这种双亲信息的不等量表现决定了线粒体遗传病的传递方式不符合孟德尔遗传,而是表现为母系遗传(maternal inheritance),即母亲将 mtDNA 传递给她的儿子和女儿,但只有女儿能将其 mtDNA 传递给下一代。

卵母细胞成熟时,线粒体的数目会减少,可能少于 10 个,但不会超过 100 个,这个过程被称为遗传瓶颈效应(genetic bottle neck effect)。由于线粒体是随机分布的,因此如果通过遗传瓶颈携带某种突变的一个线粒体被保留下来,细胞分裂时,突变型和野生型 mtDNA 发生分离,随机分配到子细胞中,使子细胞拥有不同比例的突变型 mtDNA 分子,这种随机分配导致 mtDNA 异胞质性(heteroplasmy)变化的过程称为复制分离。在连续的分裂过程中,异胞质性细胞中突变型 mtDNA 和野生型 mtDNA 的比例会发生漂变,向 mtDNA 同质性(homoplasmy)的方向发展。在分裂不旺盛的细胞中突变 mtDNA 具有复制优势(如肌细胞),经过逐渐积累,形成只有突变型 mtDNA 的同质性细胞,最终影响组织的功能[9]。

1.4.1.3 线粒体基因遗传方式

由于细胞中存在多拷贝的 mtDNA,因此线粒体病表现出不同于核基因病的胞内异质性水平变化。异胞质性细胞的表现型依赖于细胞内突变型和野生型 mtDNA 的相对比例,能引起特定组织器官功能障碍的突变 mtDNA 的最少数量称阈值。阈值易受突变类型、组织、老化程度变化的影响,个体差异很大。

1.4.2 线粒体 DNA 突变与疾病

mtDNA 突变率比核基因组 DNA 高 10~20 倍,其原因在于:mtDNA 中基因排列紧凑，任何突变都可能影响基因组内某一重要功能区域；mtDNA 是裸露的分子，不与组蛋白结合；mtDNA 位于线粒体内膜附近，直接暴露于呼吸链代谢产生的超氧离子和电子传递产生的羟自由基中，极易受氧化损伤；mtDNA 复制频率较高，复制时不对称；缺乏有效的 DNA 损伤修复能力[10,11]。

确定一个 mtDNA 是否为致病性突变，有以下几个参考标准：① 突变发生于高度保守的序列，或者突变位点有明显的功能重要性；② 突变可引起呼吸链缺损；③ 正常人群中未发现该 mtDNA 突变类型，在来自不同家系但有类似表型的患者中发现相同的突变；④ 有异质性的存在，而且异质性程度与疾病严重程度存在相关性。

2/3 的 mtDNA 点突变发生于编码 tRNA 和 rRNA 的基因，1/3 发生于编码 mRNA 的基因。大片段的缺失往往涉及多个基因，可导致线粒体氧化磷酸化功能下降，产生的 ATP 减少，从而影响组织器官的功能。

常见的大片段缺失有以下几种：① 8483～13459 缺失：见于卡恩斯-塞尔综合征（Kearns-Sayre syndrome）和缺血性心脏病；② 8637～16073 缺失：见于与衰老有关的退行性病变；③ 4389～14812 缺失：能量代谢严重破坏。

1.4.2.1　点突变

点突变是引起线粒体病的主要 mtDNA 突变形式。在 mtDNA 上已经发现大约 200 个致病性点突变位点与多种疾病相关（http://mitomap.org/MITOMAP）。这些突变可以损害 mtDNA 编码的蛋白质、tRNA 和 rRNA，干扰复制、转录和 RNA 加工过程。最常见的线粒体 DNA 点突变包括 tRNA 基因突变，tRNA 突变可以导致 OXPHOS 蛋白质合成障碍，从而影响线粒体功能障碍。tRNA$^{Leu(UUR)}$基因（$MT-TL1$）上大约有 30 个不同的致病性点突变被发现，最具代表性的就是 m.3243A＞G 突变，这个突变会导致多种临床疾病，最常见的就是线粒体脑病伴有乳酸血症和中风样发作（encephalopathy with lactic acidosis and stroke-like episodes，MELAS），该突变以异胞质性形式存在。另外一个常见的 tRNA 突变位于 tRNA^{Lys}（$MT-TK$），最常见的是 m.8344A＞G 突变，与肌阵挛性癫痫伴有破碎红纤维（myoclonic epilepsy with ragged red fibres，MERRF）有关。另外两个是 m.8356T＞C 和 m.8363G＞A 突变位点，这些突变也是以异胞质性形式存在。位于 $MT-ATP6$ 基因的错义突变 m.8993T＞G 或 m.8993T＞C 也是常见的 mtDNA 点突变，根据异胞质性程度临床定义为不同的综合征：较低的突变比例引起 NARP 综合征（neurogenic muscle weakness，ataxia，retinitis pigmentosa syndrome），较高的突变比例会引起利氏病（Leigh disease）。位于复合体Ⅰ亚基基因的三个错义突变则是莱伯遗传性视神经病变（Leber hereditary optic neuropathy，LHON）的原发突变位点，m.11778G＞A（ND4）、m.3460G＞A（ND1）和 m.14484T＞C（ND6）可以解释 90％的 LHON 病例。另一个极为重要的点突变是 m.1555A＞G，该突变位于 12S rRNA（$MT-RNR1$），携带该突变的个体在使用氨基糖苷类药物后，会发生耳聋。

1.4.2.2　线粒体 DNA 重排

mtDNA 重排包括 mtDNA 缺失、复制和其他更为复杂的重排，其中最重要的是

mtDNA 缺失。大约 60% 的 mtDNA 缺失发生在线粒体基因组中侧翼序列为短正向重复序列的区域,称为Ⅰ类缺失;大约 30% 的 mtDNA 缺失侧翼两端的重复有几个碱基不匹配,称为Ⅱ类缺失;其余 10% 为缺失片段侧翼无重复序列的区域。最常见的 mtDNA 缺失出现在大约 1/3 的患者中,是一段 5 kb(m.8470-m.13447)、侧翼序列为 13 bp 的Ⅰ类正向重复序列。与 mtDNA 缺失有关的疾病包括:① 皮尔逊综合征(Pearson syndrome):一种婴儿或儿童早期的致死性疾病,患者有严重贫血、胰腺外分泌功能不全、乳酸水平增高,最后发生肝肾功能衰竭;② 卡恩斯-塞尔综合征(Kearns-Sayre syndrome):患者多于 15 岁前起病,出现进行性眼外肌麻痹(chronic progressive external ophthalmoplegia,CPEO)、眼睑下垂、眼球运动障碍、视网膜色素变性和心脏传导阻滞等。mtDNA 缺失也可仅表现为 CPEO,临床症状较为缓和。

1.4.2.3　线粒体 DNA 异胞质性突变与疾病

绝大多数原发性 mtDNA 突变是异胞质性的,在同一个个体中同时存在突变 mtDNA 和野生型 mtDNA。人类细胞中包含 2 个核 DNA 拷贝,但是 mtDNA 却是多个拷贝(依据细胞类型从 1 000~100 000 个)。在不同的患者中,突变 mtDNA 的比例差异很大,即使在同一患者中,不同的器官甚至不同细胞也有很大差异。在体外,通过转线粒体杂合细胞(transmitochondrial cytoplasmic hybrid cell)构建不同比例的突变 mtDNA,证实绝大多数 mtDNA 突变是隐性的。也就是说,细胞可以耐受高比例的突变 mtDNA 而不引起氧化呼吸链缺陷,其阈值依不同突变和不同组织而定。突变 mtDNA 的水平在临床上与疾病的严重程度相关。

研究发现,线粒体疾病的临床多样性与发育阶段有关。突变 mtDNA 随年龄的增加在细胞中逐渐积累,因而线粒体疾病表现为与年龄相关的渐进性加重。

(李　伟)

1.5　表观遗传修饰异常引起的疾病

1.5.1　表观遗传疾病定义

由于 DNA 甲基化、非编码 RNA 和组蛋白修饰异常,使得相应靶基因表达水平发生改变而导致的疾病,称为表观遗传疾病。

1.5.2　DNA 甲基化异常

DNA 甲基化(DNA methylation)主要是指 DNA 序列中 CpG 二核苷酸上的第五位碳原子在 DNA 甲基转移酶的作用下发生甲基化修饰,结果可使相应基因的表达受到抑制。

正常情况下,人体基因组中部分基因呈现高甲基化状态,部分基因为低甲基化或无甲基化状态。目前已经有越来越多的证据表明,DNA 甲基化异常与某些遗传性疾病相关联,甚至是疾病的病因。

1.5.3　非编码 RNA 异常

非编码 RNA(non-coding RNA，ncRNA)是指不编码蛋白质的 RNA，其共同特点是都能从基因组上转录而来，但是不翻译成蛋白质，在 RNA 水平上行使各自的生物学功能[12]。

从长度上来划分，ncRNA 可分为三类：小 ncRNA、中 ncRNA 和长 ncRNA。① 小 ncRNA：小于 50 nt，包括微小 RNA(microRNA，miRNA)、siRNA 和 piRNA 等。② 中 ncRNA：50～200 nt，包括 rRNA、tRNA、snRNA、snoRNA、SLRNA 和 SRPRNA 等。③ 长 ncRNA(long non-coding RNA，lncRNA)：大于 200 nt，包括长 mRNA－like lncRNA 和不带 PolyA 尾的 lncRNA 等[13]。

目前已经发现多种 miRNA 和 lncRNA 的异常与遗传性疾病相关，如参与 miRNA 剪切的 *Pasha* 基因是迪格奥尔格综合征(DiGeorge syndrome)关键区候选基因之一[14]，miR-96 突变可导致进行性耳聋[15-16]，miR-184 突变可引起先天性圆锥形角膜病[17-18]，miR-17-92 缺失会导致人类矮小及指端发育异常[19]，lncRNA BC200 可结合脆性 X 综合征致病基因 *FMRP* 的蛋白质产物，进而影响该综合征相应的临床表型[20-21]。全基因组关联分析(genome-wide association studies，GWAS)表明，lncRNA ANRIL 与 2 型糖尿病、颅内动脉瘤、冠状动脉疾病以及一些肿瘤的易感性高度相关[22]。

（马　端，张　进，肖德勇）

参考文献

［1］　曾溢滔.遗传病的基因诊断和基因治疗.上海：上海科学技术出版社，1999：1-2.

［2］　Shaffer L G，McGowan-Jordan J，Schmid M. ISCN 2013：An International System for Human Cytogenetic Nomenclature. Basel：S. Karger AG，2013.

［3］　陆国辉，徐湘民.临床遗传咨询.北京：北京大学医学出版社，2007.

［4］　左伋.医学遗传学.北京：人民卫生出版社，2008：155-162.

［5］　Young Ian D. Introduction to Risk Calculation in Genetic Counseling. 3rd ed. United Kingdom：Oxford University Press，2006.

［6］　管敏鑫.医学遗传学.北京：高等教育出版社，2012：143-148.

［7］　贺林，马端，段涛.临床遗传学.上海：上海科学技术出版社，2013.

［8］　Harper P S. Practical Genetic Counseling. 7th ed. Florida：CRC Press，2010.

［9］　Stewart J B，Chinnery P F. The dynamics of mitochondrial DNA heteroplasmy：implications for human health and disease. Nat Rev Genet，2015，16(9)：530-542.

［10］　Wong L J C. Mitochondrial Disorders：Biochemical and Molecular Analysis. New York：Humana Press，2012.

［11］　Bandelt H J，Macaulay V，Richards M. Human Mitochondrial DNA and the Evolution of Homo Sapiens. Berlin：Springer，2006.

［12］　Peschansky V J，Wahlestedt C. Non-coding RNAs as direct and indirect modulators of epigenetic regulation. Revista Brasileira De Fisioterapia，2014，9(1)：3-12.

[13] De A A, Morillon A, Wery M. LncRNAs, lost in translation or licence to regulate? Current Genetics, 2016: 1-5.

[14] Luhur A, Chawla G, Wu Y C, et al. Drosha-independent DGCR8/Pasha pathway regulates neuronal morphogenesis. Proc Natl Acad Sci, 2014, 111(4): 1421-1426.

[15] Lewis M A, Buniello A, Hilton J M, et al. Exploring regulatory networks of miR-96 in the developing inner ear. Sci Rep, 2016, 6: 23363.

[16] Kuhn S, King M C. miR-96 regulates the progression of differentiation in mammalian cochlear inner and outer hair cells. Proc Natl Acad Sci, 2011, 108(6): 2355-2360.

[17] Gurha P, Chen X, Lombardi R, et al. Knock down of plakophilin 2 downregulates miR-184 through CpG hypermethylation and suppression of the E2F1 pathway and leads to enhanced adipogenesis in vitro. Circ Res, 2016, 119(6): 731-750.

[18] Huang J, Li X, Li H, et al. Down-regulation of microRNA-184 contributes to the development of cyanotic congenital heart diseases. Int J Clin Exp Pathol, 2015, 8(11): 14221-14227.

[19] Zhou M, Ma J, Chen S, et al. MicroRNA-17-92 cluster regulates osteoblast proliferation and differentiation. Endocrine, 2014, 45(2): 302-310.

[20] Zalfa F, Giorgi M, Primerano B, et al. The fragile X syndrome protein FMRP associates with BC1 RNA and regulates the translation of specific mRNAs at synapses. Cell, 2003, 112(3): 317-327.

[21] Széll M, Danis J, Bata-Csörgő Z, et al. PRINS, a primate-specific long non-coding RNA, plays a role in the keratinocyte stress response and psoriasis pathogenesis. Pflugers Arch, 2016, 468(6): 935-943.

[22] Pasmant E, Sabbagh A, Vidaud M, et al. ANRIL, a long, noncoding RNA, is an unexpected major hotspot in GWAS. FASEB J, 2011, 25(2): 444-448.

第2章 遗传病诊断的技术发展

遗传病与其他疾病最大的不同在于是由患者遗传物质的改变造成的,而且这种改变可以从亲代传递给子代,因此通过对患者遗传物质的检测可以对疾病做出明确的诊断。遗传病诊断技术的发展经历了从粗略到精细、从细胞到分子的过程,为遗传病的防治提供了可靠的基础。

2.1 人类细胞遗传学诊断技术

2.1.1 基本概念

细胞遗传学(cytogenetics)是遗传学与细胞学相结合的一个遗传学分支学科。细胞遗传学是遗传学中最早发展起来的学科,也是最基本的学科。它是在细胞层次上进行遗传规律研究的遗传学分支学科。特别是从染色体的结构和功能,以及染色体和其他细胞器的关系来研究遗传现象,阐明遗传和变异的机制。1952 年,Tao Chiuh Hsu(徐道觉,1917—2003)[1]等建立了低渗的染色体制片技术;1955 年,Joe Hin Tjio[2](蒋有兴,1919—2001)等使用秋水仙素(colchicine)预处理获得了较多的中期细胞分裂相,证实人类二倍体细胞的染色体数目不是统治了32 年之久认为的48 条,而是46 条。从此开始了对人类染色体数目、结构畸变与疾病的相关研究,随后鉴定出 21 三体综合征[唐氏综合征(Down syndrome)]、13 三体综合征[帕托综合征(Patau syndrome)]、18 三体综合征(trisomy 18 syndrome,Edwards syndrome)和特纳综合征(Turner syndrome)等各种染色体病,并诊断出慢性粒细胞白血病标记的费城染色体(Philadelphia chromosome),从而标志着人类细胞遗传学诊断技术的建立,开创了医学的一个新领域——医学细胞遗传学。

由于生物的遗传方式主要是靠 DNA 复制,而细胞内的 DNA 都附着在染色体上,染色体的组合、配对几乎涵盖细胞遗传学的整个领域,所以染色体核型分析是医学细胞遗传学研究的基础技术。医学细胞遗传学是细胞遗传学的基础理论与临床医学紧密结合的边缘科学,主要研究染色体畸变与遗传病的关系等,对人类遗传病的咨询和产前诊断具有重要意义。

染色体是细胞内具有遗传性质的物质,是一个深度压缩形成的聚合体,主要由 DNA

和蛋白质组成；易被碱性染料染成深色，是可以染色的小体，因此取名为"染色体"。人类体细胞有 23 对染色体（其中 22 对为常染色体，1 对为性染色体），每条染色体上的基因都有严格的排列顺序，各基因间的毗邻关系也较恒定。当染色体发生数目异常、结构畸变甚至极微小的结构改变时，都会导致基因的增加或缺失。所以，由于先天性染色体数目异常或结构畸变引起的疾病就被称作染色体病。

经典的细胞遗传学诊断技术是通过制备染色体标本，对染色体分组进行观测和描述，这个过程称为染色体核型分析（karyotype analysis）。1960 年，在美国丹佛（Denver）市召开了第一届国际细胞遗传学会议，讨论并确立了世界通用的染色体描述体系——Denver 体制[3]。所谓染色体核型，通常是指细胞染色体组分的形态，而染色体形态一般以细胞有丝分裂的中期描述为最多：每一条染色体均由两条染色单体组成；中间狭窄处称着丝粒，又称次缢痕，将染色体分成短臂和长臂，按着丝粒位置不同将人类染色体分成中着丝粒染色体、亚中着丝粒染色体和近端着丝粒染色体三种类型。在染色体核型分析中，一般是按染色体大小的顺序排列，然后根据染色体的长度、着丝点位置、臂比、副缢痕位置存在与否，以及随体的有无、形状和大小等形态特征来分辨；另外，在染色体核型分析中应用显带技术，根据不同的带型更精细、可靠地识别每条染色体的特点和差异。根据各对染色体的大小和着丝粒位置的不同及特点将 22 对染色体由大到小依次编为 1 至 22 号，并分为 A、B、C、D、E、F、G 共 7 个组，性染色体 X 和 Y 染色体分别归入 C 组和 G 组。在 1978 年国际细胞遗传学会议上，重新制定了《人类细胞遗传学命名的国际体制》（International System for Human Cytogenetic Nomenclature，ISCN），进一步统一了染色体的符号和术语。该体系内容在 1991、1995、2005、2009、2013 年逐步得到更新和完善[4]。

人类染色体显带技术（chromosome banding technique）是经过变性和（或）酶消化等不同处理后，用特殊的染色方法使染色体的不同区域着色，使染色体在光学显微镜下呈现出明暗相间、深浅交替的带纹，这些带纹图形称为染色体带型。每个染色体都有特定的带纹，甚至每个染色体的长臂和短臂都有特异性。染色体特定的带型如果发生变化，则表示该染色体的结构发生了改变。根据不同带型、着色区段的差异，进行更精细、可靠地识别染色体的个体性。因此，染色体带型的核型分析已成为鉴别染色体异常的常规技术和重要依据。通过核型分析可研究染色体数目和结构改变与人类疾病之间的关系，通过分带机制的研究，还可获得染色体在成分、结构、行为和功能等方面的许多信息。但是，传统的细胞遗传学显带技术的染色体核型分析费时、费力，敏感性和特异性差，特别是对复杂的染色体结构异常分析尤为困难。

20 世纪 70 年代后期，随着分子生物学技术的发展和分子遗传学与细胞遗传学技术的结合，形成了分子细胞遗传学技术。其中比较成熟、具有实用价值的技术包括荧光原位杂交（fluorescence *in situ* hybridization，FISH）、多色荧光原位杂交（multicolor-fluorescence *in situ* hybridization，M-FISH）、光谱核型分析（spectral karyotyping，SKY）、染色体显微切割技术（chromosome microdissection technique）、比较基因组杂交

(comparative genomic hybridization，CGH)和微阵列比较基因组杂交(microarray comparative genomic hybridization，array-CGH)技术等。这些分子细胞遗传学技术的逐步建立和完善，不断克服传统细胞遗传学诊断的缺陷，是对经典染色体核型分析的有力补充，也是人类细胞遗传学诊断技术发展进程的写照。

2.1.2　发展历程

1968 年，瑞典细胞化学家卡斯佩松(T. O. Caspersson)等[5]发明了世界上第一种染色体分带(Q 带)技术，由此提高了对染色体的鉴定和分析能力，也标志着现代细胞遗传学的建立和发展。当年卡斯佩松设想，既然染色体 DNA 上 4 种碱基的排列方式具有特异性，那么各对染色体上 DNA 分子中的富 GC 区和富 AT 区的分布也必然各不相同。假如，在某种烷化剂上联结一种荧光染料处理染色体，利用烷化剂和碱基的不同交联能力，也许在荧光显微镜下能使各染色体沿其长轴显示强弱、宽窄和数量各不相同的荧光带型。为此，他请美国有机化学家莫德斯特(E. J. Modest)合成这样的化合物，最终成功地合成了氮芥喹吖因(quinacrine mustard，QM)。因为是首次应用荧光染料氮芥喹吖因处理染色体标本，故称为 QFQ 法(Q-band by fluorescence using quinacrine)，这种明暗相间的带纹就被称为 Q 带(Q banding)。

虽然 Q 带制片效果较好，带型鲜明，但是荧光持续存在的时间很短，需立即进行显微摄影；而且必须有荧光显微镜才能进行观察。之后不久，就有学者发现染色体标本经过盐、碱、热、胰酶或蛋白酶、尿素及去垢剂等处理后，再用一种叫作吉姆萨(Giemsa)的染液进行染色，使染色体沿其纵轴显示出深浅相间的带纹，这种带纹被称为 G 带(G banding)。由于 G 带在各条染色体上显出的带型和 Q 带基本相同，在普通光学显微镜下就可以进行观察，呈现清晰、特异的带型，而且标本还可以长期保存，G 带技术即刻就成为细胞实验室最普遍、最常用的方法，因而得到广泛的应用，并制成人类的 G 带标准图谱，作为鉴定染色体号数以及进行基因定位的染色体分析常规带型。

1970 年，帕杜(M. L. Pardue)又建立了 C 带(C banding)，称着丝粒异染色质带技术，将中期染色体先经盐酸，后经碱(如氢氧化钡)处理，再用吉姆萨染色，显示的是紧邻着丝粒的异染色质区。1971 年由法国科学家迪特里约(Dutrillaux)等[6]建立了 R 带(reversed banding)，也就是反带的意思，这种方法将中期未染色的片子放在 pH 4.0～4.5、温度 88℃的 1 mmol/L NaH$_2$PO$_4$ 溶液中温育，然后再进行染色，即可染色显现带型。由于所显示的带纹与 G 带的深、浅带带纹正好相反，故称为 R 带。在核型分析中发现 G 带的浅区带发生异常，不易发现和识别时，R 显带技术却可将 G 带的浅色区显现出易于识别的深色带，所以 R 带对分析染色体 G 带浅色区部位的结构改变有着重要的借鉴作用。T 带又称端粒带，是染色体的端粒部位经吉姆萨和吖啶橙染色后所呈现的区带，典型的 T 带呈现绿色。染色体显带技术的建立和发展，被广泛应用于染色体异常疾病的诊断、性别鉴定、产前诊断和遗传咨询等，并为人类医学遗传学积累了大量的资料。

常规染色体核型分析不仅需要花费较多的时间和劳动力，而且还依赖个人技术。应用常规染色体分带技术虽能发现一些病例的染色体结构异常,但是利用常规分带技术却往往不能确诊和定位染色体的结构畸变情况,因此需要获得细胞分裂前中期、晚前期或早前期的分裂相,能显示带纹更多的染色体,使染色体的形态分析更趋于精确。1975 年,美国细胞遗传学家尤尼斯(J. J. Yunis)[7] 等建立了高分辨显带技术(high-resolution banding),研究者先用甲氨蝶呤使培养的细胞分裂同步化,然后用秋水仙胺进行短时间处理,使之出现大量晚前期和早中期分裂相。早期染色体比中期染色体长,经显带后即可制备出带形细、带纹更多的染色体。例如,在前中期分裂相可显示 555～842 条带,晚前期显示 843～1 256 条带,而从早前期中可获得更长的染色体,即显示出 3 000～10 000条具有分辨程度更高的带型。尤其是高分辨显带技术能为染色体畸变提供更多的细节,有助于发现和定位利用常规显带技术难以觉察的细微染色体结构异常。例如,微小缺失、倒位、易位和重复等;可对染色体的断裂点做更为精确的定位。所以,高分辨显带技术使得对染色体序号的确认、染色体上细微变化以及对染色体疾病的认识和诊断水平不断提高,也为后来的染色体原位杂交技术奠定了基础。

1969 年,美国细胞生物学家帕杜和高尔(J. G. Gall)[8] 建立了染色体原位杂交技术(in situ hybridization,ISH),用放射性同位素标记的一段已知 DNA 序列作为探针,经变性后与已变性的染色体进行 DNA 分子杂交,从而把某一 DNA 片段精确定位到某条染色体的特定区带上,即利用体外合成的含 ^{3}H 的 RNA/DNA 为探针,成功地与中期染色体标本进行原位杂交,首次实现了细胞遗传学与分子遗传学的结合,建立了分子细胞遗传学。1974 年,埃文斯(Evans)又首次将染色体显带技术和染色体原位杂交联合应用,提高了染色体定位的准确性。20 世纪 70 年代后期,人们开始探讨荧光原位杂交(fluorescence in situ hybridization,FISH)技术,分子细胞遗传学得到了快速发展。

FISH 技术是应用非放射性荧光物质,依靠核酸探针杂交原理在核中或染色体上显示 DNA 序列位置的方法。其基本原理是将 DNA(或 RNA)探针用特殊的核苷酸分子标记,然后将探针直接杂交到染色体或 DNA 纤维切片上,再用与荧光素分子耦联的单克隆抗体与探针分子特异性结合,来检测 DNA 序列在染色体或 DNA 纤维切片上的定性、定位、相对定量分析。最早应用荧光原位杂交是在 1980 年,当时科学家直接用荧光在RNA 的 3′端标记,作为探针来检测特定 DNA 序列。1981 年 Harper 又成功地将单拷贝DNA 序列定位到 G 带的标本上,标志着染色体定位技术取得了重要进展。接着,Langer等[9] 又采用生物素标记的核苷酸探针(bio-dUTP)成功地进行了染色体原位杂交,以荧光素标记取代同位素标记而形成一种新的原位杂交方法。FISH 技术主要用于检测染色体数据、结构的异常,如染色体拷贝数的增减,以及染色体中某个片段的改变等。20 世纪90 年代,随着人类基因组计划的推进,需要绘制出高分辨人类基因组的图谱,FISH 技术因此得到迅速发展和广泛应用,已经成为一项先进的细胞遗传学诊断技术。

与其他技术相比,FISH 技术具有很多优点,主要体现在:① 不需要放射性同位素作探针标记,安全性高;② 实验周期仅 1～2 d,探针稳定性高;③ 灵敏度很高;④ 与染色体核型分析相比,FISH 的分辨率高,可检测小片段的缺失或插入;⑤ 可以同时使用不同荧光标记的 DNA 探针,因此可在同一张切片上同时观察几种 DNA 探针的定位,直接得到它们的相关位置和顺序;⑥ 可用于中期染色体及间期细胞的分析;⑦ 可应用于新鲜、冷冻或石蜡包埋标本以及穿刺物和脱落细胞等多种物质的检测。

该技术发展初期主要是扩大探针的种类和靶基因目标的数量,后来在方法上又逐步从单色向多色发展,建立了能同时显示多种颜色的多色荧光原位杂交(multicolor-fluorescence *in situ* hybridization,M-FISH)技术[10-11],使灵敏度和分辨率都有了大幅度的提高。

M-FISH 技术是应用不同光谱的荧光染料结合探针标记技术,即用 5 种荧光素同时标记 24 条染色体,制备整套染色体涂抹探针,然后与中期染色体进行原位杂交,经显微镜摄像、计算机处理产生 24 色人类染色体图像以检测每条染色体。该技术并不需要预先知道其核型异常,一次杂交即可分辨全部人类染色体情况。因此,对识别复杂染色体包括不明来源的标记染色体和隐匿易位很有价值,突破了细胞遗传学中因染色体的复杂易位无法用现有的显带技术来识别的难题。M-FISH 用于染色体核型分析,可以鉴定数目异常、一些结构重排及简单的结构易位、比较大的重复和缺失,以及一些臂间倒位等。更重要的是,M-FISH 相对于核型分析来说是全自动的,可节省大量的劳力与时间。但是,M-FISH 用于核型分析仍不能检测臂内倒位、一些臂间倒位、小的重复或缺失(微缺失综合征),以及对端粒易位和一些中间丢失断裂点的确定。

光谱核型分析(spectral karyotyping,SKY)[12]是在 FISH 技术基础上发展起来的,运用光谱干涉仪和傅立叶变换将图像中每一像素做光谱分析再重新显示。SKY 技术不同于 M-FISH,后者需由 6 个或更多的荧光滤镜片组来分别取各个颜色的荧光图像,然后将所有图像层层堆叠,手续相当烦琐,况且信号之间又会互相干扰。而 SKY 可以使用多个荧光染料频谱重叠的探针,一次 SKY 实验就可以检测全部 46 条染色体,并且能显示相当多的数目和复杂结构的改变。尤其是当基因变异发生在与 G 带极为相似的染色体片段时,SKY 技术一次成像可同时区分 24 条染色体,例如结构复杂的易位、缺失、重复、重排、双着丝粒、等臂及标记染色体等染色体畸变,并能准确推算生物剂量曲线,取代了之前的 M-FISH 技术。因此,SKY 技术被认为是目前能解释检测 G 带变异的彩色核型分析技术,适用于鉴别与特殊表型相关的新型多发性染色体异常,是一种公认的准确、高效的研究方法。但是,我们也应看到 SKY 技术也有其自身的局限性,如不能检测同一条染色体中的易位或倒位,以及不能精确显示染色体断裂的区带等。所以,SKY 技术还需在临床应用中与相应的技术结合,比如,通过提高分辨率与完善软件自动化分类运算方法来发展特定的多色探针,聚焦在染色体疾病个体中经常发生结构和数目异常的染色体亚区带,以便更好地为临床和科研服务。

由于越来越多的遗传性疾病基因被定位到染色体特异区域,FISH 技术虽具有高度的敏感性和特异性,但需要已知的特异性探针用于检测相关的染色体,所以检测的结果受到探针来源的限制。进行连锁分析到获得基因的过程太冗长,而且大多数遗传疾病还未完成对基因的了解,所以,为了使 FISH 技术更完善,需要对染色体特异性、染色体区带特异性探针进行构建；需要设计位置特异性的探针，如臂、带或端粒特异探针。随着人类基因物理图谱的建立及染色体显微切割技术的发展为探针库的建立提供了便利，采用物理切割中期染色体是解决这一问题的最直接方法，它将有助于分子水平的疾病诊断、人类基因组全序列分析及致病基因的分离。

染色体显微切割技术（chromosome microdissection technique）是 1980 年后建立起来的一项细胞分子生物学技术。该技术是在显微操作条件下对特定染色体进行显微切割、分离，并通过构建特定染色体或区域特异性 DNA 或 cDNA 文库进行目的基因分离和克隆。1986 年 Bates 等[13]开始应用显微切割技术进行人类染色体研究，切割获得了人的 2 号染色体短臂；1990 年初，Meltzer 等[14]将该技术与染色体荧光原位杂交技术相结合，创立了显微-荧光原位杂交技术（Micro-FISH）；2002 年，香港大学关新元等发明了一种新的扩增显微切割染色体 DNA 的方法及其在制备 FISH 中的应用，该方法可以有效去除重复序列，因为消除因重复序列而导致的非特异性杂交信号干扰，提高了杂交结果的准确性和可靠性。该技术按照其发展的过程可以分为以下四种：手动直接显微切割、机械辅助显微切割、液压控制显微切割和激光捕获显微切割。近年来，激光捕获显微切割技术的应用不断深入，特别是在突变检测、特异基因表达分析、杂合性丢失检测、新基因发现、核酸及蛋白质的定量研究、染色体畸变分析等多个领域进行了应用研究[15]。由于染色体显微切割技术可以切下染色体特定区带进行微克隆，进而认识某区带所含 DNA 顺序的结构和功能，这将有助于对遗传病特别是染色体病发生奥秘的认识，而且因其独特的直接性和实用性为分子生物学领域提供了良好的应用前景。

虽然荧光原位杂交、光谱核型分析技术可以验证已知的或疑似的染色体亚显微缺失和重复，但无法判断没有任何确定条带模式的未知染色体异常。1992 年后，在荧光原位杂交技术的基础上，建立起一种称作比较基因组杂交的技术（CGH）[16]。该技术原理是分别用不同的荧光标记体系标记来自待检组织和正常组织的全基因组 DNA（分别称为测试 DNA 和参照 DNA），与细胞中期分裂的染色体进行染色体原位杂交。然后经过计算机软件分析，将染色体上每一像素上测试 DNA/参照 DNA 荧光强度的差异进行换算，分析测试 DNA 拷贝数的增多或缺失。一次杂交实验即可在整条染色体或染色体区带水平对不同基因组间 DNA 序列拷贝数的差异进行检测并定位；通过 24 色光谱探针与中期染色体杂交可以判定明显的染色体异位和标记染色体的来源，特别是高分辨染色体制备技术及基因克隆技术的先后引入，使 CGH 技术的分辨率不断提高，在染色体数目异常、染色体复杂结构异常及标记染色体来源判定等方面均具有明显的诊断优势，已被广泛应用于寻找肿瘤、出生缺陷及遗传病的染色体致病位点[17-18]和探索新的相关基因及遗传综合征等领域，但该技术对于同一条染色体内部的变化往往不能确定。

随着生命科学各学科的交叉及各种技术的联合应用，之后又建立了一种将基因芯片和 CGH 相结合的新技术——微阵列比较基因组杂交（array-CGH）技术[19]，它虽然与传统的 CGH 技术基于相同的原理，但传统的 CGH 是选择中期分裂相作为靶，而 array-CGH 是选择 DNA 特殊片段作为靶，固化在载体上，形成密集、有序的分子微阵列。应用全基因组的 array-CGH 可以描绘出常发生基因拷贝数改变的区域,检测出有临床表现的染色体微缺失和微重复综合征。array-CGH 还避开了复杂的染色体结构,所杂交的靶序列仅为包含少数基因的一段短 DNA 片段,所以能找出传统 CGH 检测不出的 DNA 序列拷贝数的差异,并同时将扩增或缺失的范围精确定位在某个或某几个已知基因。另外,该技术不需要染色体核型的制备和分析,与普通的基因芯片检测表达谱过程一样,其结果完全可以由机器和计算机自动操纵控制,既快速又直观。与传统的核型分析相比较,这种全染色体组阵列检测被称为"分子核型分析",并以其独特的优势备受关注。但是,array-CGH 并不能完全代替传统的染色体分析,因为它不能检测染色体的平衡易位及多倍体。

在上述各种分子细胞遗传学技术的基础上,近年来随着高通量测序技术(high-throughput sequencing)在基因组学研究领域越来越广泛的应用[20,21],它将为遗传病基因信息揭示和基因表达调控等基础生物学、临床医学科学的研究工作,提供重要的数据信息,为医学遗传学的发展、人类基因组研究等做出重要贡献。

(黄　英)

2.2　分子遗传诊断技术的发展

以往,遗传病的诊断主要是通过对病史、症状和体征进行分析,还有家系分析以及对某些异常基因产物的实验室检查等手段来完成,这些方法都是对疾病的结果进行分析,再由结果追溯原因,属于表型诊断。20 世纪 70 年代后期,随着分子遗传学和分子生物学的兴起和发展,重组 DNA 技术迅速渗透和介入医学领域,从而诞生了基因诊断(或称分子诊断)。它从疾病发生的分子缺陷的病因着手,对产生疾病的基因或核苷酸序列或其转录本进行直接检测和分析,获得致病基因或疾病相关基因的改变信息,并以此作为疾病诊断的指标[22-23]。由于基因诊断是对病因进行直接检测,因此是更准确和更可靠的一种疾病诊断方法。从表型诊断到基因诊断是一个质的飞跃。它的问世使遗传病的诊断从传统的表型诊断步入基因型诊断的新阶段,代表诊断学领域的一次革命。

2.2.1　历史、发展和现状

1976 年美国加州大学旧金山分校教授简悦威(Y. W. Kan)应用液相分子杂交技术在世界上首次完成了 α-地中海贫血的产前基因诊断[24]。此后,基因诊断技术得到快速发展,先后发展出 DNA 液相杂交和点杂交、限制性酶谱分析、限制性片段多态性分析(restriction fragment length polymorphism,RFLP)、寡核苷酸探针杂交等多种分子诊断技术方法[25]。1985 年 Mullis 等发明了聚合酶链式反应(polymerase chain reaction,PCR),该技术的发明和应用是基因诊断历史上具有里程碑意义的事件[26]。随后,PCR 及相关技术得到快速发展和广泛应用,在短短数年内就相继完成了数十种遗传性疾病的基因诊断。20 世纪 90 年代初,人类基因组计划的启动和实施进一步催熟了基因诊断这一新兴的临床诊断技术。1999 年 11 月,美国研究病理学会和分子病理学协会创刊出版

了 *The Journal of Molecular Diagnostics*，标志着这种在分子生物学理论和技术发展基础上建立起来的一门全新的诊断技术已经发展成为一个成熟的学科——分子诊断学。近年来，以生物芯片（biochip）和第二及第三代测序技术等为代表的高通量密集型基因检测技术，由于其工作原理和结果处理过程突破了传统的检测方法，不仅具有样品处理能力强、用途广泛、自动化程度高等特点，而且具有广阔的应用前景和商业价值，因此成为基因诊断技术领域的一大热点。

国内的一些科研和医疗机构从 20 世纪 80 年代早期陆续开展了相关的研究，建立了适合我国国情的基因诊断技术平台，同时对一些严重危害我国人民身体健康的常见遗传病，如地中海贫血、血友病等进行了基因诊断和产前诊断。比如，上海市儿童医院上海医学遗传研究所率先在国内攻克了 Hb 巴茨胎儿水肿综合征（Hb Bart's hydrops fetalis syndrome）、血红蛋白 H 病（HbH 病）、β-地中海贫血、血友病、苯丙酮尿症、杜氏肌萎缩症、异常血红蛋白病、性分化异常和亨廷顿舞蹈病（Huntington disease）等主要遗传病的基因诊断和产前诊断技术，在国内 20 多个省、市、自治区广泛推广应用，获得了比较好的效果[22]。

基因诊断经过近 40 年的发展已经取得了引人注目的成就。一方面，由于基因诊断方法不断更新，不仅在 DNA 水平上揭示了大量遗传病的分子缺陷，而且可以在转录和翻译水平上对遗传病进行诊断；另一方面，基因诊断的实用性也不断提高，不仅能对有遗传风险的胎儿在妊娠中期、早期甚至胚胎植入前进行诊断以及新生儿筛查，成为提高人口素质的有效手段，而且在感染性疾病和肿瘤及法医学等领域中也得到了广泛应用。最近，对国内外目前普遍关心和重视的罕见病的基因诊断也方兴未艾。因此，基因诊断在我国是大有作为的。我们应该瞄准国际上基因诊断研究的最前沿，加强新技术的研究，积极开展突变基因表达的分子基础的研究，大力提倡各学科的紧密配合和协作，同时还应大力推广和普及现有的基因诊断技术，以发挥重大的社会效益和经济效益。

2.2.2　临床常用的遗传病基因诊断技术

基因诊断从诞生至今已走过近 40 年的历史，尽管基因诊断的技术获得了突飞猛进的发展，但是究其技术原理则是核酸分子杂交。核酸分子杂交是指具有一定互补序列的两种核酸单链在液相或固相体系中按碱基互补配对原则结合成异质双链的过程。杂交可以在 DNA 与 DNA、DNA 与 RNA 或 RNA 与 RNA 之间进行。

（1）Southern 印迹杂交技术[27]　1975 年，Southern 发明了该技术，它是最经典的基因诊断技术。虽然随着新技术在基因诊断领域越来越广泛地应用，Southern 杂交目前已较少采用，但它却为基因诊断时代的到来开启了一扇意义深远的大门。此外，该技术中所蕴含的 DNA 分子杂交原理仍是基因诊断技术最根本的理论基础。

Southern 杂交的基本流程是采用一种或多种限制性内切酶消化基因组 DNA，通过琼脂糖凝胶电泳按相对分子质量的大小分离所得的片段。随后使 DNA 在原位变性，并从凝胶转移至硝酸纤维素膜或尼龙膜上。DNA 转移过程中，DNA 片段的相对位置保持不变。与此同时,通过放射性同位素或生物素等标记需检测的目标片段,制备获得 DNA 探针。而后将探针与转移到膜上的 DNA 杂交,经放射自显影或通过颜色改变确定与探针互补的片段所在的位置和大小。

Southern 杂交可用于分析 DNA 的结构,特别是 DNA 限制性片段长度多态性的变化,曾经广泛用于基因缺失/重复、点突变等引起的遗传性疾病的基因诊断。此外,印迹杂交技术也可用于检测基因的表达产物 RNA,称 RNA 印迹法,又称 Northern 印迹法、Northern 杂交。

(2) 聚合酶链反应及衍生技术　1985 年,Mullis 发明了聚合酶链反应(PCR)技术[26,28],并因此于 1993 年荣获了诺贝尔化学奖。PCR 的原理是在模板 DNA、引物和 4 种脱氧核苷酸(dNTP)存在的条件下,在体外通过 DNA 加热变性、引物与靶序列退火结合和由耐热 DNA 聚合酶(如 Taq DNA 聚合酶)介导的 DNA 延伸三个步骤完成双链 DNA 的合成。因此,从其原理看仍然是核酸分子杂交。

PCR 是目前最重要的临床基因诊断技术,除了普通 PCR 外,常用的 PCR 衍生技术有:锚定 PCR(anchored PCR)、不对称 PCR(asymmetric PCR)、反向 PCR(inverse PCR)、多重 PCR(multiplex PCR)、多重等位基因特异性 PCR、巢式 PCR(nested PCR)、长片段 PCR、逆转录 PCR(RT-PCR)和实时 PCR(real-time PCR)。新近发展起来的数字 PCR(digital PCR)技术因其能够直接检测出待测样品中 DNA 分子的绝对定量,成为基因诊断领域最重要的进展之一。

(3) 多重连接探针扩增技术　多重连接探针扩增(multiplex ligation-dependent probe amplification,MLPA)技术是荷兰科学家 Schouten 等[29]于 2002 年在 PCR 技术基础上建立的一种快速、可靠的基因拷贝数变异检测方法,采用该技术可在一次反应中同时检测多个基因或位点拷贝数的改变,主要用于较大片段基因组拷贝数改变的检测。例如,基因外显子的缺失或重复、染色体非整倍体、染色体微缺失/微重复等,也可用于已知单核苷酸多态性(single nucleotide polymorphism,SNP)或者单碱基突变的分析。该技术具有较高的灵敏度、分辨率和检测通量以及较快的检测速率,与 FISH 和 Southern 印迹等常规基因诊断技术相比具有明显的优势。MLPA 操作简便,所有反应均在一个反应管中进行,有效地避免了误差和污染的产生,因此具有较高的临床应用价值。

MLPA 技术的特点在于其探针的设计。每个 MLPA 探针包括一段靶核苷酸特异性序列、一段填充序列和一段通用的引物序列。在 MLPA 反应中,每一对探针与变性后的待测样本目标序列杂交,经过连接、通用引物扩增、毛细管电泳,在 1 个试管中反应即可实现约 45 个目标序列的分离,进而再比较、分析目的序列的相对拷贝数。

MLPA 是检测外显子缺失/重复的最佳方法之一[30-31]。该技术可进行的检测包括:① 染色体微缺失/微重复综合征(包括亚端粒缺失综合征)的检测和诊断。目前几乎所有已明确的染色体微缺失/微重复综合征都可以通过该技术进行检测,如猫叫综合征(cri du chat syndrome,5p 缺失)、无精子因子微缺失、Smith-Magenis 综合征(17p11.2 缺失)、1q21.1 微缺失综合征、沃尔夫-赫希霍恩综合征(Wolf-Hirschhorn syndrome,4p16.3 缺失)、迪格奥尔格综合征(DiGeorge syndrome，22q11 缺失)、Sotos 综合征(5q35 缺失或重复)，以及亚端粒缺失的筛查和确认等。② 进行染色体非整倍体分析。主要针对 13、18、21、X 和 Y 染色体的拷贝数进行分析，是一种快速有效的染色体非整倍体快速诊断技术。由于它不需要细胞培养、不需要活细胞、基因组 DNA 用量相对较小等特点，故 MLPA 染色体拷贝数分析常用于染色体病的产前诊断。

但是，MLPA 的技术原理决定了它主要适合检测较大片段的重复/缺失。在用于检测之前必须首先明白检测疾病的遗传特征、所购试剂盒的检测范围等，才能够正确理解检测结果，形成准确描述的检测报告。比如，MLPA 对于染色体非整倍体的检测快速高效，目前它仅用于分析 13、18、21、X 和 Y 染色体的相对拷贝数，不能发现这 5 对染色体的结构改变，不能检测低于一定比例的非整倍体嵌合体。又比如，MLPA 对于脆性 X 综合征(fragile X syndrome)的辅助诊断，仅局限于男性 *FMR1* 和 *AFF2* 基因启动子区甲基化分析，不能够用于最常见的 *FMR1* 基因 GCC 片段重复次数异常测定。

(4) Sanger 测序[32]　DNA 是遗传密码的载体，因此在分子生物学研究中，DNA 的序列分析是进一步研究的物质基础。对于遗传病的基因诊断来说，测定疾病样本的 DNA 序列对于了解发病的分子基础具有至关重要的作用。目前用于 DNA 测序的技术主要有 Frederick Sanger 于 20 世纪 70 年代发明的双脱氧链终止法，即 Sanger 测序法。Sanger 测序法的原理是利用双脱氧核苷酸作为链终止剂，通过聚合酶的引物延伸产生一系列大小不同的分子，然后再将这些分子进行分离。测序引物与单链 DNA 模板分子结合后，DNA 聚合酶用 dNTP 延伸引物。延伸反应分四组进行，每一组分别用四种双脱氧 ddNTP 中的一种来终止，再用 PAGE 胶分析四组样品。双脱氧核苷酸在脱氧核糖上没有聚合酶延伸链所需要的 3′-OH 基团，所以可被用作链终止剂。可以从 PAGE 胶上的条带排列读出所测定的序列。

随后，Sanger 又对该方法进行了许多改进，使之更适合实际操作，为后来的大规模测序提供了技术基础。其中一个重要改进是利用单链 DNA 噬菌体载体包装随机打断的 DNA 片段，并进行分别测序，最后再拼成完整的 DNA 序列。

Sanger 测序技术的发明开启了分子生物学研究的新纪元，人们也利用该技术完成了人类基因组 30 亿对碱基测序的宏大工程，揭示了人体 2 万多个基因的秘密。同时，Sanger 测序技术与 PCR 技术相结合就可以非常方便地测定特定基因或特定区域的 DNA 序列，这对遗传病基因诊断的发展起到了巨大的推动作用，使我们第一次可以在单个碱基的水平了解多种遗传病致病的分子基础。

2.2.3　最新进展
2.2.3.1　MLPA-微阵列芯片技术

常规的 MLPA 技术虽然具有很多优点，但它最终要通过毛细管电泳分辨长度差异来鉴别不同的探针，因此每一个反应最多只能整合 40～45 对探针，检测通量有限。而且，由于不同探针长度不同，造成 PCR 扩增效率也有一定的差异，这会带来一定的检测误差。解决这个问题的最好方法就是将 MLPA 与芯片技术相结合,从而大大提高 MLPA 的检测通量,并减少其固有的检测误差。

该技术是一种基于杂交和 PCR 扩增的技术,也是基于芯片技术的一种新的、高效的 DNA 拷贝数检测方法。该方法用芯片技术替代以往常用的毛细管电泳技术来检测 MLPA 产物,克服了毛细管电泳的技术限制,使其真正具备高通量的检测能力。MLPA-微阵列芯片技术使用的芯片采用新型的氧化铝材料,并使用一种简易的微流设计,极大地增加了杂交效率,使其杂交时间从一般芯片实验所需的几小时至十几小时缩短至 30 min,而且改进了探针设计方法,使实验具有更好的可重复性。MLPA 技术因为探针长度的差异过大往往会导致探针混合液杂交的不稳定性增加,从而导致数据的可靠性大大降低。MLPA-微阵列芯片技术将原来的探针长度多态性设计改为序列多态性设计,从而在增加探针量的同时,使探针长度基本一致[33],这就极大地降低探针杂交的不稳定性,使得实验数据更加可靠。

笔者实验室已经将这一新技术平台用于迪谢内肌营养不良(Duchenne muscular dystrophy,DMD)的诊断[34],完成了 249 例 DMD 相关样本的检测,突变检出率由常规方法的 46% 提高到 73%,显示该技术具有良好的可靠性和灵敏度。除此之外,该技术还成功地应用于常见染色体非整倍体(13、18、21、X、Y)的检测。通过应用该技术进行大量的临床可疑病例筛查,并同时用染色体组型分析进行验证来评估这一技术的可靠性及其在临床非整倍体诊断中的应用价值[35]。

由于 MLPA-微阵列芯片技术是一项建立在 PCR 技术上的分子检测手段,该技术只反映检测位点的数量信息,并不反映其位置信息,对于那些不存在染色体量变的平衡易位就会因检测信号没有变化而无法反映。因此,MLPA-微阵列芯片技术目前尚不能完全替代传统的细胞遗传学技术而单独应用于染色体疾病筛查。另外,由于一个位点探针只能检测几十个碱基的范围,以及位点设计的数目有限,难免会出现有些染色体片段可能由于探针设计位点不在该区域而出现遗漏的情况。尽管如此,MLPA-微阵列芯片技术仍具有广泛的应用前景,其在进行基因拷贝数检测中的效率和可靠性对于临床上的诊断还是具有较高的应用价值。

2.2.3.2　数字 PCR

数字 PCR 是一种核酸分子绝对定量技术。当前核酸分子的定量有三种方法:光度法基于核酸分子的吸光度来定量;实时荧光定量 PCR 基于 C_t 值,C_t 值就是指可以检测到荧光值对应的循环数;数字 PCR 是最新的定量技术,基于单分子 PCR 方法来进行计数的核酸定量,是一种绝对定量的方法,主要采用当前分析化学热门研究领域的微流控或微滴化方法,将大量稀释后的核酸溶液分散至芯片的微反应器或微滴中,每个反应器的核酸模板数少于或等于 1 个。经过 PCR 循环之后,有一个核酸分子模板的反应器就会给出荧光信号,没有模板的反应器就没有荧光信号。根据相对比例和反应器的体积,就可以推算出原始溶液的核酸浓度。数字 PCR 一经推出立即引起全球的广泛关注和激烈的竞争,新技术不断涌现。例如,QuantaLife 公司于 2010 年开发出了微滴数字 PCR 技术,

2011 年 10 月，Bio-Rad 公司收购了 QuantaLife 的微滴数字 PCR 技术，推出 QX100 微滴式数字 PCR 系统，在检测拷贝数变化（copy number variation，CNV）和稀有等位基因以及血浆 DNA 定量等方面具有很好的应用前景；紧接着 Rain Dance Technologies 公司在 2012 年 4 月推出一种新型液滴平台，这一平台能进行多重数字 PCR 反应，将每天的反应通量提高到一亿个反应；另外，Life Technologie 公司也推出了 QuantStudioTM 3D 数字 PCR 系统，这是一款基于芯片的可扩展仪器，可望加速数字 PCR 技术的普及和应用。

此外，近年来以基因芯片和高通量测序为代表的高通量检测技术得到飞速的发展，具体内容将在下一节中详细介绍。

综上所述，由于技术进步的步伐日益加快，基因诊断手段越来越丰富。技术的快速发展在给我们提供更多选择的同时，也对基因诊断的研究提出了新的问题和挑战，那就是如何更好地综合应用这些新技术来提高基因诊断的效率、降低成本。每项技术既有其优点也存在缺陷和不足，作为一名优秀的基因诊断工作者必须搞清各种技术的原理，摸清其"脾气"，综合运用不同的技术和手段，把遗传病的基因诊断提高到一个新的水平。

（任兆瑞，曾凡一）

2.3　高通量检测技术的发展

高通量测序主要包括全基因组测序、全外显子组测序以及转录组测序，也称深度测序、二代测序或下一代测序（next-generation sequencing，NGS）。高通量测序技术可以一次性对数十万至数百万个 DNA 分子同时进行测序，相比一代测序，通量高、成本低，应用越来越广泛。

2.3.1　二代测序技术

尽管以 Frederick Sanger 发明的双脱氧链终止测序法为代表的第一代测序技术在人类基因组计划和人类疾病研究中发挥了重要作用，但低测序速度和测序通量限制了其大规模应用。基因组学的迅速发展对更快速、更低廉、更精确的测序技术需求越来越大，这一需求催生了二代测序技术的开发和改进。

2005 年以后，一些研究团队和公司开发的以边合成边测序（sequencing-by-synthesis，SBS）为核心特征的 NGS 技术相继问世。这些测序技术主要通过大规模并行测序（massively parallel sequencing）手段，即同时对数以百万计的短 DNA 片段测序，获得海量的序列信息，然后利用强大的生物信息学工具进行分析[36-37]。NGS 技术的出现，给生物医学领域的研究带来了巨大的影响。*Nature Methods* 在 2014 年点评了过去十年对生物学研究影响最深的十大技术，NGS 技术居于首位[38]。目前正在应用的 NGS 技术平台主要包括 Roche 454 测序平台、Illumina 测序平台和 Thermo Fisher 测序平台。

2.3.2　三代测序技术

在 NGS 不断完善和广泛应用的同时，以对单分子 DNA 或 RNA 进行非 PCR 扩增为主要特征的直接测序技术也初见端倪。这类基于单分子信号检测的 DNA 测序被称为单分子测序(single molecule sequencing，SMS)或三代测序(third generation sequencing，TGS)[39]。目前，三代测序技术的主要代表有 Helicos 生物科学公司的 Heliscope 技术、Pacific Biosciences(PacBio)公司的单分子实时(single molecule real time，SMRT)测序技术和 Oxford Nanopore Technologies 公司的纳米孔单分子测序技术。

Helicos 生物科学公司于 2008 年报道了他们所开发的单分子测序技术，其测序方法与 Illumina 测序平台类似，但最大的特点在于它不需要进行 PCR 扩增，避免因 PCR 产生的碱基错误和非均衡性扩增导致的偏差[40]。PacBio 公司随后开发出另一种单分子测序技术——SMRT 测序技术，该技术利用单分子技术和 DNA 聚合酶，在聚合反应的同时读取测序产物。SMRT 测序技术在测序速度、读长和成本方面有着巨大的优势和潜力[41]。Oxford Nanopore Technologies 公司的 MinION 测序仪则是利用纳米孔技术制成的测序系统，该技术使成千上万个超长核苷酸构成的 DNA 链在一个单通道中被解码和识别，而不需要将长链分割成小片段。纳米孔中的酶使双链 DNA 变成单链并通过纳米孔，测序系统根据电流变化确定其 DNA 序列[42]。

与前两代测序相比，三代测序技术最大的特点是单分子测序，其中 Heliscope 技术和 SMRT 技术利用荧光信号进行测序，而纳米孔技术则利用不同碱基产生的电信号进行测序。从测序的结果来看，三代测序技术最接近真实需求，它从技术上实现了化繁为简。但现阶段，三代测序技术在精确度上相比二代测序并没有任何明显优势，还有很大的改进空间，离真正成熟也还有一定距离。

（马　端，王彦林）

参考文献

［1］ Hsu T C. How I became a geneticist. Am J Med Genet，1995，59(3)：304-325.

［2］ 高翼之.纪念蒋有兴先生.国外医学(医学遗传学分册)，2002，25(2)：65-66.

［3］ 高锦声，郑斯英.人类细胞遗传学命名的国际体制(1978)—ISCN(1978)人类细胞遗传学命名常务委员会的报告.国外医学(医学遗传学分册)，1979，4：195-200.

［4］ 杜传书.医学遗传学.第 3 版.北京：人民卫生出版社，2014：106-109.

［5］ Caspersson T，Farber S，Foley G E，et al. Chemical differentiation a-long metaphase chromosomes. Exp Cell Res，1968，49(1)：219-222.

［6］ Dutrillaux B，Lejeune J. A new technic of analysis of the human karyotype. C R Acad Sci Hebd Seances Acad Sci D，1971，272(20)：2638-2640.

［7］ Yunis J J. High resolution of human chromosomes. Science，1976，191(4233)：1268-1270.

［8］ Pardue M L，Gall J G. Molecular hybridization of radioactive DNA to the DNA of cytological preparations. Proc Natl Acad Sci，1969，64(2)：600-604.

［9］ Landegent J，Landegent J，Brückner A，et al. Detection of chromosome aberration in the human interphase nucleus by visualization of special target DNAs with radioactive and nonradioactive in situ hybridization techniques：diagnosis of trisomy-18 with probe L1.84. Hum Genet，1986，

74(4)：346-352.

[10] Carter N P. Cytogeneic analysis by chromosome painting. Cytometry，1994，18(1)：2-10.

[11] Speicher M R，Gwyn Ballard S，Ward D C. Karyotyping human chromosomes by combinatorial multi-fluor FISH. Nat Genet，1996，12(4)：368-375.

[12] Schröck E，du Manoir S，Veldman T，et al. Multicolour spectral karyotying of human chromosomes. Science，1996，273(5274)：494-497.

[13] Bates G P，Wainwright B J，Williamson R，et al. Microdissection of and microcloning from the short arm of human chromosome 2. Mol Cell Biol，1986，6(11)：3826-3830.

[14] Meltzer P S，Guan X Y，Burgess A，et al. Rapid generation of region specific probes by chromosome microdissection and their application. Nat Genet，1992，1(1)：24-28.

[15] 夏家辉，杨毅.14 个染色体区带特异性探针池的构建.遗传学报，1994，21(4)：253-256.

[16] Kallioniemi A，Kallioniemi O P，Sudar D，et al. Comparative genomic hybridization for molecular cytogenetic analysis of solid tumors. Science，1992，258(5083)：818-821.

[17] Cremer T，Lichter P，Borden J，et al. Detection of chromosome aberration in metaphase and interphase tumor cells by in situ hybridization using chromosome-specific library probes. Hum Genet，1988，80(3)：235-246.

[18] Peschka B，Leygraaf J，Hansmann D，et al. Analysis of a de novo complex chromosome rearrangement involving chromosomes 4，11，12 and 13 and eight breakpoints by conventional cytogenetic，fluorescence in situ hybridization and spectral karyotyping. Prenat Diagn，1999，19 (12)：1143-1149.

[19] Ylstra B，van den Ijssel P，Carvalho B，et al. BAC to the future or oligonucleotides：a perspective for microarray comparative genomic hybridization（array CGH）. Nucleic Acids Res，2006，34：445-450.

[20] Ansorge W J. Next-generation DNA sequencing techniques. N Biotechnol，2009，27（4）：195-203.

[21] Manrao E A，Derrington I M，Laszlo A H，et al. Reading DNA at single-nucleotide resolution with a mutant MspA nanopore and phi29 DNA polymerase. N Biotechnol，2011，30（4）：349-353.

[22] 曾溢滔.遗传病的基因诊断和基因治疗.上海：上海科学技术出版社,1999：54-238.

[23] 杜传书.医学遗传学.第 3 版.北京：人民卫生出版社,2014：225-241.

[24] Kan Y W，Golbus M S，Dozy A M. Prenatal diagnosis of alpha-thalassemia. Clinical application of molecular hybridization. N Engl J Med，1976，295(21)：1165-1167.

[25] 宋后燕.分子医学导论.上海：复旦大学出版社,2005：199-219.

[26] Saiki R K，Scharf S，Faloona F，et al. Enzymatic amplification of beta-globin genomic sequences and restriction site analysis for diagnosis of sickle cell anemia. Science，1985，230（4732）：1350-1354.

[27] Southern E M. Detection of specific sequences among DNA fragments separated by gel electrophoresis. J Mol Biol，1975，98(3)：503-517.

[28] Mullis K，Faloona F. Specific synthesis of DNA in vitro via a poly-merase-catalyzed chain

reaction. Methods Enzymol, 1987, 155: 335-350.

[29] Schouten J P, McElgunn C J, Waaijer R, et al. Relative quantification of 40 nucleic acid sequences by multiplex ligation-dependent probe amplification. Nucleic Acids Res, 2002, 30(12): e57.

[30] Mann K, Donaghue C, Fox S P, et al. Strategies for the rapid prenatal diagnosis of chromosome aneuploidy. Eur J Hum Genet, 2004, 12(11): 907-915.

[31] Hochstenbach R, Meijer J, van de Brug J, et al. Rapid detection of chromosomal aneuploidies in uncultured amniocytes by multiplex ligation-dependent probe amplification (MLPA). Prenat Diagn, 2005, 25(11): 1032-1039.

[32] Sanger F, Coulson A R. A rapid method for determining sequences in DNA by primed-synthesis with DNA polymerase. J Mol Biol, 1975, 94(3): 441-448.

[33] Berry I R, Delaney C A, Taylor G R. Detecting ligated fragments on oligonucleotide microarrays: optimizing chip design, array multiplex ligation-dependent probe amplification modification, and hybridization parameters. Methods Mol Biol, 2007, 381: 247-265.

[34] Zeng F Y, Ren Z R, Huang S Z, et al. Array-MLPA: comprehensive detection of deletions and duplications and its application to DMD patients. Hum Mutat, 2008, 29(1): 190-197.

[35] Yan J B, Xu M, Xiong C, et al. Rapid screening for chromosomal aneuploidies using array-MLPA. BMC Medical Genetics, 2011, 12(1): 68.

[36] Metzker M L. Sequencing technologies-the next generation. Nat Rev Genet, 2010, 11(1): 31-46.

[37] Wicker T, Schlagenhauf E, Graner A, et al. 454 sequencing put to the test using the complex genome of barley. BMC Genomics, 2006, 7(1): 275.

[38] McPherson J D. A defining decade in DNA sequencing. Nat Methods, 2014, 11(10): 1003-1005.

[39] Schadt E E, Turner S, Kasarskis A. A window into third-generation sequencing. Hum Mol Genet, 2010, 19(R2): R227-240.

[40] Ozsolak F. Third-generation sequencing techniques and applications to drug discovery. Expert Opin Drug Discov, 2012, 7(3): 231-243.

[41] Huang D W, Raley C, Jiang M K, et al. Towards better precision medicine: PacBio single-molecule long reads resolve the interpretation of HIV drug resistant mutation profiles at explicit quasispecies (haplotype) level. J Data Mining Genomics Proteomics, 2016, 7(1): 1-16.

[42] Lu H, Giordano F, Ning Z. Oxford nanopore MinION sequencing and genome assembly. Genomics Proteomics Bioinformatics, 2016, 14(5): 265-279.

第3章　遗传病的细胞和分子诊断技术

遗传病是指由于基因突变、染色体数目或结构变异导致的疾病,因此遗传病的诊断技术主要分为细胞遗传学技术和分子遗传学技术。染色体核型分析和荧光原位杂交技术是细胞遗传学诊断技术的代表,可以对遗传病患者染色体数目及结构的改变进行直观、准确的检测。分子诊断技术则是在核酸水平对遗传物质的改变进行检测,分子诊断技术最基本的原理是核酸分子杂交。经过三十多年的发展,分子诊断技术获得了突飞猛进的发展,各种技术如雨后春笋般出现,但是究其原理,仍然是建立在各种形式的核酸分子杂交基础上。这些分子诊断技术的原理各不相同,适用范围也有较大差异,可分别用于基因点突变、拷贝数变异、片段缺失/重复以及基因修饰改变等的检测。

3.1　染色体核型分析

3.1.1　原理

染色体核型分析是根据染色体数目、结构和着丝点位置、臂比、随体有无等特征,并借助染色体分带技术对某一生物的染色体进行分析、比较、排序和编号。以体细胞分裂中期染色体为研究对象。可用于各种不同类型样本的分析,主要包括:外周血或骨髓;羊水或绒毛等胎儿附属物。染色体制片有多种显带技术,如 G 显带、R 显带、Q 显带等,目前我国常用的是 G 显带技术。

3.1.2　应用

染色体核型分析是最常用、最经典的细胞遗传学检测手段,适用于以下三个方面。

3.1.2.1　产前诊断

对羊水、绒毛和脐带血等进行染色体核型分析,可帮助诊断胎儿的染色体异常,是染色体病产前诊断的"金标准"。该技术多用于染色体数目异常和部分可鉴别的染色体结构异常、先天畸形胎儿的检测[1],为上述出生缺陷患儿的早期干预提供依据。适宜的人群有:夫妇一方为染色体病患者,或曾妊娠、生育过染色体病患儿的孕妇;有不明原因自然流产史、畸胎史、死胎或死产史的孕妇。

3.1.2.2 不明原因流产组织的染色体检查

超过一半的孕早期流产都是由遗传缺陷所导致的,其中胚胎染色体数目异常和结构异常是最主要的两个原因。通过染色体核型分析技术可以找到部分自然流产原因。

3.1.2.3 诊断染色体病

正常人的体细胞染色体数目为 46 条,染色体的数目和结构发生异常改变可导致染色体病。临床上主要表现为先天性智力低下、生长发育迟缓、多发畸形等。如常染色体数目异常的 21 三体综合征(Down sydrome,也称唐氏综合征)、13 三体综合征和 18 三体综合征等。克兰费尔特综合征(Klinefelter syndrome;患者的核型为 47,XXY)和特纳综合征(患者的核型为 45,X)等则属于性染色体数目异常[2-3]。染色体结构异常包括染色体异位、倒位、缺失、重复和环状染色体等。通过染色体核型分析可以辅助诊断这些染色体数目异常和较大片段结构异常类疾病。

3.1.3 质量控制及注意事项

每份样本至少建立两个独立的培养系统并分别置于不同的培养箱中[4]。注意无菌操作,培养液不能有污染。

所有试剂和培养液在用于检测前都必须做好预实验和实验记录,操作过程需有完善的标准操作程序(standard operation procedure,SOP)。

所有技术人员必须经过上岗培训并具有相应资质,两名技术人员完成阅片后必须由高级实验师进行校对再发报告。

计数及核型分析的细胞数量可根据不同的样本来源、培养条件及检测目的进行调整。

计数的细胞需轮廓清晰、细胞完整,在所观察的细胞周围没有离散的染色体存在,以免影响计数。染色体形态和分布良好,分布在同一水平面上,最好无重叠,即使有个别重叠,也要能明确辨认,避免差错[5]。

对于一个样本,要做好结果记录并至少采集存储三张图片。记录单上要有受检者姓名、性别、年龄、编号、样本来源、收到日期、检测方法、出报告日期、检测和审核人员签名等。

对于产前诊断,要严格按照操作流程制作染色体核型片以控制母体细胞的污染。如抽取的羊水前 1~2 mL 应弃去不用或做生化检测[6]。采集的绒毛组织要先在显微镜下进行分离等。

检测失败率要控制在 1% 之内,并积极查找失败的原因予以解决,诊断失败的记录以及相应整改措施的记录至少应保存一年。

一般玻片保存 5 年,异常核型玻片保存 20 年。细胞培养及染色体标本制备的实验记录按实验室工作日志保存档案,保存期限 5 年以上。

染色体核型分析由于受技术条件和分辨率的限制,不能诊断所有的染色体病。比如,对于已污染的无法培养的流产组织或对于包括微重复和微缺失在内的小片段染色体异常,可根据不同情况借助荧光原位杂交技术、基因芯片和高通量测序等方法进行诊断。

（张　卉,廖世秀）

3.2　荧光原位杂交

3.2.1　原理

荧光原位杂交(fluorescent *in situ* hybridization,FISH)技术的基本原理是采用标记的寡聚核苷酸探针与变性后的染色体、细胞或组织中的核酸进行杂交,然后在荧光显微镜下显影,对待测 DNA 进行定性、定量或相对定位分析。

3.2.2　应用

3.2.2.1　确定异常染色体的来源

对于用染色体核型分析较难归类的环状染色体、双随体双着丝粒的额外小染色体、染色体附加片段和染色体重排等,可应用 FISH 探针进一步证实染色体带型,确定异常染色体的来源。

3.2.2.2　基因定位

利用特异 FISH 探针与分裂中期细胞 DNA 进行原位杂交,不仅可以定位某一基因或特定 DNA 片段在染色体上的位置,还可以根据不同颜色杂交位点的相互位置确定两种或两种以上的基因在染色体上的排列次序。

3.2.2.3　产前诊断

虽然传统的染色体核型分析仍然是产前诊断最主要的方法,但该方法存在耗时长、技术难度大、易受培养条件影响等不足之处。应用 FISH 技术可直接检测未经羊水或绒毛培养的分裂间期细胞,而且具有快速、简便和特异的特点,可作为一种快速产前诊断方法[7-8],目前临床上主要用于 13、18、21、X、Y 染色体数目异常的诊断。

3.2.2.4　辅助诊断染色体疾病

根据目的基因设计特异 FISH 探针可辅助诊断多种染色体疾病,如染色体异位、倒位、缺失和重复等[9]。与染色体核型分析技术相比,FISH 技术不需要培养就可以用分裂间期细胞进行检测[10],且可用于分析的细胞数目远远大于染色体核型分析的数目,因此特别适合一些不能用于染色体核型分析的样本。

3.2.3　质量控制及注意事项

洗脱步骤很关键,增加洗脱时间,升高温度或降低 SSC 溶液盐浓度均可导致信号减弱甚至消失,反之可导致背景信号增强。

探针和做过 FISH 的片子都要避光保存在 −20℃ 冰箱中。

需有两名具有相应资质的专业技术人员计数,两人计数结果误差率应控制在 10% 以内,如果大于 10%,则需增加一位专业技术人员再进行计数。必要时需重新做一次 FISH 以保证结果准确可靠。

计数的细胞必须是完整的，与其他细胞没有相互重叠。细胞中需有清晰可辨的信号，且在细胞核内。避免计数信号在胞核边缘的细胞及异常明亮或者背景很强的细胞，以免影响结果判断。

对于一个样本，要做好结果记录并至少采集存储两张图片。记录单上要有受检者姓名、性别、年龄、编号、样本来源、收到日期、出报告日期和检测者姓名等[5]。

注意做好实验对照，每个所测样本都需有对照的探针同时进行杂交。新批号的试剂或探针在应用前需先做对照的预实验并做好记录。

FISH 技术应用基因特异性的探针，可以更准确和更精细地对基因进行定性、定量分析；但另一方面，特异性探针也限制了该技术在基因筛查方面的应用，所以 FISH 技术更适用于特定基因的检测分析。

（张　卉，廖世秀）

3.3　多重聚合酶链反应

聚合酶链反应(PCR)是 Mullis 于 1985 年发明的一项基因扩增技术，该技术的发明在基因诊断发展史上具有里程碑的意义。但是，通常 PCR 仅应用一对引物，通过扩增产生一个核酸片段，主要用于单一目的基因的鉴定，对于多个致病位点的分析仍显不足。

1988 年，Chamberlain 和 Gibbs 等根据已发现的迪谢内肌营养不良（Duchenne muscular dystrophy，DMD）患者中 *DMD* 基因缺失部位和范围的资料，首先设计和应用 9 对引物在同一个 PCR 反应体系中同时扩增该基因中 9 个易发生缺失的"热点区"DNA 片段，简明快速地检测到约 80% 的具有基因缺失的 DMD 患者，开创了多重 PCR (multiplex PCR)进行遗传病基因诊断的先河[11]。其后 Beggs 等又设计了用于多重 PCR 的另一组 9 对引物，这样 18 对引物的多重 PCR 可以检测出 95% 以上具有基因缺失的 DMD 和贝克肌营养不良（Becker muscular dystrophy，BMD）患者，杨军等采用相同方法开展了 DMD 患者的基因诊断[12-14]。由于中国 DMD 患者中另两个最常见的缺失区域——外显子 49 和 50 尚未包括在 Chamberlain 和 Gibbs 等最初设计的 9 个扩增片段内，为此，笔者实验室设计和应用了包括外显子 49 和 50 以及其旁侧内含子在内的两个新的 DNA 扩增片段来分析 DMD 患者的基因缺失情况，结果发现一半以上具有 *DMD* 基因部分缺失的患者都具有这两个片段之一或全部的缺失[15]，从而为 DMD 的基因诊断和产前诊断提供了科学资料。

由于多重 PCR 能同时扩增多个目的基因片段，具有节省时间、降低成本和提高效率的优点，尤其是节省了珍贵的实验样品，因此多重 PCR 一经提出即得到广泛的青睐并且发展迅速，在生命科学的各个领域成为一项成熟而重要的研究手段。

在基因诊断领域，在多重 PCR 技术的基础上，又逐渐建立和发展了多重多等位基因特异性 PCR、多重荧光定量 PCR 和多重连接探针扩增等技术，用于 DNA 片段的缺失、点突变和单核苷酸多态性以及转录本定量等的检测。上述技术不仅已常规应用于 DMD、地中海贫血、葡萄糖-6-磷酸脱氢酶缺乏症等常见遗传病的临床基因诊断，而且扩展到感染性疾病以及肿瘤等疾病的诊断，发挥了重要的社会效益。

3.3.1　原理

多重 PCR 是在普通 PCR 的基础上加以改进，在一个 PCR 反应体系中加入多对特异性引物，对多个 DNA 模板或同一模板的不同区域进行特异扩增获得多个目的片段的 PCR 技术。其反应原理、反应试剂和操作过程与普通 PCR 相同。但由于多重 PCR 要求在同一反应体系中进行多个位点的特异性扩增，因而技术难度增大。一个理想的多重 PCR 反应体系并非单一 PCR 的简单混合，需要针对目标产物进行全面分析、反复试验建立适宜的反应体系和反应条件。涉及多重 PCR 的关键技术包括以下四个方面。

3.3.1.1　目的片段选择

多重 PCR 实验要进行多个目的片段的扩增，因此目的片段的选择是核心。目的片段必须具有高度特异性才能保证基因检测的准确性，避免目的片段间的竞争性扩增，并实现高效灵敏的扩增反应。此外，各个目的片段之间需具有明显的长度差异（大于 10 bp 以上），以便通过电泳能鉴别出每一目标片段的扩增产物。

3.3.1.2　引物设计

引物的设计是多重 PCR 反应成败的关键。各个引物必须高度特异以避免非特异性扩增，不同引物对之间互补的碱基不能太多，否则引物之间相互缠绕会严重影响反应结果。

3.3.1.3　复性和延伸反应的温度和时间控制

复性温度与时间取决于引物的长度、碱基组成及其浓度，以及目的片段的长度。在多重 PCR 反应中，不同目的片段不同引物对所要求的复性温度各不相同，这种差异是影响多重 PCR 特异性的重要因素。综合各个解链温度（Tm 值），在 Tm 值允许范围内选择较高的复性温度以减少引物和模板间的非特异性结合，确保 PCR 反应的特异性。复性时间略微延长可以使引物与模板之间完全结合。延伸反应的时间要根据待扩增片段的长度而定。延伸时间不宜过长，否则会导致非特异性扩增带的出现。

3.3.1.4　反应成分调整

反应体系中各个反应成分也需要进行调整，适当增大模板 DNA、引物、聚合酶、dNTP 的用量，调整缓冲液组分以获得最佳扩增效果。

3.3.2　应用

在许多遗传病中，少数几种突变就占据了引起该种遗传病所有突变的绝大多数。对于这类遗传病，非常适合应用多重 PCR 技术进行基因诊断和产前基因诊断。

（任兆瑞，黄淑帧）

3.4　实时聚合酶链反应

3.4.1　原理

实时 PCR（real-time PCR）也称实时荧光 PCR，是指利用荧光染料或荧光探针，在

PCR 过程中实时监测荧光的变化,获得 PCR 动力学曲线,借以实现对扩增模板的定性和定量分析。简单地说,实时 PCR 就是 PCR 的在线分析技术。此外,不少研究者也将那些在实时 PCR 仪器上实现的技术笼统称为实时 PCR 技术。例如,在遗传病领域应用较多的探针熔解曲线分析和高分辨熔解曲线分析,虽然实质上都属于终点检测模式,但由于它们的检测化学源于实时 PCR,且又在实时 PCR 仪器上实现,很多情况下也习惯地被称为实时 PCR 技术(图 3-1)。为区别起见,我们遵守实时 PCR 的公认定义,将上述采用终点检测模式的技术归为实时 PCR 相关技术。实时 PCR 的检测化学有多种形式,总体上可分为荧光嵌入染料型和荧光探针型两种。荧光嵌入染料型是利用双链 DNA 嵌合染料(如溴化乙锭、SYBR Green I、LC Green 和 SYTO9 等)[16-17]来指示扩增产物的变化。由于荧光染料可以嵌合所有双链 DNA 发出荧光,因此具有通用性,但由于无法区分特异扩增产物和非特异扩增产物(如引物二聚体),特异性较低。荧光探针型是利用与靶序列特异杂交的荧光探针来指示 PCR 产物的变化,探针设计只与目标扩增产物杂交,因此特异性较高。探针类型主要有 TaqMan 探针[18]、分子信标[19]、相邻杂交探针[20]、双链置换探针[21]等。这些探针基本上都是利用荧光共振能量转移原理或者荧光淬灭原理,指示探针

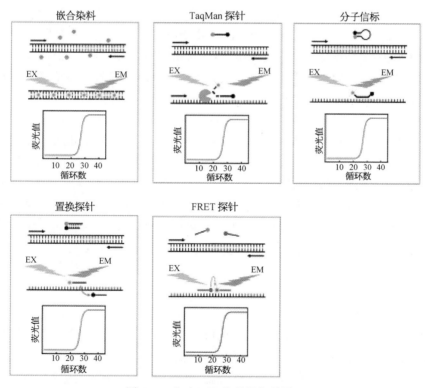

图 3-1 实时 PCR 的检测化学原理

嵌合染料结合双链 DNA 发出荧光;TaqMan 探针在引物延伸时被酶切后释放荧光;分子信标、置换探针和 FRET 探针均为退火杂交时发出荧光,其中 FRET 探针发出的荧光来自染料间荧光共振能量转移。

与靶序列杂交前后荧光强度的变化。荧光探针可通过标记不同的荧光基团,实现多种靶序列的同时检测。除以上两种检测化学以外,实时 PCR 还可以通过一些特殊设计的引物实现[22]。

与传统 PCR 相比,实时 PCR 具有以下优点:① 全封闭反应和检测,无须 PCR 后处理,大大减少了模板污染和假阳性的可能;② 特异性强,选择与靶序列特异性结合的荧光探针来检测产物,进一步提高了检测的特异性;③ 采用对数期分析,摒弃终点分析法,可实现真正意义上的定量;④ 仪器在线式实时监测,结果直观客观,避免人为判断,简便快速;⑤ 使用 96 孔或 384 孔实时 PCR 仪可实现高通量检测;⑥ 操作简单安全,自动化程度高。

鉴于以上优点,实时 PCR 自 1992 年 Higuchi 等[16]首次报道以来,在核酸检测尤其是分子诊断领域迅速取代传统 PCR,成为新一代的分子检测“金标准”。

3.4.2　应用

相对于传染病以及肿瘤领域,实时 PCR 在遗传病领域的应用相对较少。在传染病和肿瘤疾病方面,检测对象相对简单,多是靶基因定量或者体细胞特定稀有突变检测。而遗传病的检测对象多为序列变异,种类繁多,检测难度高。以常见的单核苷酸多态性(single-nucleotide polymorphism,SNP)检测为例,就要求探针必须具备识别单个核苷酸变异的能力,这对于一个普通的 20～30 bp 的荧光探针而言,由于一个碱基的变化所引起的熔点变化很小,很难选择一个合适的温度,使探针仅仅与完全匹配的序列杂交而不与单个碱基不匹配的序列杂交,因此,经常需要特殊修饰的探针来增加探针的特异性,比如TaqMan-MGB 探针、具有发夹结构的分子信标以及具有双链结构的置换探针[23]等,但这些特殊的探针有的设计较为困难,且成本较高。

另一方面,由于遗传病绝大多数都由多个基因位点的核酸变异引起,而实时 PCR 由于受仪器检测通道数目的限制,每个反应所能检测的变异位点数目十分有限。一般而言,一个四通道的实时 PCR 仪器可以允许单个反应使用四种不同荧光标记的探针,每个探针检测一个等位基因型,四种探针只能检测四个等位基因型,也就是两个变异位点,这就大大限制了实时 PCR 的应用范围。因此,到目前为止,在遗传病检测领域,实时 PCR主要用于少数已知特定突变的检测,所涉及的疾病类型十分有限。

3.4.3　实验流程

3.4.3.1　基因组 DNA 的提取

实时 PCR 体系一般扩增片段长度在 200 bp 以内,因此对于基因组 DNA 的降解并不敏感,而且动力学测定方式对杂质(抑制剂除外)也有一定的容忍度。因此,可用于实时PCR 的基因组 DNA 来源并无特殊限制,全血、唾液、毛发、羊水、绒毛等均可;对提取方法也无固定要求,从经典的酚氯仿提取,到快速的离心柱式提取,再到日渐增多的磁珠式自动提取均适用。提取基因组 DNA 可以方便地用紫外分光光度计检测其质量和浓度,并用 Tris-HCl(pH8.0)将 DNA 终浓度调节至 10～100 ng/μL。

3.4.3.2　引物和探针的设计

实时 PCR 一般要求片段小于 200 bp，并尽可能短以获得高的扩增效率，引物和探针的设计可根据 NCBI 上公布的基因序列，使用商业软件完成。对于检测单个碱基突变的探针，建议使用特异性高的分子信标和置换探针，而不是常规的 TaqMan 探针，因为后者特异性较低，也不建议使用成本很高的 TaqMan-MGB 探针。分子信标和置换探针容易设计，成本也较低，尤其是它们都可以利用合成的靶序列，通过探针/靶序列的杂交变温曲线验证探针的特异性，进而确定退火即检测温度。荧光标记染料的选择应参考所用仪器的规格。目前的实时 PCR 仪器一般都具有四个荧光通道，对应于 FAM、HEX、ROX 和 Cy5 四种荧光染料，它们也是目前用得最多的荧光探针标记染料。

3.4.3.3　实时 PCR 扩增与检测

实时 PCR 扩增与检测同时进行，因此操作十分简单，只需将提取后的基因组 DNA 加入扩增体系即可，一般常见的扩增体系体积为 25 μL，包括 2.5 μL 10 × Buffer [160 mmol/L(NH$_4$)$_2$SO$_4$，670 mmol/L Tris-HCl pH 8.8，0.1%（w/v）Tween 20]，1.5 μL 25 mmol/L MgCl$_2$，每种 dNTP 400 μmol/L，每种引物 0.4 μmol/L，每种探针 0.1 μmol/L，1.0 U Taq DNA 聚合酶，20 ng 模板 DNA，具体组分可根据实际情况加以调整。实时 PCR 的程序按照仪器要求和反应条件进行设置，一个典型的反应条件为：96℃ 预变性 5 min，随后按照 96℃ 变性 15 s，55～65℃ 退火 15 s，72℃ 延伸 15 s，扩增 40～50 个循环，并在退火时检测 FAM、HEX、ROX 和 Cy5 的荧光。在扩增完成后，即可根据各检测通道荧光信号的有无情况判断结果。对于点突变的检测而言，一般设计两种探针分别检测其对应突变的两个等位基因型，因此可以方便地根据两种荧光的有无，判断检测位点是野生型、突变型还是杂合型。

3.4.4　常见问题及解决办法

实时 PCR 用于突变检测时，常见问题多集中于探针的特异性和荧光信号的强弱上，分述如下。

3.4.4.1　探针的特异性问题

探针的特异性是实时 PCR 进行突变检测的保证，探针的特异性首先取决于探针设计，其次是反应条件。就探针设计而言，在使用商业软件设计时，一定要多用几种软件加以预测，我们特别推荐采用那些能够实际验证其特异性的探针，如分子信标和置换探针，而不是盲目地采用特殊化学修饰的探针或者特殊碱基修饰的 TaqMan 探针，以避免不必要的浪费。经过特异性验证的探针，其反应条件也较易获得，一般通过调整 Mg^{2+} 浓度或改变退火温度即可。

3.4.4.2　荧光信号的强弱问题

在探针质量保证的情况下，荧光信号的强弱取决于 PCR 的扩增效率和探针杂交效率两个因素。实时 PCR 因为存在探针对引物延伸的阻碍作用，扩增效率一般都低于普通 PCR，因此实时 PCR 的扩增长度一般都在 200 bp 之内。实际上影响 PCR 扩增效率的因素很多,引物的选择一般是首先考虑的因素,建议上下游各合成数条,交叉比对,选择其中较优者,通过实验进一步筛选。此外,PCR 扩增体系成分以及扩增条件也都需要精心优化。所幸的是,对于遗传病检测而言,一般模板量充足,因此也不一定像检测细菌或病毒那样追求极限灵敏度而耗费大量精力进行优化。

探针的杂交效率首先涉及模板本身,建议在设计探针时,一定要先对 PCR 产物中的探针互补链进行二级结构预测。遗憾的是,多数突变都位于二级结构丰富的区域,常常影响探针的杂交。为此,除了优化反应条件外,另一种办法就是引入非标记的探针帮助打开二级结构。对探针而言,除了按照其设计规则提高杂交效率外,还可通过调整探针的区域,以避开二级结构,或者添加能提高探针结合能力的修饰碱基(如 LNA 碱基),达到提高探针杂交效率和荧光信号的目的。

(李庆阁,黄秋英)

3.5 多色探针熔解曲线分析

3.5.1 原理

探针熔解曲线分析指的是在 PCR 完成后,通过实时监测温度变化过程中探针荧光强度变化的情况,得到荧光强度或者荧光强度相对温度的负导数随温度变化的曲线,即探针熔解曲线[20],从探针熔解曲线上可以获得探针与靶序列杂交的熔点值(T_m值)。当荧光探针与不同的靶序列杂交时,由于碱基匹配程度不同,形成双链 DNA 的稳定性也各不相同,其 T_m 值也就存在差异。一条荧光探针可同多条序列相近的靶序列杂交产生不同的 T_m 值,因此根据 T_m 值的差异就可以实现不同靶的检测和区分,即 T_m 值的多重检测,若同时结合多色荧光检测就可以大大提高单个反应中检测的靶基因数目。

和前面的实时 PCR 检测模式不同,探针熔解曲线分析实际上是一种终点检测方式,但由于探针预先加入 PCR 反应管内,属于闭管检测,又在实时 PCR 仪器上进行,因此常常被称为实时 PCR 检测。

传统的探针熔解曲线分析一般使用 FÖSTER 能量转移(FRET)探针(又称双杂交探针、相邻探针等)[20],这种探针实际上是一对相邻的双探针组合,由一个针对突变检测位点设计的"检测探针"和一个提供荧光信号的"锚探针"组成,其中检测探针熔点较低,锚探针熔点高,在热变性过程中,检测探针首先从靶序列解链下来,而锚探针一直保持在靶序列上,以指示 FRET 信号的变化。FRET 信号的检测需要特殊的荧光供受体对和特殊的 FRET 检测通道,常规实时 PCR 仪器配置的普通荧光检测通道无法适用。此外,锚探针的存在增加了检测的盲区,大大限制了其应用。

多色探针熔解曲线分析(multicolor melting curve analysis, MMCA)[24]是在传统探针熔解曲线分析基础上发展而来的,其特点是采用多个双标记自淬灭荧光探针(图 3-2)作为检测探针,不需使用"锚探针",在多色实时 PCR 仪上可检测多个靶序列的熔点变化。相比传统的探针熔解曲线分析,MMCA 无须能量转移检测通道,可在普通的荧光检测通道上实现,因此适用于任何实时 PCR 仪器;同时,由于省去了"锚探针",设计更为简

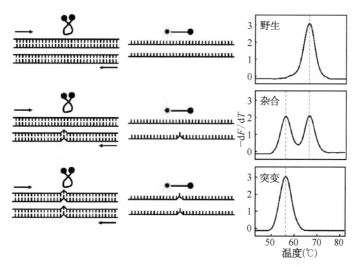

图 3-2 基于双标记自淬灭探针的熔解曲线分析原理

单灵活,也避免了"锚探针"存在所导致的检测盲区。MMCA 就是采用多个不同标记的双标记自淬灭探针,利用实时 PCR 的多个检测通道实现多个突变的同时检测。

双标记自淬灭探针是一条两端分别标记荧光基团和淬灭基团的单链寡核苷酸探针,可以是线性也可以是发夹型,其中的线性探针与 TaqMan 探针结构相同。自淬灭探针用于熔解曲线分析具备以下两个优点:① 对错配碱基的耐受程度高,熔点温度检测范围宽。在广泛的温度范围内(一般为 40~80℃)仍然能够产生稳定的熔解曲线信号。这一特点使得多个匹配程度不同的靶序列能够同时被一条探针检测。② 探针设计自由度高。设计方式基本等同于普通实时 PCR 探针,可根据靶序列特点和错配碱基的数目对探针长度进行灵活调整。

基于双标记自淬灭探针的 MMCA 具有许多优点,包括:① 突变位点检测容易实现,且检测准确,重复性好。MMCA 依赖的是探针与靶序列的匹配程度,本身就是一个在不同温度下的动态扫描过程,它可以准确检测出探针与靶序列的结合能力。与此相比,实时 PCR 是在某一固定温度下检测,要求探针与匹配序列 100% 杂交,而与不匹配序列 100% 不杂交,这就大大提高了对探针特异性的要求。② 检测容量高。将荧光通道与熔点温度结合起来,MMCA 的单管检测容量可以高出实时 PCR 数倍甚至数十倍。③ 成本低廉。目前实时 PCR 的试剂成本主要是荧光探针的合成,在检测相同数目靶序列的情况下,MMCA 所需的荧光探针数量远少于实时 PCR 技术。④ 适用范围广。MMCA 的上述特点决定了其在肿瘤、遗传和微生物等多个研究领域均有极大的应用潜力。

MMCA 可对整个扩增片段内的点突变进行筛查、识别和基因分型。结合多重 PCR,可以对多个扩增片段同时进行检测,具备同时检测多个突变位点的能力;可在常规实时 PCR 仪上进行,具有探针容易设计等优点。

3.5.2　应用

MMCA 利用熔点变化检测探针覆盖区的序列变异,具有检测灵敏且重复性好的优点,且多个探针共存可以检测多个基因区域的变异,因此使用范围大大超过常规的实时 PCR 技术。可用于多个突变的基因分型、突变筛查,以及突变位点的识别等[24]。虽然如此,由于探针数目的增加导致成本增加,对于突变位点超过数百乃至数千的情况,MMCA 并不适用。

3.5.2.1　基因分型

MMCA 可以利用探针杂交区域熔点的变化,方便地对突变的野生型、纯合突变型和杂合突变型加以识别。由于不同的突变引起的熔点存在差异,一般情况下,一条 20～30 bp 的探针可以对其覆盖区的多个突变进行分型而彼此互不干扰。这一能力使得 MMCA 特别适合检测那些涉及多个基因位点突变的各类遗传病。MMCA 适合突变数目在 50 以内的情况,如 β-地中海贫血[25]、G6PD[26]、苯丙酮尿症等,这些疾病在一个民族或地区中涉及的突变数目一般在几十个左右,用 MMCA 检测十分合适。

3.5.2.2　突变筛查

MMCA 可以采用多个探针头尾相接的方式覆盖待测的靶序列,以检测靶序列内有无突变发生。MMCA 在突变筛查方面不受突变类型的影响,较其他方法具有更高的灵敏度,适合随机突变的检测。进行突变筛查时,片段长度一般应在 100 bp 以内,否则就需要大量探针,导致成本增加。

3.5.2.3　突变类型识别

某些情况下,单个探针可能无法识别靶序列中发生的不同突变类型,此时可以采用两个以上高度重叠的探针覆盖所检测的区域。对于每一个突变而言,可获得多个不同的熔点,这种多个熔点编码一种突变类型的方式,可以大大提高突变的识别率。这种突变识别能力十分适合利用某一基因多态区域,区分不同的基因亚型。

3.5.2.4　缺失检测

MMCA 可对固定断裂点位置的长片段缺失进行检测。此种情况比点突变的检测略微复杂,所设计的引物组需同时能扩增野生片段及缺失后的片段,且两种产物大小相似为宜,荧光探针亦可同时与野生型和缺失型的片段杂交,但具有熔点的差异,故根据熔点的高低即可实现野生型及缺失型的区分,并区分杂合缺失和纯合缺失型。对每一种缺失类型的缺失赋予一种不同颜色标记的荧光探针,即可实现多种缺失类型的同时检测。

3.5.3　实验流程

MMCA 的实验流程十分简单,只需在实时 PCR 后增加一个升温步骤,实际操作步骤与实时 PCR 完全相同。我们以 β-地中海贫血基因检测试剂盒为例加以说明。

该试剂盒适用于 β-地中海贫血的体外临床辅助诊断,可以定性检测中国人群常见的 β-珠蛋白基因的 21 种突变,分别为:c.-140C>T、c.-123A>T、c.-78A>G、c.-79A>G、c.-80T>C、c.-81A>C、c.-82C>A、c.45_46insG、c.48_49insG、c.52A>T、c.79G>A、 c.91A＞G、c.92＋1G＞T、c.92＋5G＞C、c.84_85insC、c.113G＞A、c.216_217insA、c.130G＞T、c.124_127delTTCT、c.315＋5G＞C 和 c.316-197C＞T。每一个样本通过两个反应管检测,其基本流程包括以下步骤。

3.5.3.1 基因组 DNA 提取

对不同来源的样本采用全自动化的磁珠全血 DNA 提取系统,也可采用离心柱式提取或传统酚氯仿抽提方法提取人类基因组 DNA。对所有样品推荐保持统一的提取方式,以保证提取后基因组 DNA 的均一性。提取后的基因组 DNA 需经过紫外分光光度吸收值的质控。DNA 样本的 OD_{260nm}/OD_{280nm} 应为 1.6～2.0,且 $OD_{260nm}/OD_{230nm} \geqslant 2.0$,若 $OD_{260nm}/OD_{230nm} < 2.0$,需要使用 DNA 溶解液将 DNA 样本进行适度稀释(通常稀释 10 倍),但需保持样本浓度高于 0.2 ng/μL。

3.5.3.2 PCR 扩增与熔解曲线分析

首先将所有的试剂从冰箱取出,平衡至室温。分别向反应管 A 和 B 内(各含 19.6 μL HBB PCR Mix)加入 0.4 μL 酶液,然后加入 5 μL 提取后的人基因组 DNA,混匀后上机。PCR 扩增与熔解曲线分析的反应条件为:50℃ ung 酶处理 2 min,95℃ 变性 10 min,接着执行 55 个循环的 95℃ 变性 15 s,55℃ 退火 15 s,76℃ 延伸 20 s,然后再次 95℃ 变性 1 min,35℃ 退火 3 min,最后在 40～80℃ 以 0.4℃/5 s 的升温速率进行熔解曲线分析,且在此阶段采集 FAM、HEX、ROX 和 Cy5 通道的荧光信号。

当样品数量较多时,MMCA 允许交替使用普通 PCR 仪和实时 PCR 仪,即先用普通 PCR 仪进行扩增,再使用实时 PCR 仪进行熔解曲线分析。这样,数台普通实时 PCR 仪配合一台实时 PCR 仪,可以在短时间内完成大量样品的检测。

3.5.3.3 检测结果判读

野生型阳性对照在各体系及各通道中的熔点温度(T_m)值范围如下。反应体系 A:FAM 通道(63.3±1.0)℃;HEX 通道(64.6±1.0)℃;ROX 通道(64.9±1.0)℃;Cy5 通道(58.6±1.0)℃。反应体系 B:FAM 通道(65.9±1.0)℃;HEX 通道(66.4±1.0)℃;ROX 通道(65.6±1.0)℃,(56.3±1.0)℃;Cy5 通道(65.6±1.0)℃。

若样本的八个检测通道都只有野生型峰,则该样本为野生型;若样本某个通道既有野生型峰又有突变型峰或有一个融合峰,而其他通道为野生型峰,则样本为该种突变的杂合突变型;若样本在某个通道有突变型峰并且无对应的野生型峰,而其他通道均为野生型峰,则样本为该种突变的纯合突变型;若样本在某两个通道既有野生型峰,又有突变型峰,而其他通道为野生型峰,则样本为两种突变的复合杂合突变型。最后可以通过计算对应野生型与突变型峰熔点的差异判断突变的类型。具体突变类型可参考试剂盒内附录的熔点和突变对应表读取。

3.5.4 常见问题及解决办法

3.5.4.1 异常熔解峰

在探针熔解曲线中,最常见的异常熔解峰是低熔点非特异峰,低熔点非特异峰一般与模板二级结构有关。模板二级结构的存在使得探针结合区域有部分参与形成稳定的二级结构,导致无法与探针结合,因此探针只能结合靶序列中的部分区域,从而产生低熔点峰。低熔点峰可能会被误判为突变峰。消除低熔点非特异峰就是消除模板的二级结构。具体做法包括改变探针设计、调整反应条件以及引入杂交探针等。

3.5.4.2　熔解峰过低

熔解峰过低的因素也很多,除了可能是模板二级结构导致探针无法结合外,常见的原因是引物比例的问题。一般可通过提高靶引物的量(即延伸产物为探针杂交模板)来改善。多数情况下,靶引物的浓度是非靶引物浓度的 10 倍左右。

3.5.4.3　峰偏移问题

在同一仪器上,引起峰偏移的常见原因是样品中混合大量杂质。比如,样品中存在大量残留盐离子,或者残余酒精过高,都可以通过纯化模板 DNA 加以解决。另一种导致峰偏移的常见原因是仪器设置熔解曲线分析的升温速度不一致。升温速度不一致是导致不同型号仪器之间峰偏移的主要原因,但此时熔点变化保持一致,可通过设置温度内标或者外标加以克服。

(李庆阁,黄秋英)

3.6　高分辨熔解曲线

3.6.1　原理

高分辨熔解曲线(high-resolution melt curve,HRM)分析技术是一项新兴的突变扫描和基因分型检测技术[27-30]。具备可同时识别多个突变位点、不受突变碱基位点与类型限制、无须昂贵的荧光探针等优点。如图 3-3 所示,HRM 的主要原理是根据 DNA 序列的长度、GC 含量以及碱基互补性的不同,高分辨地识别熔解曲线的差异,进而对突变进行识别与分析。HRM 对 DNA 序列的识别能力主要由三个因素决定:检测仪器的分辨率、双链 DNA 嵌入型染料的种类和 PCR 产物的纯度。

DNA 熔解曲线分析的概念于 20 世纪 70 年代提出。受当时实验条件的限制,科学工作者只能通过紫外吸收光谱来绘制熔解曲线。这种方法在检测精度上相比现在的研究手段大打折扣。随

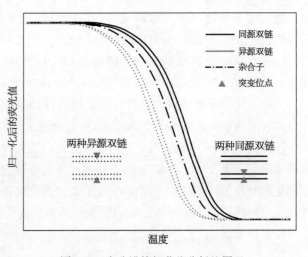

图 3-3　高分辨熔解曲线分析的原理

对杂合子而言,PCR 完成后存在四种不同的双链:两种同源双链(黑色线条)和两种异源双链(点线条),后者稳定性较低,故熔点低于同源双链。杂合突变因为包含这四个品种,其熔解曲线(点划线条)实际上由这四个品种的曲线合并而成。

着仪器的改良和实时 PCR 技术的出现,人们开始用 SYBR Green I 荧光染料在定量 PCR 仪上监测熔解曲线的变化[17]。SYBR Green I 是一种不饱和荧光染料,不能保证全部 PCR 产物都嵌合上 SYBR Green I,其检测分辨率还是受到一定的限制。因此,SYBR Green I 熔解曲线分析一般用于区分片段大小和 GC 含量差别显著的 DNA 序列,例如用于检查 PCR 扩增产物中是否存在引物二聚体及其他非特异性的扩增,而无法区分单核苷酸多态性。

饱和荧光染料和高分辨荧光 PCR 仪的开发使得熔解曲线分析技术能够精确识别 DNA 序列的细微差异,实现了真正的高分辨熔解曲线检测。高分辨熔解曲线与普通熔解曲线的一个显著差别是采用了饱和荧光染料。目前已开发的双链 DNA 饱和荧光染料主要有 LC Green、LC Green Plus、SYTO 9 和 Eva Green 等。这类染料比起 SYBR Green I 等非饱和荧光染料有着更强的 DNA 结合能力而且不会影响 PCR 扩增,同时在 DNA 解链过程中不会发生重排,使得用这些染料的熔解曲线有了更高的分辨率。运行高分辨熔解曲线需要具备相应的高分辨率实时荧光 PCR 仪。传统实时荧光 PCR 仪通常只能执行 1℃/s 精度的荧光监测,而新型高分辨率实时荧光 PCR 仪则可以执行 0.02℃/s 精度的荧光监测。高精度的温差控制与监测保证了高分辨率实时荧光 PCR 仪能够准确地表征出熔解曲线间的细微差异,从而实现突变的检测并区分纯合突变和杂合突变。另外,高分辨熔解曲线分析技术对 PCR 产物中的盐离子浓度很敏感,如果待检 DNA 样品带有杂质,有时易导致检测结果误判,因此在 PCR 扩增前应保证待检 DNA 样品的纯度。

3.6.2 应用

由于 HRM 分析不受碱基突变位点和种类的限制,因此能够应用于许多疾病诊断和突变检测。主要应用于突变扫描、基因分型、序列匹配、DNA 甲基化等方面的研究。

3.6.2.1 基因的突变扫描

多数 DNA 序列的突变会导致熔解曲线熔点温度的细微差异,HRM 技术具备高精度的熔解曲线区分能力,因此常用于基因突变的扫描。HRM 技术进行基因突变扫描包括:样本中特定突变位点的筛查;疾病相关基因特定区段突变位点的扫描,新突变的发现;遗传性特定突变的筛查、未知突变的发现;动植物相关多态性位点的研究等。

3.6.2.2 基因分型

HRM 能够在没有标记荧光探针的情况下,按照熔解曲线形状将绝大多数纯合子与杂合子辨别。杂合突变的熔解曲线会介于纯合野生和纯合突变样品的熔解曲线之间,因此其熔解曲线与纯合野生或纯合突变的熔解曲线间的差异非常细微。这就要求用于 HRM 基因分型的 DNA 样品及标准品必须具备很好的纯度。

3.6.2.3 序列匹配

在法医鉴定、组织移植、基因型和表型的区别中,对靶 DNA 进行序列匹配比基因分型更重要。根据熔解曲线结果的相似性,HRM 技术能够快速确认造血干细胞移植前捐赠者和患者的 HLA 基因型亲缘关系并检测捐赠者的人类白细胞抗原(human leukocyte antigen，HLA)高度多态性位点类型。

3.6.2.4　甲基化研究

DNA 甲基化状态的改变可导致基因结构和功能异常，在细胞正常功能的维持、胚胎发育、遗传印记和肿瘤发生中扮演着重要角色。HRM 根据解链温度差异可以反映同源片段之间的序列变化，已经用于甲基化检测。通过重亚硫酸盐处理 DNA 后，未甲基化的胞嘧啶转变为脲嘧啶，脲嘧啶经 PCR 扩增后变为胸腺嘧啶，使甲基化差别转换为碱基序列差别，通过 HRM 分析已知甲基化频率的标准品可以得到样品的甲基化频率。

3.6.3　实验流程

HRM 的实验流程十分简单，只需在 PCR 扩增后，在具有 HRM 功能的荧光 PCR 仪器上运行一个 HRM 程序即可。由于 HRM 最重要的功能是基因突变扫描，且 HRM 各种应用的实验流程均大同小异，我们以人类甲基丙二酰辅酶 A 变位酶基因突变筛查为例，介绍 HRM 实验的基本流程。

3.6.3.1　DNA 样品制备

待检样品中的基因组 DNA 提取采用传统的苯酚氯仿抽提方法或现代的固相吸附洗脱提取方法均可。提取后的基因组 DNA 及标准品均需溶解于相同的缓冲液中，并通过测定紫外分光光度吸收值等方法保证样品提取后基因组 DNA 中携带的盐离子浓度的一致性。

3.6.3.2　对照样品

每次 HRM 分析待检样品时，均需同步检测野生型阳性对照样品，以便比较熔解曲线之间的差异。如果样品检测获得的熔解曲线与阳性对照样品一致则判定为野生型；反之，则判定为突变型。

3.6.3.3　PCR 引物设计

用于 HRM 分析的 PCR 产物最佳长度小于 400 bp，大部分小于 1 000 bp 的 PCR 产物也可以进行分析。在 HRM 体系中，荧光染料也会嵌入非特异的 PCR 产物而产生检测信号。因此，在 PCR 引物设计时，对于特异性的要求高于一般实时 PCR，应尽量避免形成引物二聚体。

3.6.3.4　PCR 扩增

HRM 分析的 PCR 体系中除了常规 PCR 组分外还需要添加 LC Green 等饱和荧光染料，同时为了减少引物二聚体的干扰，推荐采用热启动的 Taq DNA 聚合酶。

以下为一例 HRM 分析的常用 25 μL 反应体系的 PCR 体系配方：50 mmol/L Tris-HCl pH8.3，3.0 mmol/L $MgCl_2$，2.5 mg/mL BSA，0.2 mmol/L dNTPs，2 U Taq HS，20 μmol/L 上游引物，20 μmol/L 下游引物，3.0 μmol/L LC Green，5 μL 基因组 DNA 或标准品模板。PCR 扩增程序一般为：95℃预变性 5 min，然后运行 35～60 个循环的 95℃变性 15 s，50～65℃退火 20 s，72～76℃延伸 25 s，如有需要可以在退火步骤采集荧光信号以获取扩增曲线。在实际应用中可根据待检样品的不同需要对镁离子浓度、引物浓度及退火温度等条件进行调整与优化，以达到最佳的扩增效果。

3.6.3.5　高分辨熔解曲线分析

PCR 产物可直接用于 HRM 分析,程序一般为:95℃变性 2 min,55℃退火 2 min,然后从 50℃按 0.1～0.3℃/s 的速率逐步升温至 95℃,并在每步升温时采集荧光信号。PCR产物可多次重复进行 HRM 分析。最后通过实时荧光 PCR 仪的软件比较待检样品与标准品间熔解曲线差异,进而识别待检样品的类型。

3.6.4　常见问题及解决办法

3.6.4.1　目的熔解曲线峰信号弱

目的熔解曲线峰信号弱通常是由 PCR 产物不足造成的,可以通过优化 PCR 扩增条件来增加 PCR 产物量。

3.6.4.2　熔解曲线中产生很强的引物二聚体峰

引物二聚体峰的产生是因为 PCR 引物特异性不好,PCR 引物间形成大量的引物二聚体,可以通过重新设计引物解决。

3.6.4.3　在目的熔解曲线峰信号外出现杂峰

非特异熔解曲线峰的出现主要是由于 PCR 引物特异性不好扩增出非目的 PCR 产物,可以通过重新设计引物解决。

3.6.4.4　野生型和突变型样品间的熔解曲线无法区分

造成这一现象的原因主要有以下几种:PCR 产物过长导致点突变无法带来足够的熔点温度差异,可以通过缩短扩增片段长度来解决;实时荧光 PCR 仪 HRM 程序设置不当,例如荧光采集的升温间隔过宽等,可以通过重新设置程序解决;野生型和突变型样品中盐离子浓度不均一导致熔解曲线的熔点温度偏移,可以通过重提标本解决。

3.6.4.5　同类样品熔解曲线差异大

造成这一现象的原因主要有以下两种:PCR 体系在扩增过程中挥发损耗严重,导致HRM 分析时各种组分浓度不一致,可以通过添加矿物油等方法解决;样品中盐离子浓度不均一导致熔解曲线的熔点温度偏移,可以通过重提标本解决。

3.6.4.6　不能识别颠换突变

颠换突变造成的熔点温度差异很小,因此经常无法识别。目前 HRM 检测技术难以完全解决这一问题,可以通过在所有样品中添加一定量的野生型标准品一定程度上识别颠换突变。

(李庆阁,黄秋英)

3.7　多重连接探针扩增技术

多重连接探针扩增技术(mutiplex ligation-dependent probe amplification,MLPA)主要用于较大片段基因组拷贝数改变的检测,例如基因外显子的缺失或重复、染色体非整倍体、染色体微缺失/微重复等,也可用于已知 SNP 或者单碱基突变的分析[31-32]。近年来发展的甲基化特异性多重连接探针扩增技术(methylation-specific MLPA,MS-

MLPA)和逆转录酶多重连接探针扩增技术(reverse transcriptase MLPA，RT-MLPA)
则分别用于 DNA 甲基化和 mRNA 相对定量分析[33-36]。

3.7.1　原理

MLPA 技术的特点在于其探针的设计。每个 MLPA 探针包括一段靶核苷酸特异性
序列、一段填充序列和一段通用的引物序列(图 3-4)。在 MLPA 反应中每一对探针与变
性后的待测样本目标序列杂交，经过连接、通用引物扩增、毛细管电泳，在一管反应中实
现约 45 个目标序列的分离，进而比较、分析目的序列的相对拷贝数[31-33]。

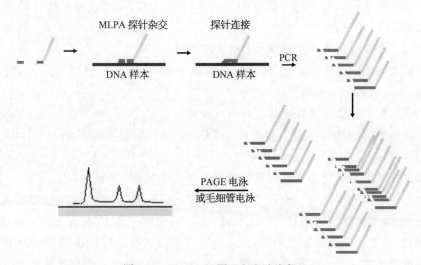

图 3-4　MLPA 的原理和实验流程

红色部分为探针中与靶序列互补的序列;黄色部分为通用引物序列;绿色部分为填充序列,
每条探针该部分的序列长度不同,以便通过毛细管电泳进行区分。

3.7.2　应用

目前 MLPA 可用于多种单基因遗传病、染色体病、遗传性肿瘤和遗传药理学等临床检
测项目。目前有 200 余种商品化试剂盒提供,详细目录可见 www.mrc-holland.com[33-34]。

3.7.2.1　基因外显子的缺失/重复检测

MLPA 是检测外显子缺失/重复的最佳方法之一。目前商品化的 MLPA 外显子检
测试剂盒包含 *BRCA1*、*MSH2*、*MSH6*、*MLH1*、*DMD*、*APC*、*NF1*、*NF2*、*VHL*、*FBN1*、
RB1 等近百个基因。

3.7.2.2　染色体微缺失/微重复综合征(包括亚端粒缺失综合征)检测和诊断

目前几乎所有已明确的染色体微缺失/微重复综合征都可以通过 MLPA 技术检测。
如猫叫综合征(5p 缺失)、无精子因子微缺失、Smith-Magenis 综合征(17p11.2 缺失)、
1q21.1 微缺失综合征、沃尔夫-赫希霍恩综合征(4p16.3 缺失)、迪格奥尔格综合征(22q11
缺失)、Sotos 综合征(5q35 缺失或重复),以及亚端粒缺失的筛查和确认等。

3.7.2.3　染色体非整倍体分析

目前主要针对 13、18、21、X 和 Y 染色体的拷贝数进行分析,是一种快速有效的染色体非整倍体快速诊断技术。由于不需要细胞培养、不需要活细胞、基因组 DNA 用量相对较小等特点,MLPA 染色体拷贝数分析常用于染色体病的产前诊断。

此外,MS–MLPA 可用于拷贝数定量和甲基化特异性检测,RT–MLPA 可用于 mRNA 表达检测。但是应用并不广泛,在此不做详述。

3.7.3　技术特点

相对其他拷贝数分析技术,MLPA 成本低廉、操作简单、快速、通量高。可以检测 Southern 杂交和 FISH 技术检测不到的小片段重复或者缺失。

3.7.4　注意事项[30-32,35]

MLPA 的分析结果取决于待测样本与正常对照样本的相对比较,因此精确的分析结果要求待测样本和对照样本基因组的质/量以及实验操作流程尽量一致。

MLPA 用于小的缺失、插入或者已知 SNP 的检测时,探针设计原则有所不同。

MLPA 的技术原理决定了它主要用于检测较大片段的重复/缺失。在用于检测之前必须首先明白检测疾病的遗传特征、所购试剂盒的检测范围等,才能正确理解检测结果,形成准确描述的检测报告。

比如,MLPA 对于染色体非整倍体的检测快速高效,但是目前它仅用于分析 13、18、21、X 和 Y 染色体的相对拷贝数,不能发现这 5 对染色体的结构改变,不能检测低于一定比例的非整倍体嵌合体。又比如,MLPA 对于脆性 X 综合征的辅助诊断仅局限于男性 *FMR1* 和 *AFF2* 基因启动子区甲基化分析,不能用于最常见的 *FMR1* 基因 GCC 片段重复次数异常的测定。

MLPA 技术具有高度的特异性和稳定性,其检测结果一般不需要进一步验证,但特殊情况或者非常见检测结果的判断仍需要谨慎。如 MLPA 技术用于产前诊断时,需要考虑胎儿组织母体细胞污染对结果的可能影响,对于男性胎儿性染色体异常、嵌合体胎儿、携带者胎儿的判断往往需要不同实验方法的确证。部分基因(如 *DMD*)每个外显子仅设计有一对探针,此时如果出现单个外显子缺失,建议使用其他方法进行确证。

3.7.5　MLPA-微阵列芯片技术

MLPA 技术虽然有许多优点,也在基因诊断中得到了广泛的应用。但是,该技术仍存在检测通量较低、灵敏度不高等弱点。针对这些问题,上海市儿童医院与荷兰 Pamgene 公司合作,将多重连接探针扩增(MLPA)与基因芯片微阵列技术结合,发展成二代基因芯片诊断技术,即 MLPA-微阵列芯片技术(图 3-5)[36]。该技术将 MLPA 可以在同一试管内检测多种基因突变或一个基因中的多个位点突变的优点与微阵列芯片高通量的特点有机地结合起来,极大地提高了基因诊断的效率。

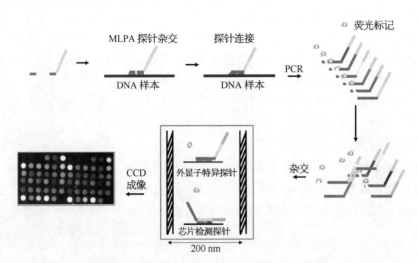

图 3-5　MLPA-微阵列芯片的原理和实验流程

红色部分为探针中与靶序列互补的序列；黄色部分为通用引物序列；彩色部分为填充序
列，每条探针该部分的序列不同，但长度相同，该序列与芯片上特定位置的序列互补，因此可
以将反应管中的反应液与芯片进行杂交，通过分析芯片中不同位置的荧光强度来对不同的
检测位点进行分析。（彩图见图版）

　　与传统的 MLPA 技术相比，MLPA-微阵列芯片技术具有以下优点：① 灵敏度高：由
于应用的基因芯片呈三维结构，使反应面积扩大 100 倍，因此每次实验只需大约 20 ng DNA
或 10 ng RNA 即可，仅是 Southern 杂交或基因芯片分析所需的1/100～1/1 000。② 特异性
强：可检测基因序列中各单核苷酸的改变。③ 操作简单：每一次基因诊断实验只需在同一
试管内进行。④ 信息量大：一个实验可同时检测超过 100 个位点的基因突变、缺失或重复
（其中包含内参照，可以同时进行反应的质控监测）。⑤ 成本低：由于点样在芯片上的是通
用序列，因此该芯片可用于多种基因突变的检测，无须特殊的设计和生产，与以前的芯片相
比成本大幅度降低。目前，一张 MLPA-微阵列芯片的价格约为 25 欧元，可同时进行 4 个样
品的基因分析，每一个病例基因诊断的成本或价格不比现有的基因诊断技术贵，甚至还要
便宜。⑥ 实用性强：可以检测点突变、片段微小缺失、重复等异常，不仅可对遗传病，而且
对肿瘤等其他疾病可做早期基因诊断，具有很广阔的应用前景。

　　正因为 MLPA-微阵列芯片技术具有以上优点，从而将基因诊断的水平提高到一个
新的高度，克服了目前基因芯片技术在基因诊断中的局限性，非常适宜广泛应用于临床
上的诊断。

（侯巧芳，曾凡一，颜景斌）

3.8　Sanger 测序

　　Sanger 测序法又名双脱氧链终止法，由英国著名生物化学家 Frederick Sanger 等于
1977 年发明[38]，一经问世便轰动世界。Sanger 更是凭借此技术获得 1980 年诺贝尔化学

奖。在此之后长达 30 年的时间里,Sanger 测序法作为第一代测序技术的标志被广泛应用,一直统治着 DNA 测序行业。随着时间的推移,Sanger 测序法的硬件进一步完善,流程更趋于自动化,例如:同位素标记法被荧光标记法取代,可以被照相机和计算机系统自动识别;凝胶电泳的形式升级为毛细管电泳,将 DNA 测序限制在一条条封闭的毛细管里,避免了相互间的干扰[39]。

3.8.1 原理

在 DNA 聚合酶、DNA 引物、4 种单脱氧核苷三磷酸(dATP、dCTP、dGTP、dTTP)共存的环境中,核酸模板(单链/双链)可以复制。在此基础上,将其分成 4 个独立的测序反应体系,分别按比例引入 4 种荧光标记的双脱氧核苷三磷酸(ddNTP)。ddNTP 是 Sanger 测序法的核心,较 dNTP 缺少一个形成磷酸二酯键所必需的 3′-OH,导致在 DNA 的合成过程中,由于 ddNTP 的插入使得核酸链无法形成新的磷酸二酯键而终止延伸,最终产生不同长度的核酸片段,在聚丙烯酰胺凝胶电泳中根据条带大小可将其分开。

如此,每个反应体系中以相同的引物为 5′端开始延伸,以各自的双脱氧碱基为 3′端终止而形成一系列长度各异的核酸片段,其长度取决于引物末端到核酸链异常终止位点间的距离,4 组分别含有不同 ddNTP 的反应体系最后将得到终止于模板链每一个 A、C、T、G 位点上的 4 组寡核苷酸。反应完成后,分 4 个泳道进行凝胶电泳,分别对应 A、C、G、T 四种碱基,电泳后可将相差只有一个碱基的核酸片段分开。通过明确不同片段的 3′端双脱氧碱基,便可依次读取新合成的核酸片段的碱基序列,如图 3-6 所示。

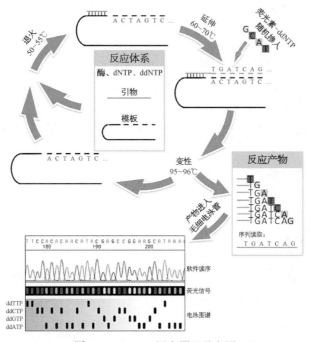

图 3-6 Sanger 测序原理示意图

3.8.2　测序流程

Sanger 测序流程根据 DNA 复制和 RNA 反转录的原理设计,具体简述如下:① 分离并检测待测序的核酸模板 DNA 或 RNA。② 适当比例的引物、模板、4 种 dNTP、酶(DNA 模板选用 DNA 聚合酶,RNA 模板选用反转录酶)依次加入 4 支反应管中,同时按一定比例分别加入一种荧光标记的 ddNTP。③ 引物结合到模板上,在酶的作用下核酸链从 5′端向 3′端延伸,4 种 dNTP 根据模板序列依次掺入新合成链中。当 ddNTP 随机掺入时,由于其 3′端缺乏羟基,无法与下一个 dNTP 生成磷酸二酯键从而导致新合成链终止延伸。ddNTP 掺入的随机性最终使得异常终止的核酸片段具有不同长度。④ 利用聚丙烯酰胺凝胶电泳同时分离 4 个反应管中的产物,由于每一反应管中仅含有一种 ddNTP(如 ddGTP),故此管中长度各异的核酸链都应在此种碱基(如 G)处终止,所以一条泳道中不同带的 DNA 其 3′端均为同一种 ddNTP。⑤ 读取荧光数值。根据 4 条泳道分别代表的碱基和各泳道中条带的位置,可直接从荧光结果上读出互补链的序列。

3.8.3　应用

3.8.3.1　临床应用

(1) 单基因疾病的产前诊断　如果需要检测的目的基因明确,可以对羊水细胞进行 PCR 后测序,从而发现家族史明确的遗传性疾病。

(2) HLA 配型　已成熟地运用于器官移植、骨髓移植等[40]。

(3) 疾病的基因诊断　可对致病基因明确的单基因遗传病进行基因诊断,特别有利于诊断多基因位点突变。它可以根据需求,对基因的某个位点、片段甚至整个基因进行测序,从而避免只检测热点突变或 SNP 而导致的遗漏。

(4) 个性化用药　药物在吸收、代谢、分布和发挥疗效时,都离不开与相应的蛋白分子结合。基因变异如果使这些蛋白质功能异常,则有可能影响药物疗效,导致不良反应。通过检测拟使用药物相关的蛋白质编码基因,可以指导个性化用药。

3.8.3.2　法医鉴定

通过检测 13~18 个基因组中的位点,可以区别绝大多数个体,从而在法医及亲子鉴定方面发挥作用。

3.8.3.3　病原体检测

利用 Sanger 测序法可快速鉴别病原体,并能及时发现新的毒株和突变,区别强毒株及弱毒株,有利于进行病原流行病学方面的研究,确定相应的预防和控制措施,并明确它们在人群中的分布规律。

3.8.4　注意事项

为了保证测序的顺利进行,需要注意以下事项:① 确保模板分子的完整性且无杂质污染;② 严格遵循引物设计原则,精准设计引物,保证其特异性;③ 确定模板特点及标记方式后,选择适当的测序反应试剂盒及仪器;④ 测序电泳前必须对 PCR 产物进行纯化;

⑤ 使用毛细电泳管进行电泳时，需提前充分了解毛细管的参数及灌注胶的情况。

（马　端，杜司晨）

3.9　焦磷酸测序

3.9.1　原理

焦磷酸测序（pyrosequencing）是由波尔·尼伦和穆斯塔法·罗纳吉于 1996 年提出的一种基于聚合原理的 DNA 测序方法[41-42]。

焦磷酸测序技术是由 4 种酶催化的同一反应体系中的酶级联化学发光反应。当测序引物与模板 DNA 退火后，在 DNA 聚合酶（DNA polymerase）、ATP 硫酸化酶（ATP sulfurytase）、荧光素酶（luciferase）和三磷酸腺苷双磷酸酶（apyrase）4 种不同酶的协同作用下，将引物上每一个 dNTP 聚合时释放的焦磷酸基团（PPi）与一次荧光信号的释放耦联起来，通过检测荧光的释放和强度，达到实时测定 DNA 序列和定量分析序列变化的目的。

焦磷酸测序进行定量分析的原理如图 3-7 所示[43]：

当与模板互补的 dNTP 与引物的末端形成共价键后，dNTP 的 PPi 释放出来，且 PPi 的量与和模板结合的 dNTP 量成正比。

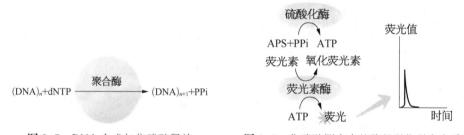

图 3-7　DNA 合成与焦磷酸释放　　　**图 3-8**　焦磷酸测序中的酶级联化学发光反应

ATP 硫酸化酶催化 PPi 形成 ATP，ATP 驱动荧光素酶介导的荧光素向氧化荧光素的转化，而氧化荧光素会发出与 ATP 量成正比的可见光信号。而每个光信号的峰高与反应中掺入的核苷酸数目成正比（图 3-8）。

通过上述复杂的过程，我们就能够通过焦磷酸测序对所需分析的 DNA 序列进行定量测定。

3.9.2　应用

焦磷酸测序技术是一种新型的酶联级联测序技术，其重复性和精确性可与 Sanger 测序相媲美，而测序速度则大大提高，非常适合对已知的短序列进行重测序分析。在遗传病分子检测中，焦磷酸测序主要用于 SNP 快速筛查、点突变检测和 DNA 甲基化定量分析。

3.9.2.1　SNP 快速筛查

由于焦磷酸测序技术具备同时对大量样本进行测序分析的能力,因此我们可以对上百个样本中的单个 SNP 位点或同一样本中的多个 SNP 位点进行筛查,这就为大通量、低成本、快速地进行 SNP 筛查研究提供了理想的技术平台[43]。

3.9.2.2　点突变检测

同样道理,我们同样可以采用焦磷酸测序技术对多个已知的致病点突变进行测序分析,能够满足对特定 DNA 片段突变检测等方面的应用。

3.9.2.3　DNA 甲基化定量分析

目前 DNA 甲基化分析常用亚硫酸氢盐转化的方法,DNA 经亚硫酸氢盐硫化处理后,双链中的"C"转化为"U",通过随后的 PCR 可将"U"转化为"T",但亚硫酸氢盐不能使已发生甲基化的 DNA 的"C"发生上述转化。因此,甲基化的问题将被转变为 C/T 突变的问题。如前所述,焦磷酸测序可对特定序列进行定量分析,这样我们就可以通过计算特定 CpG 位点中 C/T 的比例来进行 DNA 甲基化的定量分析[45](图 3-9)。

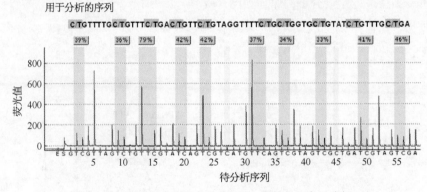

图 3-9　采用焦磷酸测序进行 DNA 甲基化的定量分析

3.9.3　实验流程

3.9.3.1　引物设计和标记

与普通 PCR 类似,焦磷酸测序需要设计一对 PCR 扩增引物,扩增产物长度为 100～300 bp,扩增产物主要包括需要进行测序分析的 DNA 片段。其中 1 条 PCR 引物的 5′端需标记生物素。此外,还需设计 1 条测序引物,该引物设计在上述生物素标记引物的互补链上,位置位于需测序分析的 DNA 片段前方(图 3-10)。

3.9.3.2　PCR 产物预处理

将 PCR 产物与结合缓冲液、亲和素磁珠共同孵育,使得带有生物素标记的 1 条 PCR 产物链与亲和素磁珠结合。

3.9.3.3　PCR 产物的吸附、洗脱

将结合有 PCR 产物的磁珠吸附在磁棒上,依次通过 70％乙醇、变性缓冲液和洗脱缓

AGTGAGTTAAGGGGAGAGT　　　　　*TGAAGGTAAAGGTTTAAGT*
|||||||||||||||||||　　　　　||||||||||||||||||
AGTGAGTTAAGGGGAGAGTGTTAGAAGGTGAAGGTAAAGGTTTAAGTTTY GAGGGTTATA GAAAAGAGTT TAGATTTTTT TTGGAGTGTA

ATGGGAAGTT TTTGGAAGGT TATGAGTAGA AAAAGTGATA TTGTTTTTTT TATATTTTTA AAGATTATTT ATATTGTTAT GTAGTAAAYG

GATTGTAAGG GGTAAGGGYG GAGGAAGTAGGGAGATTAGTTTGGGAGG
　　　　　　　　　　　　　　　||||||||||||||||||||||
　　　　　　　　　　　　　　　TCATCCCTCTAATCAAACCCTCC

图 3-10　PCR 扩增引物与测序引物的设置示意图

粗体字表示 PCR 扩增引物,其中下游引物用生物素标记。斜体字表示测序引物,测序引物后面的是需要测定的序列。

冲液处理,随后将磁珠释放到含有测序引物的退火缓冲液中。

3.9.3.4　加热变性

通过加热将 PCR 产物和测序引物进行变性。

3.9.3.5　程序设定及运行

在电脑软件中设置需要测定的 DNA 序列,并开始程序运行。

3.9.3.6　结果判读

程序运行结束后,使用配套的软件对数据进行分析,读出测定的序列,并获得序列突变或甲基化变化的信息。

(颜景斌,曾凡一)

3.10　质量控制

3.10.1　检测前质量保证

检测前阶段始于临床医师的申请和检测要求、原始样本采集、原始样本的传递,直至检测实验开始。遗传学检测需要特别注意的是检测前遗传咨询和样本及样本信息采集。前者是获取信息、建立遗传病的诊断,进而合理选择检测项目的前提;后者则是检测实验正确、有效的前提。检测前、检测中及检测后质量控制具体措施可参考《遗传病相关个体化医学检测技术指南(试行)》进行。

3.10.1.1　样本的唯一性标识系统,样本信息的采集

实验室应当建立对拟检测标本的唯一性标识系统。一般来讲,患者的唯一性标识包括患者的唯一性编号、患者的姓名、出生日期、性别等,有条件的医院尽量使用条码标志或其他唯一标识。患者的唯一性标识应当具有可追溯性,能够反映患者的姓名、出生日期、性别、住院号、送检医生等一般信息,并能够反映所申请的检验项目、患者的相关临床资料、样本的类型(血液、其他体液、活检组织、手术切除样本等)、样本采集时间,以及实验室接收样本的日期和时间等。对于有家族史的遗传性疾病,家族史是遗传病进行基因检测的重要信息,一般应完善至待检者三代以上的家系资料,包括临床表型、相关检查、发病年龄、病情严重程度等信息。

患者的唯一性标识系统是保证样本得到正确处理和检测的前提条件。患者的唯一

性标识及患者信息在样本的采集、运送、实验室接收、实验室检测、样本保存及安全处置等各个流转环节应当全程可跟踪。采集样本时和实验操作前均应进行样本信息复核。

3.10.1.2　样本采集、运输与保存

遗传病分子检测样本主要涉及血液(外周血、血斑等)、其他体液(尿液、唾液、胸腹水等)、活检组织或手术切除样本(骨髓、新鲜组织、冰冻切片、石蜡切片等)、胚胎样本(羊水、绒毛、脐血、胚胎的培养细胞样本和胚胎组织)等。根据检测项目和标本类型的不同,建立相应的标本采集、运送、验收、保存或安全处置的标准操作规程文件,并严格执行。

(1) 样本采集　样本采集一般由医护人员根据样本类型采用相应的临床操作规范完成。遗传病检测样本的运输容器应为密闭的一次性无 DNase 和 RNase 的装置。如果需要采用防腐剂、抗凝剂等,则应当注意不对核酸扩增及检测过程造成干扰。如血液和骨髓穿刺等需要先抗凝的样本,一般应使用 EDTA 或枸橼酸盐作为抗凝剂;如检测的靶核酸为胞内 RNA,试管内应含有一定量的 RNA 稳定剂。

(2) 样本运送、保存　标本一经采集,应尽快送到分子检测实验室。样本运送、保存的条件(温度、时间等)除考虑 DNA 或 RNA 的稳定性外,还与样本类型有关。通常而言,用于 DNA 检测的样本可在 2～8℃保存 72 h 以上。用于 RNA 检测时,样本一旦采集送达实验室后,如不能立即提取,应冻存于 –70℃。临床体液或者新鲜组织样本如需长期保存(>2 周)要放置于 –70℃。冰冻组织样本最好保证其在运送过程中不发生融化,石蜡包埋组织则可在室温下运送、保存。盛放标本的容器中应该注明标本采集的日期和时间、运送时间、实验室接收时间、实验室接收时标本的温度。此外,标本的运送还应充分考虑生物安全问题,应符合相应的生物安全要求。

3.10.1.3　常见样本采集、运送和保存的要求

(1) 血液　血清样本/全血样本如用于 RNA 检测,应使用含有 RNA 稳定剂的采血管进行采样。血浆样本如进行 RNA 检测,采样后必须对全血样本进行离心,如使用的为无分离胶的采血管,血浆应在 4 h 内离心并转移到另一试管中;如使用的为带分离胶的采血管,可直接送至实验室。无菌条件下采集的 DNA 检测样本,可在室温下运送。当检测的靶核酸为 RNA 时,室温条件下可在 10 min 内运送到实验室;如所需运送时间较长,则可采用冰屑、干冰或者液氮保存条件下运送。如需长期保存的 DNA 样本可置于 –20℃以下,RNA 样本应置于 –70℃以下。保存过程中避免反复冻融。干血斑(dry blood spots, DBS)样本适合用于 DNA 检测,可用常温运输。DBS 保存需要注意防潮,应将 DBS 放入预置干燥剂的容器内,同时放置湿度指示卡,监测容器内湿度变化。

(2) 组织　不同组织之间 DNA、RNA 的含量变化较大。骨髓、淋巴结和脾等组织细胞数较多,样本的需要量相对较小;细胞含量较少的组织如肌肉、脂肪组织并不是基因组 DNA 检测的最佳选择。一般情况下,大于 10 mg 的样本便可获得大于 10 μg 的 RNA、DNA。采集组织样本后,应浸于生理盐水中,以避免组织样本脱水。用于 DNA 提取的组织应迅速冷冻,并在冰上运送。一般来讲,组织中的 DNA 在 2～8℃可稳定保存 24 h,

－20℃至少 2 周，－70℃至少保存 2 年。用于 RNA 提取的新鲜组织样本，应该置于稳定液中迅速保存在－70℃。立即置于－70℃冰冻的组织 RNA 可至少保存 2 年。如需进行原位分子检测(如 FISH)，组织应在检测前一直置于冰冻切片包埋液中并保存在－70℃。福尔马林固定石蜡包埋(formalin-fixed and parrffin-embedded，FFPE)组织一般情况下可以常温运输及保存。从 FFPE 样品中提取 DNA 和蛋白质的质量取决于样本采集、固定和包埋、包埋组织的保存、切片的处理程序等多个环节。一般 FFPE 组织目前不建议用于 RNA 的提取和检测。

(3) 胚胎样本(产前诊断样本)　胚胎样本包括绒毛膜活检(chorionic villus sampling，CVS)样本、羊水、脐带血、绒毛或者羊水培养的细胞以及其他来源于胚胎的细胞样本。胚胎样本的采集通常由产科医生按照其临床操作规范完成。一般 CVS 样本应为 15 mg 以上，羊水样本需 10 mL 以上。胚胎样本一般应在无菌组织培养液或生理盐水中运送，羊水标本可在无菌容器中直接运送，也可以离心收集细胞后置于无菌组织培养液或生理盐水中运送。胚胎样本常温储存一般不超过 8 h，短期无法进行检测的应置于－20℃以下保存。

所有胚胎样本的母体血液样本应一同送检，以排除胚胎样本受到母体细胞污染。常用母体细胞污染排除的方法为短串联重复序列(short tandem repeats，STRs)分析。

(4) DNA/RNA 的保存　提取后的 DNA 可以在 4℃密闭容器中保存数月，－20℃以下低温长期保存。RNA 可短期保存于－20～－70℃的无 RNA 酶水或 0.1 mmol/L EDTA 中，长期保存于－80℃的乙醇或液氮中。长期保存时应对核酸样本进行小量分装，以避免反复冻融。长期保存后的核酸进行检测前应实验评估是否满足检测需求(表 3-1)。样本长期保存的具体时间可根据各实验检测目的和实验室样本储存能力具体而定。

表 3-1　分子诊断所需样本及需求量

检 测 类 别	推 荐 样 本	产 物 量
遗传病(产后)	全血(7×10⁶ 个白细胞)	16～50 μg
	唾液(2 mL)	约 100 μg
	颊黏膜拭子	0.2～2 μg
	组织(5 mg 或者 0.5×10⁶ 个细胞)	DNA：0.5～3 μg 总 RNA：约 10 μg
	干血斑(1.25 mm 直径)	5～20 ng
肿瘤分子遗传 (诊断或者多重耐药检测)	全血或骨髓(7×10⁶ 个白细胞)	DNA：16～50 μg 总 RNA：约 10 μg
	组织(5 mg 或者 0.5×10⁶ 个细胞)	
产前诊断	羊水(1×10⁶～2×10⁶ 个细胞)	7 μg
	绒毛(10 mg)	5～100 μg
	循环胎儿细胞/DNA/RNA	N/A

3.10.2　检测过程中的质量控制

检测过程中检测方法的选择、检测人员、检测设施与设备状况、所用试剂、检测环境等涉及检测过程、结果分析、结果录入等各个环节的因素均可能影响检测结果的质量。质量控制(quality control)活动应该覆盖检测过程的所有环节。

3.10.2.1　质量控制的要素

质量控制不仅仅指室内质量控制(internal quality control，IQC)和室间质量评价(external quality assessment，EQA)，还应包括其他许多作业技术和活动[46]。质量控制涵盖检测样品接收到检验结果输出的全过程，涉及操作与检测人员、检测所使用的材料、检测设备、检测程序和检测方法以及测量时环境条件等各个环节。

(1) 人员　人员的质量控制是指所有与检测活动有关人员资质、培训、考核和监督等，保证其具备岗位所需的专业知识、操作技能、工作经验及能力。

(2) 设施与环境　设施与环境的质量控制目标是有助于基因检测项目的正常实施。根据开展项目的不同，实验室设施与环境需求可能不同。一般来讲，基因诊断实验室的设置和环境应当满足《医疗机构临床基因扩增检验实验室管理办法》及其附件《医疗机构临床基因扩增检验工作导则》要求，并充分考虑生物安全。

(3) 仪器设备及外部供应品　可能影响实验结果的主要仪器设备及外部供应品(试剂、质控品等)是质量控制的主要环节之一。仪器设备及外部供应品的质量控制主要是指对仪器设备及外部供应品的验证、评价，接受或拒收及存放的程序，检验校准及维护等环节进行质量控制和质量确认。

(4) 方法性能规格的建立和确认　遗传病诊断方案和方法应当首先采用国家标准、行业标准或行业技术规范，如染色体病的产前诊断技术应当符合中华人民共和国卫生行业标准《胎儿染色体异常的细胞遗传学产前诊断技术标准》(WS322.2-2010)。无上述标准时，可以参考国际同行业的技术标准和规范，如美国临床遗传和肿瘤学分子检测方法指南(Molecular Methods for Clinical Genetics and Oncology Testing；Approved Guideline，MM01-A3)，美国医学遗传学会(American College of Medical Genetics，ACMG)也对多种常见遗传疾病的分子诊断不定期公布和更新临床检测指导。

实验室必须对所使用检测方法的准确度、灵敏度等特性进行确认。引进在我国取得注册登记的国外方法(试剂盒)时，实验室应当获得并验证该方法的准确度、精密度、检验结果的报告范围等性能。实验室自行建立的方法也必须同时建立每一种方法的性能特性档案，一般包括准确度、特异性、检测结果的报告范围、干扰因素的影响等。

3.10.2.2　实验室内部质控与外部质控[46,49-50]

(1) 质控品的使用与要求　遗传病检测实验一般包含如下程序：样本处理、细胞培养或者酶切/扩增/杂交、目标检测与分析。在所有环节中应当尽可能使用适当的质控品进行质控。涉及人基因组的检验项目包含如下质控品：① 阴性质控品：判断假阳性反应，人类遗传病检测中应当使用经过确认的正常对照或者标准品；② 阳性质控品：判断假阴性反应，需要考虑纯合子、杂合子等不同阳性情况；③ 内对照：监测提取/酶切/扩增/杂交等环节的效率是否符合要求;④ 空白对照(无模板):检测实验体系是否存在外源污染。

此外,根据实验特点,还应当适时采用标准相对分子质量 Marker、片段长度 Marker 等对照品进行质控。

实验室应当保证外来质控品的稳定性和同质性,以避免质控品本身带来的影响。质控品应当首选标准品,在无标准品或标准品不易获得的情况下,阴性质控品也可以选用经过确证的已知阴性样本;阳性质控品也可以选用经过确证的已知阳性样本,或者经过验证的疾病相关细胞系或体外构建的含已知突变基因的质粒等,优选的原则是对照标本的特征尽可能接近临床样本。在检测目标可能存在多种突变可能性或者复杂复合突变,检测结果不可预测时,可以采用最常见的一种突变作为阳性对照,此时,若出现对照之外的结果,应当考虑进行确证实验。

(2) 室内质量控制　人员、实验室设备/设施、试剂与耗材、检测与分析方法,均可能影响遗传病检测实验质量的可靠性。实验室应当对涉及检测各阶段(检测前、检测中、检测后)可能存在不确定性或者产生偏差与错误的环节进行有计划的监督和内部质量控制。室内质量控制应当包含所有的检测项目,分为日常质控与阶段性质控两种形式。遗传病检测的室内质量控制应当符合《个体化医学检测质量保证指南》要求。

日常室内质量控制:遗传病检测的各个环节均应当根据实验特征设置质控措施。一般检测实验中需要同时设立阴性质控品(正常对照)、阳性质控品、内对照,基于 PCR 的检测实验还应当设立不含模板的空白对照。质控样本要与待检样本同时检测。对分子诊断中的定量检测,如游离 DNA 浓度等,可以采用标准曲线或者统计学方法进行室内质量控制。一次检测中质控品的设置数目与检测系统的稳定性、试剂的稳定性、罕见突变质控品的可获得性、检测样本的数目等相关。一般情况下可按照以下原则设定室内质量控制:① 如果只检测 1 个基因突变,且标本量不多于 30 份,一套质控样本即可。部分基于正常对照进行结果判断的相对定量实验,可适当增加阴性(正常)对照品的数量。② 当同时检测多个突变基因时,可以根据实验室自身条件,可只设立能最灵敏地反映检测问题的 2 个或 3 个突变基因的阴阳性质控品,下次检测改用跟上次不同的基因突变的阴阳性对照,依次类推,循环往复。

进行产前诊断的检测项目,除了考虑外源污染外,还应当考虑母体细胞污染的可能性。因此,除外以上对照的设置,必要时应当进行母体污染排除实验。

阶段性质控:除了在日常质控中使用标准品或者对照品外,还应当根据实际情况有计划地采用留样复测、相同样本的人员比对、不同方法相同样本比对、标准品检测、设备期间核查等方式对检测系统的稳定性、仪器设备、新进人员等环节进行阶段性质控。

实验室应当规定室内质量控制相关的内容包括:质控品的来源;质控品的制备方案(如为自制质控品);质控样本的数量;质控样本的放置;质控规则;失控的判定规则;失控的处理和改进措施。

(3) 室间质量评价与外部质控　室间质量评价是指实验室与本机构之外其他的独立

实验室分析同一标本,通过收集、比对不同实验室间的检测记录和结果,判断、评价本实验室的检测能力。遗传病个体化检测实验室的室间质量评价活动应当符合《个体化医学检测质量保证指南》要求。实验室应当参加国家卫计委临床检验中心组织的室间质量评价。若国家卫计委未对该项目开展室间质量评价,需每年进行三家以上实验室,每次涉及三份以上样本的实验室比对。比对实验室应当首选经过遗传病检测质量管理认证的机构,有条件的实验室可参加美国病理学会(College of American Pathologists,CAP)和美国医学遗传学会(American Board of Medical Genetics,ABMG)组织的分子遗传能力验证项目。实验室应对每份室间评价结果进行分析和总结。室间质量评价结果不合格或实验室比对结果不符合的,应当分析原因,并采取相应的预防/纠正措施。

3.10.2.3 标准操作程序

标准操作程序(standard operation procedure,SOP)文件体系可以保证检测各环节的标准、有序进行,确保检测结果的真实性、准确性和可重复性[48]。实验室的 SOP 应涵盖所有的质量活动,包括管理性程序、技术性程序、检测项目操作程序和记录表单等。SOP 文件及其相关记录表单一般由技术管理部门组织编写、审核、发放和修订;根据实验室管理、技术、检测方法等的变化适时更新,实验过程中所有操作和所有人员都应严格执行 SOP,不能擅自修改。遗传病个体化检测实验室 SOP 文件包括但不局限于以下要素:仪器设备的维护保养程序;仪器设备的校准程序;仪器设备的操作程序;标准物质的管理和核查程序;临床标本的收集程序;临床标本的处理(核酸纯化)程序;临床标本的贮存程序;检测方法的选择及使用程序;核酸扩增及产物检测、分析的操作程序(根据实验室开展项目生成针对不同具体检测方法的多个 SOP 文件);标准方法证实与非标准方法确认程序;室内质量控制程序;试剂的质检操作程序;实验室消耗品购买、验收和贮放程序;实验室废弃物及生物污染的处理程序;实验室的清洁程序;文件控制程序;记录/报告的制作和保管程序;电子数据保护程序;保密管理程序;实验室安全管理程序;纠正和预防措施程序;抱怨/投诉处理程序;实验室人员管理程序。

3.10.3 检测后质量保证

检测后质量控制涉及实验结果的再分析、再确认,保证合格报告的发出,及保证实验结果发给临床后,临床医生合理地分析报告,用于诊断和治疗[46-47,51]。

针对不同的检测方法,应在实验室内建立相应的检测结果判断标准。尤其应对检测方法的选用、实验标记物的选择(连锁分析的标记物)、检测系统、阳性标记(如 PCR 产物的长度)等进行临床有效性、敏感性和特异性的质量评估。

分子遗传学检测的报告中应包括实验/疾病检测的原因、采用的检测方法、检测的目的位点、个体的基因型、检测到的突变位点、结果的解释(临床意义)、需要进行的随访建议、遗传咨询建议等详细内容。如果检测方法为连锁分析,检测报告中应包括家系和基因型信息。任何遗传学检测报告都应注意保护患者和其他家庭成员的隐私。在检测报告中,检测实验室可根据不同的检测方法为患者或临床医师提供专业的实验报告解读,以帮助临床医生做出正确诊断。但需注意,检测报告的解读不能替代临床医生进行诊断。所有的检测结果应由两名以上人员进行独立解读,其中一名必须为实验室主任或实验室负责人或其他有资质的人员。对所有存在问题或数据不一致的结果,必须在具有另外的补充实验分析情况下,由具备资格的人员进行判断处理。检测结果可参考应用已知基因型的家族内成员作为对照进行分析解释。由于剂量性分析结果的可靠性明显小于阴/阳性分析结果,因此必须应用内部对照来确保检测的准确性。

以 DNA 测序为例,结果的报告和解释还应包括以下内容:① 预测碱基的变异与已知基因结构和其他数据的相关性、碱基变异对基因的影响。② 报告中需注明单核苷酸在基因库中参考序列的位置和变化、相应蛋白质变化的标准位置。③ 碱基的错义变异需注明是否代表突变、多态性或稀有变异。对每个遗传性疾病,实验室均应首先以相应的数据库为参考依据。如检测到的变异为新的突变,而突变的性质和意义目前可能并不明确,应当在报告中说明。④ 如未检测到突变,报告应对此阴性结果的可能性原因进行解释和描述。例如,可能为检测的敏感度<100%、测序仅局限在基因的编码区而突变可能在未涵盖的内含子或启动子区、应用的测序方法并不能检测到大的基因缺失和重复,其他基因也可能导致临床表型等。

全外显子或全基因组测序的报告和解释还应包括[51-52]:① 所有检测到的基因变异均应根据国际标准进行评估和分类;② 对变异所导致的基因功能或基因产物和对疾病的可能性影响以及现有的证据进行评估;③ 对覆盖大范围表型的检测,还应对是否与患者的临床表现相符进行对比评估;④ 如检测到多个具有临床意义的变异,每个变异与临床表现的相关性都应涉及。

偶然发现的可能变异或不具有临床意义,检测实验室应建立相应的程序和标准。应根据国际标准对检测到的变异进行标注(www.genenames.org)。变异的标注方式应包括基因名称、杂合/纯合性、cDNA 命名、蛋白质命名、外显子序号等。在检测报告中,应清楚标明是否检测到可解释患者疾病的突变。若突变并不明确解释疾病,应对可能的情况进行解释。在检测报告中还应列出相应的支持证据。当采用的高通量测序方法尚不能覆盖所有基因时,应在检测报告中注明实际可覆盖的基因和基因区域。在应用高通量测序的检测报告中,应清楚注明检测的局限性,并对数据处理方法和过程予以描述。

(侯巧芳,廖世秀)

参考文献

[1] Hastings R, Howell R, Bricarelli F D, et al. Specific constitutional cytogenetic guidelines. European Cytogeneticists Association Newsletter, 2012, 30: 11-19.

[2] Professional guidelines for clinical cytogenetics: prenatal diagnosis best practice guidelines. 2009, v1.00. http://www.acgs.uk.com.

[3] American College of Medical Genetics: Standards and Guidelines for Clinical Genetics Laboratories. https://www.acmg.net/.

［4］ Milunsky A. Genetic disorders and the fetus：diagnosis，prevention and treatment（3rd）——Prenatal diagnosis of chromosomal abnormalities through amniocentesis. Baltimore：Johns Hopkins University Press，1992：155.

［5］ National Committee for Clinical Laboratory Standards（NCCLS）Document MM1-A. Molecular Diagnostic Methods for Genetic Diseases. Approved Guideline，2000，20（7）. http://www.nccls.org.

［6］ 中华人民共和国卫生与计划生育委员会.WS 322.2-2010.胎儿常见染色体异常与开放性神经管缺陷的产前筛查与诊断技术标准 第 2 部分：胎儿染色体异常的细胞遗传学产前诊断技术标准.2010.http://www.moh.gov.cn.

［7］ Mühlmann M. Molecular cytogenetics in metaphase and interphase cells for cancer and genetic research，diagnosis and prognosis. Application in tissue sections and cell suspensions. Genet Mol Res，2002，1（2）：117-127.

［8］ NHS Fetal Anomaly Screening Programme：Amniocentesis and Chorionic Villus Sampling. Policy，Standards and Protocols. 2008.

［9］ American College of Medical Genetics：Standards and Guidelines for Clinical Genetics Laboratories. https://www.acmg.net/.

［10］ Kristin G，Barbara Z，Jessica K，et al. Molecular Methods for Clinical Genetics and Oncology Testing Approved Guideline. 3rd ed. Wayne：Clinical and Laboratory Standards Institute（CLSI），2012.

［11］ Chamberlain J S，Gibbs R A，Ranier J E，et al. Deletion screening of the Duchenne muscular dystrophy locus via multiplex DNA amplification. Nucleic Acids Res，1988，16（23）：11141-11156.

［12］ Edwards M C，Gibbs R A. Multiplex PCR：advantages，development，and applications. PCR Methods Appl，1994，3（4）：S65-75.

［13］ Gelfi C，Orsi A，Leoncini F，et al. Amplification of 18 dystrophin gene exons in DMD/BMD patients：simultaneous resolution by capillary electrophoresis in sieving liquid polymers. Biotechniques，1995，19（2）：260-263.

［14］ 杨军.采用多重聚合酶链反应(mPCR)诊断假性肥大型肌营养不良(DMD/BMD).中华神经精神科杂志,1991,24(6)：322-325.

［15］ Zeng Y T，Chen M J，Ren Z R，et al. Detection of molecular deletions in the Chinese DMD patients using two amplified dystrophin sequences. Biochem Med Metab Biol，1992，47（2）：195-197.

［16］ Higuchi R，Dollinger G，Walsh P S，et al. Simultaneous amplification and detection of specific DNA sequences. Biotechnology，1992，10（4）：413-417.

［17］ Wittwer C T，Herrmann M G，Moss A A，et al. Continuous fluorescence monitoring of rapid cycle DNA amplification. Biotechniques，1997，22（1）：130-131，134-138.

［18］ Livak K J，Flood S J，Marmaro J，et al. Oligonucleotides with fluorescent dyes at opposite ends provide a quenched probe system useful for detecting PCR product and nucleic acid hybridization. PCR Methods Appl，1995，4（6）：357-362.

［19］ Tyagi S, Kramer F R. Molecular beacons: probes that fluoresce upon hybridization. Nat Biotechnol, 1996, 14(3): 303-308.

［20］ Lay M J, Wittwer C T. Real-time fluorescence genotyping of factor V Leiden during rapid-cycle PCR. Clin Chem, 1997, 43(12): 2262-2267.

［21］ Li Q, Luan G, Guo Q, et al. A new class of homogeneous nucleic acid probes based on specific displacement hybridization. Nucleic Acids Res, 2002, 30(2): E5.

［22］ Gibson N J. The use of real-time PCR methods in DNA sequence variation analysis. Clin Chim Acta, 2006, 363(1-2): 32-47.

［23］ Cheng J, Zhang Y, Li Q. Real-time PCR genotyping using displacing probes. Nucleic Acids Res, 2004, 32(7): e61.

［24］ Huang Q, Liu Z, Liao Y, et al. Multiplex fluorescence melting curve analysis for mutation detection with dual-labeled, self-quenched probes. PLoS One, 2011, 6(4): e19206.

［25］ Xiong F, Huang Q, Chen X, et al. A melting curve analysis-based PCR assay for one-step genotyping of β-thalassemia mutations a multicenter validation. J Mol Diagn, 2011, 13(4): 427-435.

［26］ Xia Z, Chen P, Tang N, et al. Rapid detection of G6PD mutations by multicolor melting curve analysis. Mol Genet Metab, 2016, 119(1-2): 168-173.

［27］ Wittwer C T, Reed G H, Gundry C N, et al. High-resolution genotyping by amplicon melting analysis using LCGreen. Clin Chem, 2003, 49(6): 853-860.

［28］ Wittwer C T. High-resolution DNA melting analysis: advancements and limitations. Human Mutation, 2009, 30(6): 857-859.

［29］ Vossen R H, Aten E, Roos A, et al. High-resolution melting analysis (HRMA): more than just sequence variant screening. Human Mutation, 2009, 30(30): 860-866.

［30］ Montgomery J, Wittwer C T, Palais R, et al. Simultaneous mutation scanning and genotyping by high-resolution DNA melting analysis. Nature Protocols, 2007, 2(1): 59-66.

［31］ Schouten J P, McElgunn C J, Waaijer R, et al. Relative quantification of 40 nucleic acid sequences by multiplex ligation-dependent probe amplification. Nucleic Acids Res, 2002, 30 (12): e57.

［32］ Eijk-Van Os P G, Schouten J P. Multiplex ligation-dependent probe amplification (MLPA®) for the detection of copy number variation in genomic sequences. Methods Mol Biol, 2011, 688: 97-126.

［33］ Ohnesorg T, Turbitt E, White S J. The many faces of MLPA. Methods Mol Biol, 2011, 687: 193-205.

［34］ Pantano L, Armengol L, Villatoro S, et al. ProSeeK: a web server for MLPA probe design. BMC Genomics, 2008, 9(1): 573.

［35］ Hömig-Hölzel C, Savola S. Multiplex ligation-dependent probe amplification (MLPA) in tumor diagnostics and prognostics. Diagn Mol Pathol, 2012, 21(4): 189-206.

［36］ Varga R E, Mumtaz R, Jahic A, et al. MLPA-based evidence for sequence gain: pitfalls in confirmation and necessity for exclusion of false positives. Anal Biochem, 2012, 421 (2):

799-801.

[37]　Zeng F Y, Ren Z R, Huang S Z, et al. Array-MLPA: comprehensive detection of deletions and duplications and its application to DMD patients. Hum Mutat, 2007, 29(1): 190-197.

[38]　Sanger F. The Croonian Lecture, 1975.Nucleotide sequences in DNA. Proc R Soc London, 1975, 191(1104): 317-333.

[39]　Shu K X, Xie L T. The history and advances of DNA sequencing technology. Biotechnology bulletin, 2010, 8: 64-70.

[40]　Erlich H. HLA DNA typing: past, present, and future. Tissue antigens, 2012, 80(1): 1-11.

[41]　Ronaghi M, Karamohamed S, Pettersson B, et al. Real-time DNA sequencing using detection of pyrophosphate release. Anal Biochem, 1996, 242: 84-89.

[42]　Ronaghi M, Uhlen M, Nyren P. A sequencing method based on real-time pyrophosphate. Science, 1998, 281(5375): 363-365.

[43]　Ronaghi M. Pyrosequencing sheds light on DNA sequencing. Genome Res, 2001, 11(1): 3-11.

[44]　Neve B, Froguel P, Corset L, et al. Rapid SNP allele frequency determination in genomic DNA pools by pyrosequencing. Biotechniques, 2002, 32(5): 1138-1142.

[45]　Dupont J M, Tost J, Jammes H, et al. De novo quantitative bisulfite sequencing using the pyrosequencing technology. Anal Biochem, 2004, 333(1): 119-127.

[46]　Chen B, Dequeker E, Dong J, et al. Quality Management for Molecular Genetic Testing, Approved Guideline. Wayne: Clinical and Laboratory Standards Institute(CLSI), 2012.

[47]　CLSI: Molecular Methods for Clinical Genetics and Oncology Test: Approved Guideline-Third Edition. CLSI document MM01 - A3. Wayne, PA: Clinical and Laboratory Standards Institute; 2012.

[48]　医疗机构临床基因扩增检验实验室管理办法.http://www.moh.gov.cn/mohyzs/s3586/201012/49981.shtml,2010-12-1.

[49]　GB/20032302-T-361.临床实验室定量测定室内质量控制指南.北京:中国标准出版社,2007.

[50]　尚红,王毓三,申子瑜.全国临床检验操作规程.北京:人民卫生出版社,2014.

[51]　Chen B, Gagnon M, Shahangian S, et al. Good laboratory practices for molecular genetic testing for heritable diseases and conditions. MMWR Recomm Rep, 2009, 58(RR-6): 1-37.

[52]　Rehm H L, Bale S J, Bayrak-Toydemir P, et al. Working Group of the American College of Medical Genetics and Genomics Laboratory Quality Assurance Committee. ACMG clinical laboratory standards for next-generation sequencing. Genet Med, 2013, 15(9): 733-747.

第4章 高通量分子诊断技术

高通量分子诊断技术是近10年来得到飞速发展的分子诊断新技术。传统的分子诊断技术只能对单个基因/位点或少量的基因/位点的改变进行检测,远远无法满足临床诊断的需求。随着计算机技术的飞速发展,人们建立了飞行质谱、基因芯片、高通量测序等为代表的高通量分子诊断技术,这些技术大多可以对全基因组水平的核酸变异进行检测,极大地提高了分子诊断的效率,也助推了遗传病诊断技术的临床应用。

4.1 飞行质谱

早期的飞行质谱(time of flight,TOF)多为基质辅助激光解吸离子飞行质谱(matrix assisted laser desorption ionization time of flight mass spectrometry,MALDI-TOF MS),在生命科学研究中,已成为目前检测和鉴定多肽、蛋白质、多糖、核苷酸、糖蛋白、高聚物以及多种合成聚合物的强有力工具。

在此系统中,信号由高速的模拟数字转化器转化并记录,核酸或者多肽在谱图上的位置取决于飞行时间,被测定的核酸、多肽以一系列峰的形式呈现,这些特异的系列峰可看成疾病的指纹图谱[1-3]。

其中,基于MALDI-TOF MS的蛋白质谱技术具有快速、准确、灵敏度高等特点,能够通过检测微生物的蛋白质指纹图谱达到鉴定微生物的目的,故而在微生物快速鉴定、耐药性分析、分型和毒力研究等领域具有广泛的应用。目前可对常见细菌、分枝杆菌、厌氧菌及真菌等多种微生物进行快速和准确的鉴定,错误率仅为0.1%,有望成为新一代病原微生物诊断的常规技术[4-6]。目前临床微生物实验室中应用较多的质谱仪主要是德国布鲁克·道尔顿公司(Bruker Daltonics)的MALDI Biotyper系统和法国生物梅里埃公司(BioMérieux SA)的Vitek MS系统。

目前应用TOF技术进行核酸分析检测的设备是SEQUENOM公司(2014年该公司生命科学部被美国AGENA Bioscience公司收购)的MassARRAY®平台,也是唯一获得美国FDA临床认证的核酸质谱平台。MassARRAY®平台最常用的技术是iPLEX和EpiTYPER。MassARRAY®相对分子质量阵列平台是应用基质辅助激光解吸离子飞行时间高通量质谱技术来进行基因型和DNA甲基化水平的检测。基于MassARRAY®相对分子质量阵列平台的 iPLEX GOLD 技术可以设计最高多达 40 重 PCR 反应和基因型检测,适合于有限数量明确位点的检测。该平台的 EpiTYPER 技术可以根据相对分子质量的大小精确地计算样品中 DNA 甲基化的程度[7-8]。

4.1.1　检测原理

飞行质谱的原理是样品分析物与芯片基质(硅化合物)共价结合形成结晶后在质谱仪的真空腔中经高能激光激发,核酸分子解析为单电荷离子;在电场中离子飞行时间与离子的质量成反比,通过检测解析的核酸分子在真空腔中飞行的时间从而计算获得样品分析物的精确相对分子质量,进而得到分析物的基因型信息(图 4-1)。该平台使用的是垂直飞行模式。

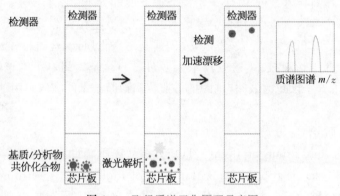

图 4-1　飞行质谱工作原理示意图

4.1.1.1　SNP 分型检测原理

单核苷酸多态性(single nucleotide polymorphisms,SNP)是指在基因组上单个核苷酸的变异,包括转换(C/T、G/A)、颠换(C/A、G/T、C/G、A/T)、缺失和插入,数量很多,多态性丰富。目前认为,SNP 是指变异频率大于 1% 的单核苷酸变异。在人类基因组中大概每 500~1 000 个碱基就有一个 SNP,人类基因组上的 SNP 总量大概有 3×10^6 个。人类很多表型差异、对药物反应或疾病的易感性等都可能与 SNP 有关。

MassARRAY® 平台的 iPLEX 检测基因分型的原理,是对 PCR 扩增的目标序列进行 MassEXTEND 单碱基延伸反应,该反应是紧挨着 SNP 位点设计一段探针,在反应体系中以 ddNTP 替代 dNTP,使得探针在 SNP 位点处延伸一个碱基即终止,在反应体系根据 SNP 位点的不同,探针将结合不同的 ddNTP,生成不同相对分子质量的产物(图 4-2)。延伸的产物与芯片基质结合形成化合物后,再通过飞行质谱进行基因型分析。

4.1.1.2　DNA 甲基化检测原理

MassARRAY® 相对分子质量阵列基因分析系统 EpiTYPER DNA 甲基化分析技术结合了碱基特异性酶切反应(MassCLEAVE)和 MALDI-TOF 测序原理。与其他测序方法检测 DNA 甲基化一样,MassARRAY® 平台也是应用经过亚硫酸盐处理,DNA 中的

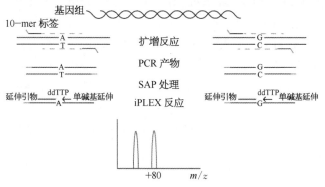

图 4-2 iPLEX 技术检测 SNP 原理示意图

未甲基化的胞嘧啶(C)转为尿嘧啶(U),而甲基化的胞嘧啶不会发生改变,甲基化的胞嘧啶和未甲基化的胞嘧啶(转变成 U)由于相对分子质量不同,因此可以区分。

利用 5′端带有 T7 启动子的引物进行 PCR 扩增,产物经虾碱性磷酸酶(shrimp alkaline phosphatase,SAP)处理后,转录并行碱基特异性酶切反应(MassCLEAVE),最终生成不同相对分子质量的检测产物(图 4-3)。酶切后 DNA 片段的大小和相对分子质量取决于亚硫酸盐处理后碱基的变化。

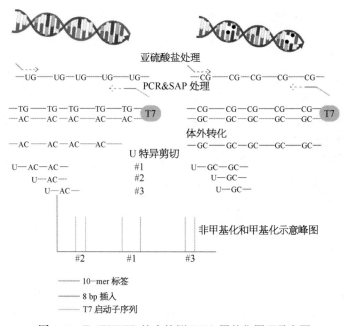

图 4-3 EpiTYPER 技术检测 DNA 甲基化原理示意图

4.1.2 位点检测流程

(1)引物设计 已知 rsID 的 SNP 通过 NCBI 网站获得待检测位点对应的碱基序列

（http：//www.ncbi.nlm.nih.gov/projects/SNP），对于无 rsID 的位点，手动输入待检测位点前后 50～100 bp 的核苷酸序列。使用在线软件 https：//seqpws1.sequenom.com/AssayDesignerSuite.html 进行引物设计。将所有待检测的 SNP 位点整理成 fasta 格式。

（2）多重 PCR 反应和延伸反应。

（3）点样　在 Nano 点样仪（Nanodispenser）中编辑需要点样的位置，一般加到芯片（SpectroCHIP）上的样本体积以 5～12 nL 比较合适。

（4）质谱分析　将芯片（SpectroCHIP）于 MassARRAY® 质谱仪结合 Typer 工作平台进行质谱分析。

4.1.3　技术特点

（1）高通量　一张芯片可对 384 个样本进行多重检测，每个体系最多可实现 40 重反应，而且通量可根据客户要求进行个性化调整。

（2）高性价比　无须荧光标记，仅需合成普通引物，单个分析成本低；适用范围广，可同时检测几十到成千上万个样本，检测几十到成百上千个位点。

（3）高灵敏度　分析所需样本量少，且检测精度高，并能进行定量分析。

（4）高灵活度　功能多样，适用于 SNP 分型以及 DNA 甲基化定量分析。而且，一张芯片上样本数量和位置可随意选择。同时，一张芯片上样本和位点检测匹配也可随意选择。

4.1.4　应用领域

4.1.4.1　SNP 分型质控

案例 1：华大基因——耳聋基因检测

华大基因在四年前启动耳聋基因检测，使用的平台就是 MassARRAY® 核酸质谱仪，该项目检测 4 个耳聋相关基因共 20 个位点，在一个反应体系内进行。

案例 2：达安基因——重大疾病易感基因检测

达安基因通过非医院渠道（保险公司、银行 VIP、健康管理公司）开展重大疾病易感基因检测，业务从 2015 年 7 月起，至今已检测达 5 万人份，该项目通过分析肿瘤、高血压和糖尿病等相关基因，共 200 多个位点，在 10 个反应孔中进行。达安基因将进一步在质谱平台上开发肿瘤突变基因检测、地中海贫血基因检测，以及儿童优势基因、易感基因检测等项目。

案例 3：Agena Bioscience——ADME 个体药物代谢基因型检测试剂盒

Agena Bioscience 开发的 ADME 个体药物代谢基因型检测试剂盒包含＞99％FDA 评估的基因标记物，是目前最为实用的测定药物代谢遗传学的方法。涵盖 34 个基因中的 185 个药物代谢标记，包括变异、插入、缺失、拷贝数变异、三等位基因标记等，可以帮助指导个体安全用药和药物研发。

其系列产品还包括：华法林试剂盒（CYP2C9 * 2；* 3；VKORC1 - 1639）；CYP2D6

v1.1 药物代谢试剂盒；CYP2C19 Panel1 v1.0 药物代谢试剂盒；CYP2C9/VKORC1 Panel1 v1.0 药物代谢试剂盒。

类似案例还有北京博奥、广州达安基因等服务类公司。

4.1.4.2 病原体检测

案例1：华大基因——HPV基因检测

人类乳头瘤病毒（human papillomavirus，HPV）与宫颈癌关系密切[9]。2008年，Harald zur Hausen 因解析 HPV 和宫颈癌的关系而获得诺贝尔生理学或医学奖。HPV 基因检测比传统的宫颈癌筛查方法更早发现宫颈癌前病变，有利于疾病的早发现、早诊断、早治疗。因此，华大基因采用飞行时间质谱技术及高通量测序技术，对公认的14种高危型 HPV 及两种常见低危型 HPV 进行精确分型，适用于临床检测及大规模宫颈癌筛查项目。

案例2：华大基因——HBV耐药及分型基因检测

华大基因开发出可一次检测乙型肝炎病毒（hepatitis B virus，HBV）分型和抗病毒药物相关的11个耐药位点的变异信息，区分不同分型的 HBV，全面覆盖病毒信息，能够及时发现病毒耐药，有助于制定个体化的抗病毒治疗方案。

4.1.4.3 SNP位点等位基因频率计算

案例1：2007年由美国哈佛大学医学院 Garraway 教授领衔，美国、日本、瑞士、奥地利和德国5国26个机构的53名专家参加的联合研究，在 *Nature Genetics*（2007）上首次揭示了人类肿瘤基因突变的频率和分布，为肿瘤分类、发生机制和治疗干预提供了依据[10]。专家们将 MassARRAY® 质谱与两种测序法比较，最终一致选择了高灵敏度和高特异性的 MassARRAY® 技术。结果证明，质谱法检测突变比测序更灵敏且经济[1]。

案例2：安徽医科大学张学军团队，从2009年引进该技术后，已经连续四年在 *Nature Genetics* 和 *New Engl J Med* 等高影响力杂志发表17篇 GWAS 研究论文，所有 GWAS 验证工作均在 MassARRAY® 质谱平台完成，其效率之高，成为国内乃至国际 GWAS 研究的典范。张学军教授也为此在"GWAS 2011，机遇与挑战"的国际论坛中与《自然遗传》主编 Myles Axton 博士一同担任共同主席[11-15]。

案例3：上海市糖尿病研究所贾伟平教授与韩国、新加坡等联合完成了迄今为止样本量最大的东亚人群2型糖尿病全基因组关联研究，发现19个可能的潜在易感位点，并最终确认了8个风险基因 *GLIS3*、*PEPD*、*FITM2 - R3HDML - HNF4A*、*KCNK16*、*MAEA*、*GCC1 - PAX4*、*PSMD6*、*ZFAND3*[16]。

4.1.4.4 体细胞突变检测质控和验证

案例1：中山大学肿瘤医院——肿瘤相关突变基因检测

中山大学肿瘤医院是全国率先单独成立分子诊断科的肿瘤专科医院，他们曾经尝试过各种平台，最后肿瘤化疗相关基因、易感基因及鼻咽癌的筛查均转移到 MassARRAY® 平台上，主要考虑成本低、操作简单、分析容易、数据结果稳定可靠、开放性等优点。

案例2：2012年英国萨顿癌症研究所 Perkins 首次从晚期肿瘤患者外周血浆 DNA

中检测肿瘤体细胞突变。他们从晚期肿瘤患者的外周循环血浆 DNA 中，成功检出肿瘤体细胞突变，该结果与匹配的石蜡肿瘤组织样本完全吻合。结果表明，总外周循环血浆 DNA 水平与患者预测生存期相关。此外，还证实了 Sequenom 设计优良的 OncoCarta™ 试剂盒，在肿瘤活检不能反复进行时，能通过扫描外周循环血中肿瘤 DNA 找到肿瘤标志物。

Sequenom 公司于 2008 年开发出首个 OncoCarta™ 癌基因体细胞突变检测试剂盒，涵盖公认的 19 个癌基因的 238 个热点突变，覆盖 90％～95％的已知药物靶标，为临床研究试验提供经济有效的突变筛查。

4.1.4.5　甲基化定量分析

案例：陈竺院士和陈赛娟院士团队在中国首先引进该技术，并成功用于 SNP 分型和甲基化分析。在 *Nature Genetics*（2011）发表白血病研究中对 9 例配对样本，用外显子组测序技术鉴定出 266 个体细胞突变，同时采用 DNA 甲基化免疫沉淀结合芯片技术，获得 3 878 个基因甲基化变异。继而用 MassARRAY® 技术，对 509 名健康对照和 98 例患者进行体细胞突变和甲基化定量分析的大样本量验证。证实 *DNMT3A* 突变与急性白血病高发病率及预后不良密切相关，鉴定出一个新的生物标记物[17]。

4.1.4.6　基因表达定量分析

案例：美国 Sequenom 技术创始人美国科学院院士 Charles Cantor 博士，从 1992 年发明免疫 PCR，历经 20 年首次发表多重免疫 PCR 检测。该技术将免疫 PCR 结合竞争性 PCR 和多重 PCR 定量检测蛋白质（抗原或抗体），其灵敏度较传统蛋白质检测方法提高 100 倍，也就是将样本的需求量降低为原来的 1/100～1/10。

4.1.4.7　CNV 检测分析

案例：卢煜明教授采用 CNV 检测技术，率先在 *Nature Medicine*（2007）发表重大研究成果——唐氏综合征无创性产前检测，开拓了无创性产前诊断的新里程[18]。

（贺　光，张　伟，马　端）

4.2　基因芯片

基因芯片（gene chip）又称 DNA 芯片（DNA chip）、DNA 微阵列（DNA microarray）等，是按特定排列方式固定有大量基因探针/基因片段的硅片、玻片、塑料片。基因芯片技术是在以杂交为基础的各种技术诸如 Southern 印迹、Northern 印迹和点杂交等的基础上发展起来的，因此其原理和实验方法也与印记杂交类似。

基因芯片按照探针合成方式可以分为：原位合成式和预先合成点样式。按照检测内容和层次可以分为单核苷酸多态性（SNP）芯片、表达谱芯片、miRNA 芯片、lncRNA 芯片、甲基化芯片、array-CGH 芯片、捕获芯片等。

4.2.1　单核苷酸多态性芯片

SNP 芯片是一种高通量 SNP 检测方法，其原理是将大量探针分子固定于支持物上后,与标记的样品分子进行杂交,通过检测每个探针分子的杂交信号强度,获取样品分子的数量和序列信息。然后,与对照数据库进行比较,以鉴定待测样本是否存在基因组的突度、缺失和重复。正常参考数据一般由芯片生产厂家提供,也可由实验室自行生成。

与传统的仪器检测方法相比,SNP 芯片具有高通量、微型化、自动化、防污染等特点。不仅能够进行 SNP 分型,还可以检测拷贝数变异(copy number variation,CNV)和杂合性丢失(loss of heterozygosity,LOH),可用于致病基因定位、易感基因定位、临床诊断和药物基因组学等领域。由于性价比的原因,SNP 芯片适用于高通量多 SNP 位点的并行检测,不适宜于针对少数 SNP 位点的检测。

目前,商业化的 SNP 芯片基本能够覆盖所有已发现的人类 SNP 位点。主要的 SNP芯片生产公司有美国的 Affymetrix、Illumina 等。以 Illumina SNP 芯片为例,其大致流程如图 4-4 所示。

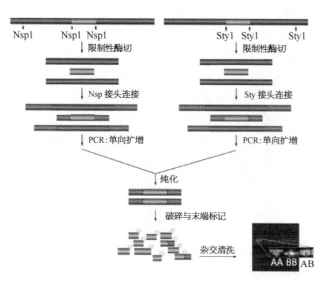

图 4-4 SNP 芯片操作流程(彩图见图版)

4.2.1.1 技术特点

SNP 芯片的技术平台包括微球微点阵、纤维薄膜微点、玻璃片基微点阵芯片等,其单芯片探针密度检测范围从几百至上百万个 SNP 位点不等。SNP 芯片分子探针必须与已知的 SNP 序列互补,一般根据全世界公认的 HapMap 数据库中已经公布的 TagSNP 设计。成熟的 SNP 芯片设计具有高重复性和特异性、超高通量的密度以及准确性。相比以往的技术只能同时检测几十至上百个位点,SNP 芯片由于其高通量和覆盖全基因组范围,极大地缩短了实验时间,提高了效率,同时也具有较高的性价比。

4.2.1.2 应用领域

大规模、高通量 SNP 芯片检测首先广泛应用于群体结构的遗传学研究,尤其是在大规模人群的关联性分析中取得了较大成果。在其他动物研究中,商业化的 SNP 芯片也已被应用于一些家畜全基因组关联分析、QTL 定位、候选基因筛选。在植物方面,科学家 Clark 等利用高通量 SNP 芯片技术,对模式植物拟南芥不同品系进行了多态性研究[19]。目前 SNP 芯片技术在小麦、高粱、大豆及玉米的遗传与育种领域已经得到广泛应用,为遗传多样性的研究、连锁图谱的构建、标记与性状之间的关联分析、数量性状定位及分子标记辅助选择等提供了必要的技术平台。

在由多基因改变引起的复杂性疾病病因及发病机制研究中,SNP 芯片已经成为一个重要的分析技术平台。例如,对于高外显度的遗传性肿瘤或肿瘤相关遗传综合征易感基因的定位与克隆,Schaid 等对 167 个前列腺癌家系的 467 个男性个体用 SNP 芯片进行基因分型连锁分析,发现了一系列 LOD 值高于 2.0 的染色体区域,并再次证实,利用全基因组高密度 SNP 位点进行连锁分析时可以显著提高连锁分析信息量[20]。

对于采用基于核心家系或者"病例-对照"设计的恶性肿瘤易感基因的定位克隆,由于肿瘤等常见疾病往往是多基因疾病,其发病可能与多个微效基因有关,从全基因组水平同时进行成千上万个 SNP 位点的关联分析,得到的信息将更全面有效。如 Hu 等利用 Affymetrix 公司的芯片对 50 个食道鳞状细胞癌患者和 50 例匹配的对照人群进行关联分析,采用广义线性模型,在隐性遗传模式下发现了 37 个 SNP 位点与食道癌发病相关。采用 SNP 芯片技术进行全基因组关联分析,提供了后基因组时代多基因复杂疾病研究的良好范例[21]。

目前大部分基因芯片的应用仍仅限于科研领域,然而由于 SNP 基因芯片技术较为成熟,一些产品已经率先应用到临床诊断中。2004 年和 2008 年,Affymetrix 公司的 3000 Dx系统分别通过美国 FDA 和欧盟 CE 认证,首先被批准用于体外诊断,2011 年,该系统的第二代又获得了中国 SFDA 的批准,进入国内临床诊断市场。其产品被广泛应用于遗传病筛查、肿瘤突变、药物反应和新生儿体质异常的筛查。

案例 1:新生儿体质异常筛查。2011 年,美国医学遗传学学院(American College of Medical Genetics,ACMG)在指南中指出芯片已经成为检测新生儿体质异常的首选方法。上海儿童医学中心的余永国医生等曾遇到一例患者,7 岁的女孩因为不明原因智力落后发育迟缓,经过染色体检查、核磁共振、串联质谱等检查未见异常,随后尝试使用 Affymetrix 的 Cytoscan 芯片进行检测,最终发现患者患 1p36 缺失综合征。

案例 2:药物反应表型和药物代谢酶以及转运蛋白基因型密切相关。Affymetrix 公司与几大药厂联合,开发了针对药物代谢遗传学检测的 DMET 系列芯片,覆盖所有 FDA 评估的药物代谢基因标记,以及 PharnaADME 组织所确认的 90% 以上 ADME 核心标记。该芯片主要应用于临床药物研究实验。大约 30% 的候选药物因药物代谢动力不佳和毒性在开发阶段失败,这些受到药物代谢基因和转运基因变异的强烈影响。通过芯片扫描,可以发现由药物遗传学关联所产生的新型标志物以及相关代谢通路。

4.2.2　表达谱芯片

表达谱(expression profile)全称基因表达谱(gene expression profile),是研究特定细胞群或组织在特定阶段所有基因表达情况(包括基因是否表达、表达丰度、不同组织、不同发育阶段以及不同生理状态下的表达差异)的方法,是当前探讨性状与基因之间关系的主要方法。

表达谱芯片是采用 cDNA 或寡核苷酸片段作探针,固化在芯片上,将待测样品(处理组)与对照样品的 mRNA 以两种不同的荧光分子进行标记,然后同时与芯片进行杂交,通过分析两种样品与探针杂交的荧光强度比值来检测基因表达水平的变化。

医学上,表达谱芯片广泛应用于分子诊断、药物筛选和疾病相关基因发现研究等领域。目前常用的表达谱芯片主要有美国 Agilent 公司、Affymetrix 公司和 Illumina 公司等。它们的原理基本一致,如图 4-5 所示。

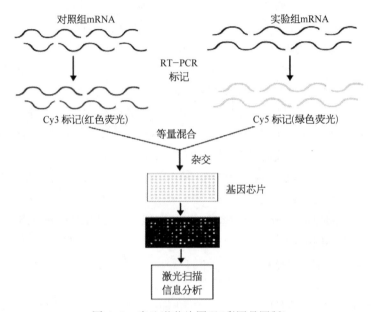

图 4-5 表达谱芯片原理(彩图见图版)

4.2.2.1 技术特点

基因芯片很适合用于基因表达分析。因为人类基因组中已编码 DNA 与未编码 DNA 的比率是很低的,表达序列仅占整组基因的 3%,所以以杂交为基础的副链分析可有效降低人类整组基因研究的复杂性。基因表达的特征描述涉及几十至上百种基因,用传统方法去分析没有实用价值。全基因组表达谱基因芯片的应用,可以很好地解决这一问题,在稳定的转录水平上,可灵敏地、完整地给出细胞或组织样本一系列生理状态的分析结果。根据基因的这些共表达信息,可以研究已知基因及其编码蛋白质的新功能、注释未知基因及蛋白质的功能,还可以研究相关基因的调控及其编码的蛋白质之间的相互作用。

4.2.2.2 应用领域

对 mRNA 表达而言,更重要的问题是特定基因在不同细胞类型中,或不同发育、生长阶段,或不同生理、病理状态下,表达水平均会发生不同的变化。高通量基因表达谱芯片分析仍然是该方面研究的经典技术。

以 Agilent 公司的基因表达谱芯片为例,该芯片具有独特的喷墨原位合成技术,探针长 60 mer,平均 CV<10%,具有良好的可重复性,相关系数 $R^2>0.95$,芯片数据结果与 qPCR 数据结果具有良好的相关性,相关系数 $R^2>0.9$[22]。中国科学院植物研究所林荣呈研究员课题组及其合作者,通过 Agilent 拟南芥表达谱芯片筛选,同时结合其他研究技术,探索发现两对蛋白质——PIF1/PIF3(bHLH 型转录因子)与 HY5/HYH(bZIP 型转录因子)在协调光与活性氧关系上存在双向的关系和作用机制,证明其在植物响应和适应自然界不断变化的光环境中的重要意义[23]。

表达谱芯片在感染性疾病、遗传性疾病、重症传染病和恶性肿瘤等疾病的临床诊断方面具有独特的优势。与传统检测方法相比,它可以在一张芯片同时对多个患者进行多种疾病的检测,无须机体免疫应答反应期,能及早诊断,待测样品用量小;能特异性检测病原微生物的亚型及变异;使得医务人员在短时间内可以掌握大量的疾病诊断信息,这些信息有助于医生在短时间内找到正确的治疗措施。

在肿瘤诊断方面,检测基因突变对于阐明肿瘤及遗传病的分子机制、疾病的早期诊断具有重要意义。例如,Perou 等是最早一批乳腺癌基因表达谱研究者,他们使用含有 8 000 多条人类基因/克隆的表达谱基因芯片,对临床获得的乳腺癌标本进行 mRNA 表达的检测。研究者首先筛选出与乳腺癌临床表现密切相关的一批基因(496 个,称为 intrinsic gene subset)。之后通过聚类分析(cluster)归纳这批基因的变化规律,进一步把乳腺癌分为 7 种基因型(luminal A、luminal B、luminal C、HER2 - enriched、basal-like、claudin-low 和 normal breast-like)。上述基因型分类经各国研究人员验证,明确了基因分型与病理分型/蛋白质层面检测指标之间的密切关系,经过临床病例验证后,最终形成了具有临床预后价值的、可以用病理检验手段来实施的分子分型系统(luminal A、luminal B、luminal-HER2 阳性、HER2 阳性和 basal-like 五型)。该分型被国际权威乳腺癌治疗指南性文件如《St Gallen 早期乳腺癌共识》等采用,已成为临床诊断的通用标准。当前临床使用最广的 21 基因检测工具(Oncotype DX)是通过对 3 项研究共计 447 例患者进行分析,从 250 个候选基因中筛选出由 21 个基因组成的预后评估工具。该工具针对的是雌激素受体阳性、接受激素治疗的早期乳腺癌患者,可以为患者提供激素治疗的复发风险评分,根据评分把患者区分为低、中、高危,为医生确定最佳治疗方案提供信息。

在肿瘤鉴定方面,伯基特淋巴瘤(Burkitt lymphoma)是一种多见于热带非洲儿童的恶性肿瘤,该瘤有明确的地区性高发和流行性分布。主要临床特点是单个或多发的下颌骨肿物,生长迅速,常累及肾、肠、卵巢及中枢神经系统。此瘤进展迅速,致死快,若能恰当治疗,50% 以上的病例可以治愈。弥漫性大 B 细胞淋巴瘤(diffuse large B cell lymphoma, DLBCL)是成人淋巴瘤中最常见的一种类型,并且是一组在临床表现、组织形态等多方面具有很大异质性的恶性肿瘤。典型的伯基特淋巴瘤与 DLBCL 是容易鉴别的,但在患有 DLBCL 的东方人的肿瘤组织中可有伯基特淋巴瘤样的分化,瘤细胞中等大小或偏小、一致,吞噬性组织细胞多见其中,容易误诊为伯基特淋巴瘤。Dave 等使用

U133Plus2.0 芯片研究了两种淋巴型患者的基因表达差异,从基因表达的角度对病情进行了准确的诊断,准确区分了 25 对病例。作者通过研究两种肿瘤患者的基因表达情况,发现在伯基特淋巴瘤患者中,以下基因的表达情况与 DLBCL 患者明显不同: c-myc 基因和生发中心 B 细胞基因亚群高表达,主要组织相容性复合体 I 和转录因子 B 靶基因低表达等指标。通过这些指标可以轻易地将伯基特淋巴瘤和弥漫性大 B 细胞淋巴瘤区分开来。通过特异基因表达差异区分肿瘤性质,并提供给药参数,改变用药剂量的患者,治疗效果明显提高[24]。

在治病机制研究方面,在儿童白血病患者中,80% 的患者经过治疗可以达到良好的效果。不幸的是,在剩余 20% 的儿童患者中,治疗效果不明显,表现为患者对药物具有抗性。为了一探究竟,Holleman、Amy 等采用 U133A 芯片研究了白血病人群中淋巴母细胞的基因表达情况,了解了抗药性亚群的疾病表达模式,筛选出一系列标志基因,为医学治疗提供了新的靶位,以提高治疗效果及其效率[25];Valk、Peter 等采用 U133A 芯片对白血病的生物学机制进行研究,并对白血病亚型进行研究和分类,发现了与亚型相关的基因群,丰富了白血病治疗的理论和应用基础[26]。

在药物筛选方面,基因芯片对于药物靶标的发现、多靶位同步高通量药物筛选、药物作用的分子机制、药物活性及毒性评价方面都有其他方法无可比拟的优越性,能够从基因水平解释药物的作用机制,可以用基因芯片分析用药前后机体的不同组织、器官基因表达的差异,国外几乎所有的主要制药公司都不同程度地采用了基因芯片技术来寻找药物靶标,检查药物的毒性或副作用。例如,Michael Wilson 等使用包含有肺结核杆菌基因组 PRF 97% 序列的基因芯片,对应用抗结核杆菌药物异烟肼诱导前后表达的变化进行研究,结果证明肺结核杆菌中脂肪酸合成酶 II、FbpC、efpA、fadE23、fadE24 和基因发生改变与耐药性有关,并为新药物作用的靶目标研究及指导抑制这些靶目标试剂和药物的合成提供指导[27]。

4.2.3　DNA 甲基化芯片

DNA 甲基化是机体转录前调控的模式之一。现有的 DNA 甲基化芯片主要包括 CpG 岛微阵列和甲基化寡聚核苷探针微阵列。目前 DNA 甲基化芯片生产厂家主要有 Illumina 和 Agilent 公司。

Illumina 的甲基化芯片使用亚硫酸盐进行前期处理,将甲基化的差异转变成碱基上的差异,利用两个位点特异探针可检测出位点上的甲基化差异。一个探针是为甲基化位点(M 磁珠类型)设计的,另一个是为未甲基化位点(U 磁珠类型)设计的。探针的单碱基延伸掺入了一个标记的 ddNTP,随后被荧光试剂染色。通过计算甲基化与未甲基化位点的荧光信号比例,可确定位点的甲基化水平。

Agilent 的甲基化芯片将基因组 DNA 分成两份,一份用来做 MeDIP,另一份作为对照。两个样品都标记荧光(样品用 Cy5 标记,对照用 Cy3 标记),然后与芯片杂交。芯片上每个探针的 Cy5/Cy3 比例显示出该区域的甲基化程度。如图 4-6 所示。

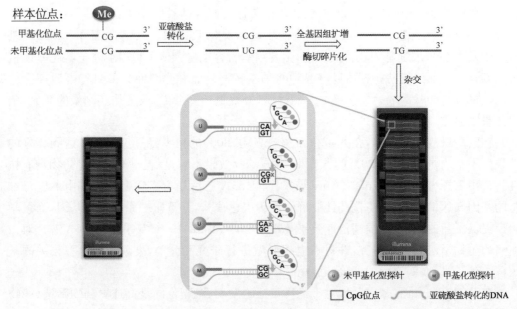

图 4-6　甲基化芯片原理（彩图见图版）

4.2.3.1　技术特点

甲基化芯片探针的覆盖范围一般包括基因组上已知的大部分 CpG 位点，以及一些在文献中报道与疾病相关、miRNA 启动子区的非 CpG 岛甲基化区域。

4.2.3.2　应用领域

在甲基化芯片领域，Illumina 公司的 Human Methylation 450K 芯片是较为经典的一款，覆盖 450 000 个 CpG 位点，涵盖 CpG 岛或 CpG shores 位点以及 CpG 岛外的 CpG 位点，以及在人类干细胞中观察到的非 CpG 岛甲基化位点、肿瘤相关甲基化位点、非编码区 CpG 岛位点、miRNA 启动子区域、GWAS 报道过的疾病相关区域位点。

Agilent 公司的甲基化芯片，其探针绝大多数是针对基因启动子区域的 CpG 岛进行设计，其 Human 244 K 甲基化芯片覆盖 27 800 个 CpG 岛，以及 4 160 个文献报道过的功能注释比较明确的基因位点。2014 年发表在 *Lancet* 的论文《DNA 甲基化与体质指数的全基因组关联分析》，作者采集了 459 例欧洲人的全血样本，利用 Illumina 公司的 Human Methylation 450 K 芯片进行了初步筛选，发现 3 个基因中的 5 个甲基化位点与体质量指数显著相关，遗传变异位点分析还发现，两个 SNP 位点与其中一个位点的甲基化程度密切相关[28]。

4.2.4　miRNA 芯片

由于芯片技术采用大规模微阵列技术，一张芯片上可以同时分析成百上千个探针，大大提高了筛选的速度和通量，因此 microRNA 芯片作为新的高通量技术手段被越来越广泛地用于研究 microRNA 的功能及其与疾病的关系。由于通量很高,相比于 Northern 杂交、RT-PCR-反向斑点杂交等方法,microRNA 芯片技术是一种更理想的快速有效检测 microRNA 表达图谱的方法。

根据 miRBase 数据库最新的数据,截至 2014 年 6 月,共收录 miRNA 序列 28 645 条。目前市场上主流的人 miRNA 芯片主要产自 Agilent 公司、台湾华联公司、Exiqon 公司和 LC-Science 公司。miRNA 芯片检测原理如图 4-7 所示。

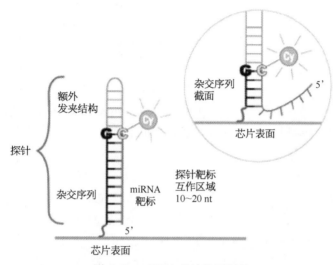

图 4-7 miRNA 芯片检测原理

4.2.4.1 技术特点

miRNA 芯片探针对应成熟 miRNA 序列设计,初始样本使用提取的总 RNA,在后续实验过程中将 miRNA 分离出来,再利用连接酶反应对样本进行荧光标记,后续杂交反应与表达谱芯片类似。

丹麦的 Exiqon 公司在 microRNA 表达和功能分析领域具有领先地位,该公司的芯片探针使用一种名叫 LNA™ 的专利技术,其探针是一种特殊的双环状核苷酸衍生物结构,对 RNA 有很好的识别能力与亲和力,与核酸杂交具有严格特异性。

4.2.4.2 应用领域

miRNA 芯片已经在生物发育过程、干细胞分化、植物细胞生长抑制、药物治疗靶标、病毒感染机制等研究中得到广泛应用。2013 年,复旦大学上海医学院袁正宏课题组在 *Nature Immunology* 发表论文报道,在干扰素诱导条件下,肝炎病毒抗性可以通过外胞体由不易受病毒感染的肝非实质细胞(liver non-parenchymal cells,LNPCs)传递给易受病毒感染的肝细胞。通过 Agilent 表达谱芯片和 Exiqon miRNA 芯片等实验,发现干扰素处理的 LNPCs 分泌的外胞体富含抗病毒的 mRNA 和 miRNA。LNPCs 来源的外胞体被肝细胞内吞,实现抗病毒分子在细胞间的传递;进一步实验发现,在小鼠活体实验中,外胞体参与了干扰素抗鼠肝炎病毒 A59 和腺病毒的抗病毒反应。研究者提出了干扰素活性抗病毒新机制：在干扰素诱导作用下，细胞分泌外胞体，外胞体所携带的具有抗病毒作用的 mRNA 和 miRNA 等活性分子在细胞间传递，从而发挥抗病毒活性[29]。

4.2.5　lncRNA 芯片

lncRNA 是一类长度超过 200 nt 的长链非编码 RNA 分子，可在多个层面进行基因调控。近年来的研究表明，lncRNA 参与了 X 染色体沉默、基因组印记以及染色质修饰、转录激活、转录干扰和核内运输等多种重要的调控过程。lncRNA 与很多疾病密切相关，如 BACE1-AS 与阿尔茨海默病有关，HOTAIR 与多种癌症发生相关。lncRNA 芯片原理类似于 miRNA 芯片。

4.2.5.1　技术特点

lncRNA 表达水平比 mRNA 低，芯片比 RNA-seq 更适合对低丰度 RNA 分子的检测，基因芯片可同时检测 lncRNA 和编码蛋白质的 mRNA。采用转录本特异性的探针设计，对不同转录本的检测具有较高的特异性。

4.2.5.2　应用领域

随着人们发现了越来越多的 lncRNA，lncRNA 芯片正被广泛用于探索 lncRNA 在各种生物学过程以及疾病中所起到的作用。比如，在胰腺癌诊断生物标记物筛选研究中，研究者通过 Arraystar lncRNA 芯片对胰腺癌和慢性胰腺炎组织（8 vs. 4）中的 lncRNA 表达谱进行检测，找到 33 个在胃癌中差异表达的 lncRNA。之后作者从上调最明显的 lncRNA 中挑选了 3 个（XLOC_006390、HOTTIP-005 和 RP11-567G11.1）在 144 个临床组织样本中进行 qPCR 验证，锁定了 HDRF 和 RDRF（HOTTIP-005 和 RP11-567G11.1 来源的 RNA 片段）。结合 qPCR 的数据和临床信息，进一步在胰腺癌（$n = 122$）和正常对照（$n = 127$）的血浆样本中验证了 HDRF 和 RDRF 的诊断潜能。实验证明，HDRF 和 RDRF 与胰腺癌发生密切相关，是潜在的诊断和预后 Marker[30]。

4.2.6　array-CGH 芯片

细胞内基因组 DNA 的片段扩增或缺失在许多疾病的发生发展中起着重要作用。比较基因组杂交（comparative genome hybridization，CGH）是检测基因组 DNA 片段扩增或缺失的有效方法。

CGH 是 20 世纪 90 年代初在荧光原位杂交（fluorescence in situ hybridization，FISH）技术基础上结合消减杂交技术发展起来的一种分子细胞遗传技术。它不需要对待测细胞进行培养，也不必制备特异区域探针，一次试验即可检测全部待测基因组 DNA 拷贝数改变。传统的 CGH 有两大主要缺陷：一是分辨率不高，为 5～20 Mb；二是通常需要高水平的细胞遗传学专家分析杂交结果。为了克服 CGH 技术的不足，研究人员在常规芯片基础上建立了新的 array-CGH 技术。

以 Agilent 公司的芯片为例，array-CGH 的探针根据人类基因组数据库进行设计，

CGH 芯片通过将样本 DNA 和正常参考 DNA 与不同的荧光染料进行标记、混合,并与覆盖整个基因组的高密度探针进行杂交,洗脱后利用荧光扫描仪检测不同荧光信号强度。针对正常人体二倍体细胞而言,理论上来自样本 DNA 和正常参考 DNA 的荧光信号强度是一样的。因此,样本 DNA 荧光信号与正常参考 DNA 荧光信号的比值就能用于检测基因组范围内出现的拷贝数变化。

array-CGH 可以检测所有由拷贝数变异导致的疾病,现在市场上 array-CGH 芯片基本为 Agilent 公司所垄断。array-CGH 芯片检测原理如图 4-8 所示。

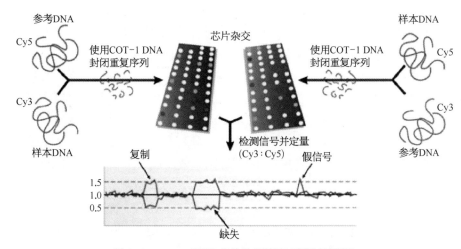

图 4-8 array-CGH 芯片检测原理(彩图见图版)

4.2.6.1 技术特点

array-CGH 芯片技术可以在全基因组范围内检测 DNA 的大片段重复或缺失,不必预先知道片段重复或缺失的区域,目前分辨率最高可达数十碱基。

4.2.6.2 应用领域

array-CGH 芯片技术主要用于在全基因组范围内探索与研究和疾病有关的染色体结构变异,这些研究工作大大促进了人类对基因组 DNA 结构变异在遗传疾病中作用的解析与理解。特别是在研究肿瘤发生过程中产生的基因拷贝数变化以及出生缺陷遗传机制研究中发挥了越来越重要的作用。

已有研究表明,个体的遗传背景对肝癌的复发有重要影响。研究者利用 Hep-11(原发性肝癌)与 Hep-12(复发性肝癌)两个细胞系进行肝癌复发的机制研究。首先利用比较基因组杂交芯片技术对两株细胞的遗传背景进行比较,发现两者在许多染色体上有共同的缺失或者重复区域,说明这两株细胞的来源相同。进而探究其分子机制,利用 qPCR array 芯片技术对 84 个干细胞相关基因进行高通量筛查,发现 *SOX2*、*Nanog*、*OCT4* 等基因都发生了显著变化,暗示它们可能会对肝癌复发产生重要影响[31]。

array-CGH 对于染色体微缺失、微重复综合征的检出具有突出优势。2010 年,国际细胞基因组芯片标准协作组(ISCA Consortium)针对 21 698 例具有先天性发育异常的患者进行了 array-CGH 和传统 G 显带核型分析的比较,发现 array-CGH 对智力障碍/生长发育迟缓、多发畸形及自闭症患者的拷贝数变异检出率为 15%~20%,显著高于核型分析的 3%。因此,ISCA Consortium 推荐将 CMA 技术作为上述疾病的一线检测方法,并在近十年内广泛应用于临床诊断中[32]。2017 年 3 月,安捷伦公司还推出了首款用于诊断用途的 array-CGH 微阵列芯片——GenetiSure Dx 产后微阵列芯片,目前获得欧洲体外诊断 CE 认证。array-CGH 检测的临床应用将为胎儿或新生儿期难以判断的及表型不典型的染色体变异疾病(如胎儿期较难发现的内脏器官畸形、新生儿期发育迟缓、智力障碍)的早期诊断和治疗提供基础。

此外,通过基于 array-CGH 的 CNV 检测也揭示了多种出生缺陷疾病的发生原因,为后续相关疾病的预测和诊断提供基础。2014 年,我国《染色体微阵列分析技术在产前诊断中的应用专家共识》也指出要对不明原因流产、胚胎停育、死产的胎儿组织进行检测,分析相关原因。例如,研究人员针对 237 名脊柱侧凸及 166 个健康对照人群进行了 array-CGH 检测及病例-对照关联研究,发现了染色体 16p11.2 位置的微缺失与疾病发生显著相关。进而通过该区段 *TBX6* 基因的序列分析和表达水平检测,发现 *TBX6* 基因的单核苷酸多态与拷贝数共同发挥作用,通过剂量效应影响了脊柱侧凸的发生[33]。

4.2.7　自制芯片

鉴于芯片技术的高通量属性,商品化的芯片甚至能够集成 100 万个特定的探针或寡聚核糖核酸序列。对于很多研究者来说,很多探针是不需要的。这时可以考虑自制芯片。基因芯片的制备主要有两种基本方法:一是在片合成法,二是点样法。图 4-9 是点样法制备自制基因芯片的流程。

步骤一　基片的准备(醛基修饰)
1. 取标准载玻片 25 mm×76 mm 数片放入洗液(95% 浓硫酸与 5% 重铬酸钾的溶液)中浸泡过夜。用蒸馏水洗净后再浸入 25% 氨水中过夜。超纯水洗净,晾干
2. 将玻片放入 10 mmol/L 氨基丙基三乙氧基硅烷的无水乙醇溶液浸泡 30 min;无水乙醇清洗数次,晾干后放入 100~110℃烘箱烘干
3. 将硅烷化的玻片放入 10 mmol/L 对苯二甲醛或 5% 戊二醛的丙酮溶液中浸泡 30 min;取出,用超纯水清洗数次、晾干。暗盒保存备用

步骤二　芯片的点样
4. 点样液的配制:探针溶于 50% DMSO 溶液中(浓度为 10~30 μmol/L)
5. 将点样液放入 96 或 384 孔板
6. 用点样仪将点样液点样于基片表面
7. 点样后将玻片置于 37℃潮湿环境固定 12 h
8. 固定后芯片用洗涤液(0.2% SDS)洗涤后用封闭液(NaBH₄)封闭 5 min 后用超纯水清洗,氮气吹干或离心甩干
9. 贴标签后保存备用

图 4-9　点样法制备自制基因芯片的流程

4.2.7.1　技术特点

自制芯片的技术特点在于因地制宜、灵活定制、性价比较高,缺点是受限于技术手段,一般小型实验室自制的芯片密度不高,可检测的位点有限。

4.2.7.2　应用领域

自制基因芯片广泛应用于各类基因检测及疾病诊断试剂盒的研制过程中。如上海交通大学秦胜营、顾学范等基于连接酶检测反应与通用芯片技术相结合的分型方法研制了检测糖原贮积症(glycogen storage disease,GSD)Ia 的基因芯片,针对人群中 GSD Ia 患者的 *G6PC* 致病基因上 16 个热点突变位点,每个位点设计 3 条特异性探针,两条位于突变位点 5′端,分别带有野生型碱基和突变型碱基,一条位于突变位点 3′端,称为 Common 探针,末端携带荧光基团,该自制芯片用于先天性常染色体隐性遗传代谢病 GSD Ia 型的早期诊断和防治[34]。

4.2.8　捕获芯片

人类基因组有约 98% 的序列是重复序列、内含子或其他非编码序列,为了提高基因组重测序的效率,Hodges 等开发了外显子捕获测序技术[35]。该类技术主要被应用于 NGS 的文库制备。捕获芯片可以分为两类:全外显子捕获芯片和靶向基因捕获芯片。其基本原理是用外显子嵌合探针将外显子序列从全基因组序列中"钓"出来,然后进行测序,以获得较准确的 DNA 区间序列。过程如下:打断基因组 DNA,然后与定制的序列捕获芯片杂交,没有杂交上的片段被洗掉,富集的目标群体随后被洗脱并扩增。

4.2.8.1　技术特点

捕获芯片技术极大地节约了资源,降低了检测成本,提高了高通量测序的效率。市场上主要的捕获芯片基本上均为全外显子捕获芯片,主要有 Agilent 的 SureSelect 系列和 Roche 的 NimbleGen 外显子捕获芯片。此外,两家厂商均提供目标基因靶向捕获芯片的定制服务。目前,大多已采用液相反应来进行目标序列捕获。

4.2.8.2　应用领域

目标序列捕获的主要用途之一是研究导致疾病发生的遗传变异。对于单基因遗传病,传统的正向遗传手段是通过家系连锁分析。它要求有足够的分子标记,传统方法还有一个缺点是要求研究的家系有足够多的交换(至少三代),但是由于患病家系个体的寿命短或者子一代到一定年龄后才发病,导致大量家系只能收集到两代人的样本。用外显子组捕获测序来研究这些案例就可以解决这个问题,因为它只需要核心家系就可以了。而且理论上全外显子组捕获实验对于多基因疾病同样有效。最近已经有多篇报道利用捕获加测序的方法研究遗传疾病,并取得了不错的结果。

Nature Genetics 在线发表了第一篇利用外显子捕获测序技术寻找到未知病因致病基因的论文。研究人员选择了 3 个独立的米勒综合征家系,对其中 4 名患者进行外显子测序。通过与人类参考序列比较,4 个患者的 *DHODH* 基因都产生了变异。通过进一步验证,研究人员在其他 3 个家系的米勒综合征患者中也发现 *DHODH* 基因上存在同样

突变。这篇论文为研究未知病因的单基因遗传病建立了外显子捕获测序技术的解决方案[36]。

全外显子组捕获测序还是传统家系定位的有益补充,两者结合将更快更有效地锁定致病位点,将极大地推动人们对基因和疾病关系的研究。根据统计,大约85%的单基因病突变位点位于外显子区域。与全基因组重测序相比,相同成本下,覆盖度更深、数据准确性更高,更加简便、经济、高效。它也可用于寻找复杂疾病如癌症、糖尿病、肥胖症的致病基因和易感基因等的研究。同时,外显子的变化与其表达的蛋白质直接相关,科学家们能够结合现有资源非常直接地解释研究结果。

随着技术的发展,目前捕获技术不仅限于基因组 DNA,已经有研究利用捕获测序技术研究 RNA 序列。Levin 等利用此技术富集感兴趣基因的 RNA,通过对这些基因的有效富集,研究人员不需要增加测序总量就可以检测低丰度基因,同时他们还检测到基因融合[37]。利用 RNA 捕获测序技术可研究许多问题,如低丰度转录本的定量、基因的可变剪切、基因融合以及等位基因的表达。

(秦胜营,沈　陆,马　端)

4.3　高通量测序

高通量测序具有通量大、自动化程度高和所需样本量少等特点,通过反复测定同一区域的 DNA 片段,可以达到很高的灵敏度和准确度,能够检测包括点突变、基因拷贝数改变和基因重组(染色体易位)等在内的多种基因改变,在序列未知物种的全基因组从头测序、转录组测序(RNA-Seq)、蛋白质与 DNA 的相互作用分析(chip sequencing)、全基因组甲基化图谱等方面有巨大的优势[38]。

4.3.1　测序特点

高通量测序技术有三大优点。① 芯片测序。通过有序或无序的阵列配置实现大规模的并行化,可以在数百万个点上同时阅读测序,把平行处理的思想用到极致,极大地提高了测序通量,因此也称为大规模平行测序(massively parallel signature sequencing,MPSS)。② 定量功能。样品中某种核酸被测序的次数反映了样品中这种核酸的丰度。这一点有望取代以前的基因表达芯片技术用于基因表达的研究。③ 成本低廉。利用高通量测序技术进行人类基因组测序,耗资不到传统测序法的1%[39]。

4.3.2　测序流程

高通量测序是利用 DNA 聚合酶或连接酶以及引物对模板进行一系列延伸,通过显微设备观察并记录连续测序循环中的光学信号实现的。

首先,构建 DNA 模板文库。通过随机打断基因组 DNA 获得 DNA 文库片段,或者构建控制距离分布的配对末端片段。在双链片段的两端连上接头序列,变性得到单链模板文库,并固定在固体表面上(平面或是微球的表面)。然后,采用桥式 PCR、微乳滴 PCR

或原位成簇的方式进行克隆扩增,在芯片上形成DNA簇阵列的DNA簇或扩增微球。之后,利用聚合酶、连接酶进行一系列循环的反应操作,或者用CCD相机采集图像并记录每个循环生化反应中产生的光学事件,或者用离子传感器检测到化学信号,直接将该化学信号转变为数字信号。然后使用生物信息学分析所得数据[40-41]。

4.3.3　全基因组测序

全基因组从头测序(whole genome *de novo* sequencing)是指不依赖任何已知基因组序列信息对某个物种的基因组进行测序,然后应用生物信息学手段对测序序列进行拼接和组装,获得该物种基因组序列图谱,同时借助比较基因组的方法探讨物种的起源和进化。通过从头测序获得一个物种的全基因组序列是快速了解该物种的一个重要途径[42]。

全基因组重测序(whole genome re-sequencing)则是对基因组序列已知物种的个体进行全基因组测序,并以此为基础进行个体或群体水平的差异信息分析。基于全基因组重测序,研究者可以获取最全的基因组信息,寻找大量的遗传差异(如 SNPs、CNVs、InDels 和结构变异等),实现遗传进化分析及重要性状候选基因的预测。随着测序技术的发展,全基因组重测序已成为疾病研究、人类遗传和群体进化研究领域最有效的方法之一[43]。

4.3.4　外显子组测序

外显子组测序是指利用序列捕获或者靶向技术将全基因组外显子区域DNA富集后再进行高通量测序的基因组分析方法。尽管外显子组测序不能发现非编码区域中的潜在致病位点,但它仍然是探寻单基因病,甚至复杂疾病的有效手段。其原因有如下三点:① 专注于蛋白质编码区域的定位克隆研究已经被证明是探索单基因遗传病的有效手段;② 已经发现的孟德尔式疾病的致病位点约85%位于蛋白质编码序列中;③ 在预测研究中,改变蛋白质序列的罕见突变往往可能对蛋白质的功能产生影响[44]。因此,占人类基因组不到2%的外显子组是筛查单基因病致病位点的理想区域。外显子组测序因此被 *Science* 评为2010年十大科学突破之一[45]。

目前主流的外显子组捕获方法包括 Illumina 公司的 Nextera 快速捕获外显子试剂盒、Thermo Fisher 公司的 Ion Ampliseq 外显子组试剂盒、Roche NimbleGen 公司的 SeqCap EZ 人类外显子库和 Agilent 公司的 SureSelect 外显子靶向序列富集系统。

4.3.5　目标区域重测序

目标区域重测序(targeted re-sequencing)是指针对感兴趣的目标区域或基因,通过靶区域捕获或扩增的方法富集,然后进行大规模测序。由于全基因组测序和外显子组测序的成本相对较高,目标区域重测序的应用日渐广泛。

目标区域重测序的技术关键在于将待测区域或基因捕获。目前主要有两种方法。

一是基于杂交的方法。无论是基于芯片杂交捕获,还是基于液态杂交捕获,该方法对起始 DNA 量要求较大。二是基于 PCR 的方法。该方法的优点是特异性和灵敏度高,对起始 DNA 量要求较少。基于这两种方法,许多公司已开发出用于捕获某些遗传疾病致病基因以及可以个性化定制目标区域的重测序方案[46]。

Thermo Fisher 公司的革新性技术 Ion AmpliSeq 突破了多重 PCR 的已知障碍,推出了一个开创性的流程[47]。其针对遗传病设计的 Ion AmpliSeq Inherited Disease Panel,利用 3 个引物池共 10 000 多对引物,扩增与 700 多种遗传病相关的 328 个基因的外显子,包括神经肌肉疾病、心血管疾病、发育疾病和遗传代谢类疾病,整个测序过程快速、简单。

目标区域重测序有助于大规模、低成本筛查特定疾病的致病位点,在临床诊断方面有着巨大的应用潜力。

4.3.6　转录组测序

转录组测序(transcriptome sequencing)又称 RNA-Seq(RNA sequencing),可全面快速地获得某一物种特定细胞或组织在某个状态下几乎所有的转录本及基因序列,用于研究基因表达情况、可变剪接和新转录本预测等。了解转录组对于理解基因组的功能、揭示细胞和组织的分子构成、理解发育和疾病的机制至关重要。

RNA-Seq 利用 NGS 技术对组织或细胞中所有 RNA 反转录而成的 cDNA 文库进行测序,以统计相关读段(reads)数计算不同 RNA 的相对表达量。由于数据量比较大,并且不同样本都是单独打断和建库,以及测序数据量的差异,Mortazavi 等提出了 RPKM(reads per kilobase per million mapped reads)的概念,即每百万 reads 中来自某基因每千碱基长度的 reads 数,并以 RPKM 确定基因的相对表达量[48]。

相对于传统的芯片杂交平台,RNA-Seq 无须预先针对已知序列设计探针,即可对任意物种的整体转录活动进行检测;同时,它可以通过均一化技术对某些低表达的转录本进行测序,提供更精确的数字化信号。目前,RNA-Seq 已经被广泛应用于基因表达水平研究、转录本结构研究、转录本结构变异研究、非编码功能区域研究和低丰度全新转录本的发现[49]。

4.3.7　临床应用

高通量测序技术由于具有传统测序技术所不具备的精确、灵敏、价廉、处理量大等优势,在临床诊疗方面的应用十分广泛,并具有相当可观的前景。

4.3.7.1　基于 NGS 的无创性产前检测技术

近年来,通过高通量测序技术检测孕妇外周血中游离胎儿 DNA(cfDNA)筛查胎儿染色体多倍体异常的无创性产前检测(noninvasive prenatal testing, NIPT)技术正越来越多地用于临床。该技术具有安全性、高效性及准确率高的特点,正在给产前诊断技术带来革命性的变化。

NIPT 技术可以三种途径介入产前检查：替代血清学筛查；替代有创产前诊断；作为血清学筛查与有创诊断的中间步骤。临床期待 NIPT 技术能够替代现行的孕妇血清学筛查与羊水胎儿脱落细胞染色体分析等有创产前诊断技术[50]。

NIPT 技术相对于羊膜腔穿刺、绒毛取样、脐血穿刺而言，不需要经"有创穿刺"即可获得胎儿遗传物质进行相关的检测分析。虽然，Lo 等[51]早在 1997 年已经证实孕妇外周血中存在 cfDNA，且其含量与代谢半衰期等特点均适合用于产前检查，但直到高通量测序技术出现才使得基于 cfDNA 的 NIPT 技术临床应用成为可能。孕妇血浆样品中可检测到母源性和胎源性的 DNA 分子，如果母体健康正常，基因组是整倍体，孕妇血浆 DNA 分子拷贝数的非整倍体偏差，往往是由胎儿染色体异常所致。采用高通量测序技术通过对孕妇外周血中各条染色体对应 cfDNA 拷贝数的检测，计算来源于 21、18、13 号等染色体的 cfDNA 是否增加，可以筛查胎儿是否为唐氏综合征等[52]。

4.3.7.2 基于 NGS 的单基因遗传病植入前遗传学诊断技术

遗传学和基因组学的发展不仅影响生物医学的研究进程，也改变了人们处理医学健康问题的方法。作为医学领域快速发展的生殖医学，正整合基因组学和临床医学的有效技术，为不育治疗提供个体化解决方案。辅助生殖技术（assisted reproduction technology，ART）已将以往用于研究单基因遗传病（single gene disorder，SGD）的遗传学方法用于胚胎植入前遗传学诊断[53]。目前，已知致病基因突变位点的家系数量逐年增多，单基因遗传病植入前遗传学诊断（single gene disorder preimplantation genetic diagnosis，SGD-PGD）的需求呈现持续上升态势，要求进行 PGD 的 SGD 患者已成为临床 ART 治疗的一个重要人群。

SGD 高风险夫妇的 PGD 已经成功开展二十多年，但由于 PGD 的诊断材料稀少，仅单个卵裂球或少数几个囊胚滋养层细胞，每一个病例都需要花费大量的时间去评估和优化家系特异的单细胞突变位点检测体系，因此，现有的诊断能力远远满足不了单基因遗传病家系进行 PGD 的需求。

新兴的 NGS 技术通量高，可高度并行，并可进行单碱基分辨的数据遗传分析，目前已用于 PGD。NGS 的并行特性使得同时检测多个样本的多个特定基因组位点成为可能。通过样本特异的 DNA 条码（bar codes）方案，研究者可以在一次测序中同时检测不同样本的不同区域。NGS 的这些特性也使得在一个平台同时检测非整倍体和 SGD 成为可能。

尽管存在通量高和并行检测等优点，NGS 技术在单细胞中的应用还处于早期阶段。NGS 技术固有的技术性测序错误使其在 PGD 的应用中变得复杂。首先，测序深度不足可能导致判定结果的假阳性或假阴性。测序深度是指基因组特定位置上序列读段的重复个数，也即特定碱基被测序的次数。测序深度越大，准确性越好；相反，低测序深度引起准确性下降。在同样比例读段的情况下，测序深度 100×（20 个读段为 A，80 个读段为 T）较测序深度 10×（2 个读段为 A，8 个读段为 T）判读容易。因此，测序深度是提高基于 NGS-PGD 准确性的一个关键因素。其次，活检细胞仅有痕量 DNA 用于 NGS 也是限制其在 PGD 应用中的一个因素。由于单个细胞仅含 6 pg 基因组 DNA,因需要通过全基因组 DNA 扩增(whole genome amplification,WGA)产生足量的 DNA。与 SGD 的其他 PGD 解决方案一样,基于 NGS 的 PGD 最大的问题也是等位基因脱扣(allele drop out,ADO)。杂合等位基因的一个等位基因通常有 5%～10%可能无法检出。这不仅是由于 WGA 效率不高,也可能是用于诊断待检位点的引物结合不充分发生的随机问题。由于 ADO 造成的诊断错误在常染色体显性遗传病中尤为突出。如果 ADO 发生在显性突变等位基因,那么检出结果只能看到正常的等位基因,这时会发生临床上的假阴性结果[54-55]。

SGD-PGD 中,单细胞基因扩增诊断仍不能完全避免 ADO 问题,因此相关指南推荐采用连锁分析的方法进行胚胎植入前遗传学单倍型分析(preimplantation genetic haplotyping,PGH)[56-57]。主要原理是通过检测胚胎的突变位点及其两侧的多态性标记位点,结合家系单倍型进行连锁分析。理论上一个单倍型包含突变等位基因和与其连锁的多态性标记,另一个单倍型包含正常等位基因。如果 ADO 发生在突变位点,研究者仍可根据与之连锁的多态性单倍型推断该突变位点是否存在,从而可以解决单细胞扩增模板中等位基因丢失的问题。

NGS 的出现大大加速了 PGH 的技术革新,利用目标序列捕获芯片结合 NGS 技术快速筛选与致病基因突变位点连锁的单倍型信息,结合受检胚胎的突变位点信息和多态性位点信息,可有效消除单细胞全基因组扩增过程中 ADO 的影响,提高 SGD-PGD 的准确率。可以预见,基于 NGS 的 PGH 和基因突变点检测相结合的 PGD 是未来 SGD-PGD 的发展趋势。

4.3.7.3　NGS 在单基因遗传病分子诊断中的应用

单基因遗传病的早期诊断、预防和治疗,依赖于致病基因的发现、突变谱的鉴定及其功能研究。传统的单基因遗传病检测策略包括:候选基因法、功能克隆和定位克隆。其中,基于连锁遗传分析的定位克隆是定位遗传病致病基因最常用的方法。连锁分析利用多态性遗传标记位点,在家系中进行基因分型,再运用统计方法,计算遗传标记在家系中是否与疾病共分离。然而,有些疾病具有较大临床异质性和遗传异质性,表型复杂,难以确诊,采用此方法在定位范围内逐步测序耗时费力,有时甚至延误诊治。

NGS 的发展为单基因遗传病的分子诊断提供了新的技术手段。2009 年 9 月 Sarah 等[58]在 *Nature* 上发表了第一篇利用全外显子组测序研究遗传性疾病的方法学文章,通过对 Freeman-Sheldon 综合征患者的高通量测序,证实了 NGS 方法的准确性和可行性。他们将此项技术进一步应用于未知病因的遗传性疾病研究,成功揭示了 Miller 综合征的致病基因[59],证实 NGS 技术可用于发现罕见遗传性疾病的新致病基因。随后,通过外显子组测序又发现了 Schinzel-Giedion 综合征、Kabuki 综合征和家族性 β-脂蛋白过少血症等多种罕见遗传性疾病的新致病基因[60]。目前,基于 NGS 的全外显子组测序诊断率在 25%以上[61-62],已被建议为婴幼儿单基因遗传病[62]和未确诊遗传疾病[63]的首选分子检测方法。

4.3.7.4　NGS 在个体基因组检测和肿瘤基因检测中的应用

人类基因组的多态性差异造成了个体罹患各种疾病的不同风险和对药物的不同反应。发现这些与常见疾病相关的 DNA 序列多态位点,是了解引起人类疾病复杂原因的重要途径之一[64]。人类单核苷酸多态性和人类基因组单体型图计划的不断完善,以及相关临床意义的积累,使得个体基因组检测成为可能。临床医生可借助相关终端设备浏览患者全基因组图谱,了解患者整体遗传信息,为预防和诊疗提供指导性意见[65-66]。例如,目前比较成熟的基因检测 CYP2C19、ALDH2、BRCA1/2 和 MTHFR 等,可以较好地指导临床用药。NGS 的发展大大降低了测序费用,有利于推广个体化基因组检测。针对不同人群和疾病,建立检测靶基因或靶位点集,通过目标区域捕获和高通量测序,可大大提高检测效率,推动个体基因组检测的发展。肿瘤主要是由于细胞 DNA 突变不断积累,而导致细胞恶变的一种遗传相关性疾病。使用 NGS 肿瘤细胞基因组检测将特定基因与肿瘤关联,对肿瘤诊断和治疗有重要价值。有机构预测,至 2020 年将有 2 000 万新发癌症病例,其中绝大部分将发生在发展中国家[67]。高通量测序技术在肿瘤学的前期研究、临床诊断和治疗恢复方面都具有重要作用,为肿瘤研究提供了一种与基因芯片技术互补的新工具,可以进行肿瘤基因组序列的重测序,从而达到对肿瘤基因组拷贝数、基因相关性以及多态性的分析。

(王彦林,张军玉,马　端)

4.4　单细胞测序

单细胞分析技术悄然改变着我们对神经科学、胚胎发育、免疫学和肿瘤学等在内的生命科学中多个分支的认识。这一技术的出现加速了我们对复杂微环境中单个个体细胞功能的理解。研究表明,每一个细胞都是独一无二的,即使是在极其相似的同类型细胞中,基因表达也总是具有异质性[68-69],这种异质性的基础与其基因组表观遗传状态、生物钟、细胞周期、细胞所处微环境以及先天的转录"噪声"等的基础不同[70-75]。细胞与细胞之间的异质性是形成体内稳态不同功能和疾病发展不同阶段的重要因素,也是揭示生命活动的本质和规律,回答肿瘤学、干细胞生物学、免疫学、发育生物学以及神经科学中未能解决的众多问题,以及探究重大疾病起因、发展和治疗的关键。对单细胞的分析可以获得反映细胞所处状态和所经历过程中更准确、更全面的信息,这些对于研究细胞的信号传导、生理病理的过程和重大疾病的早期诊断十分重要。

近年来随着技术的发展,尤其是前文所介绍的高通量测序分析诊断技术的发展和完善,使得将单细胞分析技术和高通量测序技术相结合的单细胞测序技术得到突飞猛进的发展。单细胞测序在肿瘤研究(特别是循环肿瘤细胞 CTC)、干细胞多能性、细胞分化、胚胎发育、细胞治疗,以及 CRISPR 基因编辑等领域都有着广泛的应用。这一技术不仅仅是为了研究细胞的异质性状态,或者寻找新的生物标志物,更多的是为了阐释细胞的微观调控机制,在转化医学和个体化/精准医学的相关研究中会起到非常重要的作用,其成果有望为一些重要的医学问题提供新的解决方案。

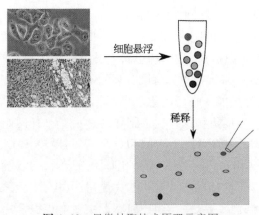

图 4-10　显微抽取技术原理示意图

4.4.1　单细胞的分离捕获

在对单细胞进行研究之前,首先必须能够可靠地分离捕获目标细胞。目前用来分离捕获单细胞的方法主要有以下四种。

4.4.1.1　显微抽取

显微抽取是利用玻璃微针在显微镜下从细胞悬浮液中每次捕获一个细胞转移到目的容器中(图 4-10)。

这个过程可以手动操作,也可以通过自动化系统进行。采用这种方法进行单细胞分离捕获,操作简单、价格低廉,但是通量较低,有人为因素干扰,存在降解的风险,仅适用于少量低复杂度的样品。

4.4.1.2　荧光激活细胞分选和质谱流式细胞技术

荧光激活细胞分选又被称为流式细胞分离技术(fluorescence-activated cell sorting, FACS)。这种方法是将包在鞘液中的细胞通过高频振荡控制的喷嘴,形成包含单个细胞的液滴,利用带有特定荧光标记的细胞才会激活荧光检测器这一特点,通过检测目标细胞表面附着的荧光染料产生的信号来分离细胞[76]。这种方法可以分选特定抗体标记的细胞类型,细胞活性较好、分析通量大,但是当抗体表达量较低时,荧光信号会很弱,可能会造成特定细胞类型的遗失。此外,单纯利用荧光信号来分选单细胞的效率不高,大约只有 50% 能够成功扩增。

近期发展出来的质谱流式细胞技术(mass cytometry)则是将流式细胞技术和质谱分选技术进行融合,利用质谱原理对单细胞进行多参数检测。这种融合技术既继承了流式细胞仪高速分析的优点,又具有质谱检测的高分辨率能力,能够在单细胞水平上同时分析超过 40 种细胞参数[77-78]。

目前质谱流式细胞技术主要采用的仪器是飞行时间细胞仪(cytometry by time of flight,CyTOF)。这种技术区别于传统流式细胞技术的地方主要在于标签系统和检测系统的不同。传统流式细胞技术主要使用各种荧光基团作为抗体的标签,而 CyTOF 则是使用各种金属元素来标记抗体,由于细胞本身不含有这些作为标签的金属元素,所以这种方法没有传统流式细胞技术的所谓自发荧光现象,从而可以降低信号背景。与传统的使用激光器和光电倍增管作为检测手段相比,使用电感耦合氩气等离子体(inductively coupled argon plasma,ICP)质谱技术作为检测手段的 CyTOF 具有更高的分辨率和原子量检测范围,可以同时检测上百个不同的参数。

使用 CyTOF 进行细胞实验时,首先将目标细胞放在通过螯合基团聚合物链共轭连接上纯化过的稳定重金属同位素的亲和试剂混合物(如抗体)中温育。这些探针绑在细胞中的靶标上,可以作为靶标表达水平的报告因子,然后细胞进入单细胞悬浮培养雾化。

在细胞进入质谱流式细胞仪后,会穿过一个氩等离子体,在这里通过断裂共价键产生自由原子,完成细胞充电过程。这样得到的带电离子再穿过一个四极杆,去除常见的生物元素,富集重金属报告离子,在飞行时间质谱仪(time of flight mass spectrometer, TOFMS)中根据荷质比进行分离。离子计数再转换为电信号,最终变成用于分析的数据(图 4-11)。质谱流式细胞技术虽然可以同时分析许多的细胞过程,但由于细胞需要雾化和电离,因此分析后是无法恢复其细胞活性的,而且质谱流式细胞仪的通量要低于荧光分析仪器,同时质谱报告因子的敏感度也会降低,所用量子荧光团(如 phycoerythrin)越多,就越难检测低水平表达的分子特征。

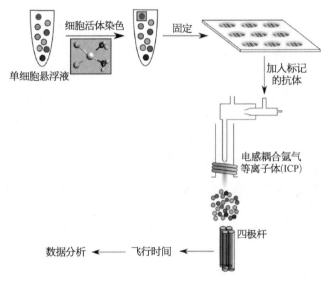

图 4-11 质谱流式细胞技术原理示意图

4.4.1.3 激光显微捕获切割

激光显微捕获切割(laser capture microdissection,LCM)是将组织置于显微载玻片上,表面覆盖一层热塑性膜(图 4-12 上)。通过激光脉冲激活热塑膜,聚焦在目标细胞上(图 4-12 中),然后通过机械变位,在直视下选择性地使目标细胞和组织碎片附着在膜上(图 4-12 下)。这种方法不需要用酶消化细胞,因此对于细胞内信号通路的影响较小。它可以直接在显微镜观察下捕获活体和被固定组织的细胞[79-80],捕获的细胞和组织碎片能保持较好的形态学特征,与塑料帽结合紧密,可以减少组织损失的风险。目前用 LCM技术进行单细胞捕获最大的挑战在于,如何只挑取待研究的细胞而避免周围细胞或者非

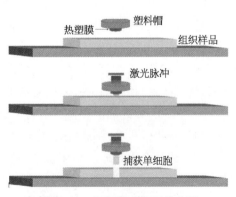

图 4-12 LCM 基本原理示意图

特异性碎片的污染。如果激光切割范围过小,可能会造成捕获不到完整的细胞,减少所得 RNA 量,影响后续检测分析,产生假阴性。如果激光切割范围过大,则会在样品中引入并不需要的 RNA,产生假阳性[81]。

4.4.1.4　微流控平台

随着微制造技术的快速发展及其向生物实验室的延伸,产生了完全集成的,并能执行从细胞培养、单细胞分离到 cDNA 合成和检测等生物化学所有步骤的微流控系统[82]。利用微流控平台进行单细胞分离,并且作为反应器制备单细胞高通量测序文库的技术近年来受到越来越多的关注。

目前按照微流控策略可以将这一技术分为芯片式和微滴式流控两种。相比较于微滴式流控,芯片式流控技术更加成熟。其中以 Fluidigm 公司开发的 C1 Single-Cell Auto Prep System 为代表的商业化芯片式微流控仪器,已经可以实现单细胞分离和文库扩增一体化,目前一块 C1 芯片最多可以捕捉 96 个单细胞[83-84]。这种芯片是通过将三层带有微液流通路的聚二甲基硅氧烷(polydimethylsiloxane, PDMS)层进行叠加,形成流控和反应通路两套相互隔绝的体系。不同的反应阶段,反应通路为每个细胞预制了一系列反应室。流控通路通过增强和释放压力来控制各个反应室之间的连接和隔离。在实验过程中,悬浮的细胞在流经与细胞大小相对匹配的捕获单元后,会以接近随机的方式嵌入滞留点,多余的细胞则被液流带出芯片。以 RNA-Seq 为例,每个细胞在各自独立的反应室中会依次完成裂解→反转录→扩增等步骤。各个细胞产物进入单独的存储孔后,可以用常规移液枪转移出来进行文库构建和修饰。但是,这种方法缺乏将这些转录测量与谱系信息相关联所必需的长期培养、后代捕获和延时成像能力。

Kimmerling 等最近研发出一个可以直接整合多代谱系跟踪记录的芯片外单细胞 RNA-seq 互补数据集的微流控平台,这个平台也通过将 RNA-seq 技术与分离单个细胞及其后代的新装置相结合,追踪来自一个“祖先”的几代细胞的详细谱系。跟踪细胞分化过程中基因表达的变化,对于研究干细胞或免疫细胞的成熟以及癌症细胞的发展过程特别重要[84]。在单细胞分析方面,与 FACS 以及 CyTOF 技术相比,微流控平台的缺点在于其通量较低,而所需费用较高。目前,对于没有工程和微流体专业知识的实验室,只能从少数几家公司购买这样的微流控平台。这种商业化的解决方案兴起的时间并不长,还有诸多限制和缺陷。新兴的微流体打印技术也许可以给研究人员提供一种类似个人定制的微流控平台,使单细胞技术向更加自由、多元的方向发展。只是这种微流体打印技术目前还缺少一致的标准和协议。对单细胞进行分离捕获需要特别注意的是,细胞在解离、分类和富集过程中,细胞的基因表达状态是否发生改变。例如,分散培养的细胞比较容易分离,但是会因为缺乏微环境的影响而造成实验结果不能反映细胞在整体条件下的真实状态。理想的情况是在组织或者天然微环境状态下,对细胞进行分离操作,这样可以减少因人为操作给细胞带来的影响。

4.4.2　单细胞全基因组扩增和测序

一个细胞里的基因组 DNA 或 RNA 仅仅处在皮克级水平，这么少的量目前很难达到测序仪的最低上样需求。因此，在进行单细胞测序之前必须先对单细胞内的微量核酸分子进行扩增，而且必须保证尽可能少地出现技术误差，以便开展后续的测序及其他研究。

用于单细胞全基因组 DNA 扩增（whole genome amplification，WGA）的方法主要有三大类。

第一类是基于 PCR 的方法，例如简并寡核苷酸引物 PCR（degenerate oligonucleotide primed PCR，DOP‐PCR）法[85]、引物延伸预扩增（primer extension preamplification，PEP）法[86]、连接介导 PCR（ligation-mediated PCR，LM‐PCR）法[87]。在实际应用中，这些基于 PCR 的全基因组 DNA 扩增方法会因 PCR 扩增效率或者共有序列（common sequences）密度的差异，出现非特异性扩增现象，造成大多数基因组信号的丢失。另外一些方法使用的热稳定聚合酶具有比热不稳定聚合酶更高的错误率，也会导致在扩增过程中引入更多的突变。

第二类方法是基于等温反应的扩增技术，如比较常用的多重置换扩增（multiple displacement amplification，MDA）。MDA 是使用随机引物和独特的 Phi 29 DNA 聚合酶在等温条件下沿着 DNA 模板合成 DNA，同时取代模板的互补链。被置换的互补链又成为新的模板来进行扩增。这种方法所使用的 Phi 29 DNA 聚合酶有很强的模板结合能力和 $3'{\rightarrow}5'$ 外切酶的校正功能，因此具有强大的延伸活性和高保真度，可以从极少量的 DNA 样本中扩增出大量高质量的 DNA。相较于基于 PCR 的扩增方法，MDA 能够降低序列本身 GC 含量造成的偏好性，对扩增覆盖度有较大提升，但依然是非线性扩增，仍然会存在序列偏差，造成非特异性扩增。尽管目前各种改进的策略［如单引物等温扩增（single primer isothermal amplification，SPIA[88]）］正在逐渐减少这种方法的各种缺陷，但是高覆盖率、高保真性和高特异性的扩增仍然是需要解决的问题[89]。

第三类用于单细胞全基因组 DNA 扩增的是将等温反应和 PCR 反应相结合的杂交方法。这其中受到最多关注和应用的是由谢晓亮院士团队发明的多次退火环状循环扩增技术（multiple annealing and looping-based amplification cycles，MALBAC）[90] 以及 Rubicon Genomics 公司研发的 PicoPLEX 技术[91]。这两种技术的原理基本相似。MALBAC 技术（图 4‐13）首先将单细胞双链基因组 DNA 在 94℃ 下变性成为单链 DNA，随后特殊设计的引物在 0℃ 均匀地结合到单链模板 DNA 上。在更高的温度（如 65℃）下通过具有链置换功能的 DNA 聚合酶延伸引物，生成不同序列长度的半扩增产物。在 94℃ 下变性 DNA，半扩增产物从模板上脱离。接下来通过温度循环，在进行上述步骤生产半扩增产物的同时，对半扩增产物进行进一步扩增，得到完整扩增产物。完整扩增产物 5′端和 3′端互补，在合适温度下可以环化。环化后的完整扩增产物可以防止进一步的扩增和序列杂交。而半扩增产物以及基因组 DNA 可以继续参与循环。环化的完整扩增产物即完成了拟线性的预扩增过程，随后可以用合适的引物进行 PCR 的指数扩增。这种方法通过采用特殊引物，使得扩增子的结尾互补成环，从而达到近乎线性的扩增，可以

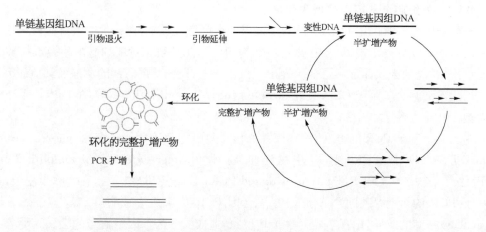

图 4-13　MALBAC 技术的基本原理示意图

降低非线性扩增的偏好性。

　　这三类全基因组 DNA 扩增的方法各有优缺点(表 4-1)。基于 PCR 的扩增方法,例如 DOP-PCR,操作简单,最低起始模板量为 50 pg 左右,产物片段一般为 0.5～10 kb,适用于比较基因组杂交(comparative genomic hybridization,CGH)、单链构象多态性(single strand conformation polymorphism,SSCP)分析、SNP 分型和短串联重复序列(short tandem repeat,STR)分型实验。这种方法在起始量低时,扩增偏差会增大。

表 4-1　三类全基因组 DNA 扩增方法优缺点比较

	基于 PCR 的扩增方法	基于等温反应的扩增方法	杂交方法
不均一性	低	高	低
假阳性率	高	低	中等
假阴性率	高	低	中等

　　基于等温反应的扩增方法 MDA 最低起始模板量可达 10 pg,50 ng 的起始模板可得到 10～20 μg 的产物,而且有很好的忠实性。与 DOP-PCR 相似,在起始模板量低时扩增的偏差会较大。

　　MALBAC 技术最低模板起始量可以只有几个皮克,扩增结果可靠,可重复性较好。但是在模板量极低时,扩增难度会加大。相比较而言,这种方法更适合与高通量测序技术相结合,进行单细胞基因组测序。

　　MALBAC 技术结合高通量测序的方法,已经被应用于人类单个精子以及卵细胞的高精度全基因组测序研究中[92-93]。这项研究可以在大幅度提高辅助生殖成功率的同时,降低严重先天性遗传缺陷婴儿的出生率,提高人口素质。谢晓亮、乔杰、汤富酬等的研究团队已成功将这项技术应用于胚胎植入前遗传学诊断的临床试验中[94]。此外,单细胞基因组测序的方法也已被应用于癌症患者单个外周血循环肿瘤细胞(circulating tumor cell，CTC)的全基因组研究中，实现了对外周血循环肿瘤细胞基因组的高通量测序，为癌症的早期无创诊断提供了新的契机[95]。

4.4.3　单细胞转录组分析

单细胞转录组分析是在全基因组范围内对基因调节网络进行研究，适用于干细胞以及胚胎发育早期有高度异质性的细胞群体，可以与目的基因过表达、沉默或敲除技术相结合，用于揭示细胞中基因表达调控机制的研究。此外，结合活细胞成像技术可以对细胞分化、重编程、转分化以及相关的基因表达调节网络进行更加深入的研究。理论上，单细胞转录组分析也可应用于临床，在生理以及病理情况下对基因表达的动力学变化进行连续追踪，检测疾病的进展。

早期对单细胞基因表达分析是利用实时 PCR 或者在体外对单细胞 RNA 进行扩增后结合基因芯片技术对单细胞或者微量细胞的基因表达进行研究。但是，实时 PCR 方法偏向于研究者选择的特定基因，通量低。基因芯片的方法可以提高通量，在全转录组的水平上对单细胞基因表达进行研究，但是这种方法相比较于近期发展起来的与高通量测序技术相结合的单细胞转录组测序方法，即单细胞 RNA-Seq 技术，在灵敏度和动态范围方面都受到诸多限制[96]。另外，基因芯片对于样品的起始量要求比 RNA-Seq 方法高，一般基因芯片的核酸上样量都在微克级别，而 RNA-Seq 对样品的要求在纳克级别。大量样品的 RNA-Seq 在前面章节已有介绍，单细胞 RNA-Seq 与之不同之处在于，一般单个哺乳动物细胞所含总 RNA 量在皮克级别，因此在测序上样之前需要对单细胞 RNA 进行体外扩增。

因为目前的技术还无法直接对 RNA 分子进行测序，一般都需要首先将细胞 RNA 反转录为 cDNA，对 cDNA 进行扩增，构建 cDNA 文库。用于单细胞 RNA-Seq 的 cDNA 扩增方法主要有三大类。

(1) 基于 PCR 的指数扩增方法[97]　基于 PCR 的指数扩增方法的特点是扩增速度快、操作步骤简单，但是容易造成引物二聚体和副产物的堆积；另外，由于序列的不均一性，扩增容易造成偏差。

(2) 基于体外转录的线性扩增方法[98]　基于体外转录(*in vitro* transcription，IVT)的线性扩增方法对 cDNA 进行的是线性扩增，偏差较小，但是扩增效率较低，通常需要多轮扩增，操作烦琐。

(3) 利用 Phi29 DNA 聚合酶扩增环化的单细胞 cDNA 的方法[99]　利用 Phi29 DNA 聚合酶扩增环化的单细胞 cDNA 的方法(phizq-mRNA amplification，PMA)可以扩增完整的全长 cDNA 拷贝，对于后续如可变剪接等非常重要。但是，PMA 方法对于低丰度的 mRNA 的覆盖度相对较低，有可能造成原始 mRNA 3′端序列的缺失。

这三大类方法通过不断的改进又各自延伸出不同的技术。例如，基于 PCR 的指数扩增方法，目前又可以分为 Poly(A)-tailing 和 Template switching 两种不同的类型，其中 Template switching 中最具代表性的是 RNA 转录本 5′端转换机制(switching mechanism at 5′ end of the RNA transcript，SMART)。在传统的体外转录对单细胞 RNA 进行线性扩增的基础上，又发展出 CEL-Seq(cell expression by linear amplification and sequencing)[98]和 MARS-Seq(massively parallel RNA single-cell sequencing)[100]技术。STRT(single-cell tagged reverse transcription)技术[101]则可以通过磁珠亲和吸附 5′端标记的扩增后 cDNA 结合全长度覆盖来保护 RNA-Seq 的方向信息[96]。这些方法各有优缺点，在应用中需要结合实际研究目的，谨慎选择扩增和建库的方法。

单细胞 RNA-Seq 目前在基础和临床研究上都有一些初步应用。Treutlein 等通过芯片微流控技术捕获单细胞，应用 SMART 技术对单细胞 cDNA 进行扩增，结合高通量测序确定小鼠肺部不同上皮细胞亚型的特异性标志物[102]。Trapnell 等在研究人类原代成肌细胞体外向骨骼肌分化的轨迹过程中，利用单细胞 RNA-Seq 方法发现了 8 种在分化各阶段调控 1 000 个以上基因差异表达的转录因子[103]。Yan 等则利用单细胞 RNA-Seq 技术，通过分析不同时间点的人类早期胚胎细胞基因表达情况，发现了 2 000 多个全新的可能参与人类早期胚胎基因表达调控的长链非编码 RNA[104]。Tanget 等通过单细胞 RNA-Seq 在体外研究胚胎内细胞团向胚胎干细胞转化机制的过程中，观察到包括新陈代谢基因在内的分子和转录本可变剪切发生了显著变化。这一发现有助于研究疾病组织中成熟细胞的转变发生机制[105]。

随着测序方法的快速发展，单细胞 RNA-Seq 进入临床，实现对患者的个体化治疗也必将成为现实。Ramsköld 等通过对黑色素瘤患者外周血分离出的 CTCs 做单细胞 RNA-Seq，发现几个可能与 CTCs 的侵袭力和帮助 CTC 逃脱免疫系统能力相关的膜蛋白表达异常[106]。研究人员所使用的 SMART-Seq 方法可以获得全长转录本，进而能够通过寻找相关 SNPs 来确定哪些 CTCs 来自黑色素瘤。这一研究表明，CTCs 的单细胞 RNA-Seq 有希望帮助识别肿瘤在体内真正的起源，改善对患者的治疗。

4.4.4　单细胞平行测序

不管是单细胞基因组还是转录组测序，都只能对单细胞的单个组学进行分析，很难在一个时空内对单细胞遗传物质进行研究。Macaulay 等于 2015 年 4 月在 *Nature Methods* 上发布了一项可以对单细胞基因组和转录组进行同时测序的方法，即 G&T-Seq 技术[107]。这一整合技术通过平行分析单细胞基因型与表型之间的关系，能够揭示单个细胞内 DNA 遗传信息指导细胞状态的调控机制，阐释细胞内部精确表达调控的机制。

此后，*Nature Methods* 又于 2016 年 1 月发布了一项 Angermueller 等研发的单细胞平行测序技术，即单细胞表观基因组与转录组平行测序方法(scM&T-seq)。这一方法通过并行分析同一单细胞的 DNA 甲基化组和转录组，精确描绘单细胞 DNA 甲基化异质性与特定基因表达之间的关系[108]。

平行测序技术的提出，为同时研究单细胞多个不同的分子层提供了新的机会。但是，要了解单细胞基因表达与基因型或者 DNA 甲基化之间的关系，仍然还有很长的路要走。这些技术不管对于了解发育、衰老和癌症的分子基础，还是对于遗传性疾病的发生机制及诊断研究都具有重要意义。

4.4.5　挑战和展望

单细胞测序技术在过去几年中获得了飞速发展,新的方法和技术不断涌现,在肿瘤、发育生物学、神经科学、微生物等领域取得了丰硕的成果。但是,这项技术还存在诸多问题,在实际应用中,尤其是在临床诊断的应用中,仍然面临诸多挑战。比如在基因组DNA或转录组cDNA扩增过程中可能出现的偏差性、非特异性,在建库过程中存在的污染、检测灵敏度、技术背景噪声、可重复性等问题,均会使之后的数据分析变得困难。未来几年,随着细胞分离通量的提高、基因组转录组扩增技术的改进和发展、测序技术通量的提升和成本的下降以及数据分析方法和工具的进步,单细胞测序技术应用领域会越来越广泛,将会更广泛地应用于产前诊断、个体化精准医疗中。

除此之外,单细胞多组学平行测序技术的出现和发展,让分析单细胞基因型与表型之间的关系变成可能,可以阐明更多目前尚未解释清楚的生命科学问题。结合单细胞甲基化分析技术,将来可以用于分析复杂疾病基因异常表达的调控机制,为疾病临床诊断提供实验依据。

（王云杰，任兆瑞）

参考文献

[1] Arnott D, Shabanowitz J, Hunt D F. Mass spectrometry of proteins and peptides: sensitive and accurate mass measurement and sequence analysis. Clin Chem, 1993, 39(9): 2005-2010.

[2] Stults J T. Matrix-assisted laser desorption/ionization mass spectrometry (MALDI-MS). Curr Opin Struct Biol, 1995, 5(5): 691-698.

[3] Mann M, Talbo G. Developments in matrix-assisted laser desorption/ionization peptide mass spectrometry. Curr Opin Biotechnol, 1996, 7(1): 11-19.

[4] Wieser A, Schneider L, Jung J. et al. MALDI-TOF MS in microbiological diagnostics-identification of microorganisms and beyond (mini review). Appl Microbiol Biotechnol, 2012, 93(3): 965-974.

[5] Welker M, Moore E R. Applications of whole-cell matrix-assisted laser-desorption/ionization time-of-flight mass spectrometry in systematic microbiology. Syst Appl Microbiol, 2011, 34(1): 2-11.

[6] Bille E, Dauphin B, Leto J, et al. MALDI-TOF MS Andromas strategy for the routine identification of bacteria, mycobacteria, yeasts, *Aspergillus* spp. and positive blood cultures. Clin Microbiol Infect, 2012, 18(11): 1117-1125.

[7] Jurinke C, van den Boom D, Cantor C R, et al. The use of MassARRAY technology for high throughput genotyping. Adv Biochem Eng Biotechnol, 2002, 77: 57-74.

[8] Jurinke C, Denissenko M F, Oeth P, et al. A single nucleotide polymorphism based approach for the identification and characterization of gene expression modulation using MassARRAY. Mutat

Res，2005，573(1-2)：83-95.

[9] Yang H，Yang K，Khafagi A，et al. Sensitive detection of human papillomavirus in cervical，head/neck，and schistosomiasis-associated bladder malignancies. Proc Natl Acad Sci U S A，2005，102(21)：7683-7688.

[10] Thomas R K，Baker A C，Debiasi RM，et al. High-throughput oncogene mutation profiling in human cancer. Nat Genet，2007，39(3)：347-351.

[11] Zhang X J，Huang W，Yang S，et al. Psoriasis genome-wide association study identifies susceptibility variants within LCE gene cluster at 1q21. Nat Genet，2009，41(2)：205-210.

[12] Quan C，Ren Y Q，Xiang L H，et al. Genome-wide association study for vitiligo identifies susceptibility loci at 6q27 and the MHC. Nat Genet，2010，42(7)：614-618.

[13] Sun L D，Cheng H，Wang Z X，et al. Association analyses identify six new psoriasis susceptibility loci in the Chinese population. Nat Genet，2010，42(11)：1005-1009.

[14] Sun L D，Xiao F L，Li Y，et al. Genome-wide association study identifies two new susceptibility loci for atopic dermatitis in the Chinese Han population. Nat Genet，2011，43(7)：690-694.

[15] Zhang F R，Huang W，Chen S M，et al. Genomewide association study of leprosy. N Engl J Med，2009，361(27)：2609-2618.

[16] Imamura M，Takahashi A，Yamauchi T，et al. Genome-wide association studies in the Japanese population identify seven novel loci for type 2 diabetes. Nat Commun，2016，7：10531.

[17] Yan X J，Xu J，Gu Z H，et al. Exome sequencing identifies somatic mutations of DNA methyltransferase gene DNMT3A in acute monocytic leukemia. Nat Genet，2011，43(4)：309-315.

[18] Lo Y M，Tsui N B，Chiu R W，et al. Plasma placental RNA allelic ratio permits noninvasive prenatal chromosomal aneuploidy detection. Nat Med，2007，13(2)：218-223.

[19] Clark R M，Schweikert G，Toomajian C，et al. Common Sequence Polymorphisms Shaping Genetic Diversity in Arabidopsis thaliana. Science，2007，317(5836)：338-342.

[20] Schaid D J，Guenther J C，Christensen G B，et al. Comparison of microsatellites versus single-nucleotide polymorphisms in a genome linkage screen for prostate cancer-susceptibility loci. Am J Hum Genet，2004，75(6)：948-965.

[21] Hu N，Wang C，Ng D，et al. Genomic characterization of esophageal squamous cell carcinoma from a high-risk population in China. Cancer Res，2009，69(14)：5908-5917.

[22] Consortium M，Shi L，Reid L H，et al. The MicroArray Quality Control (MAQC) project shows inter-and intraplatform reproducibility of gene expression measurements. Nat Biotechnol，2006，24(9)：1151-1161.

[23] Tang W，Wang W，Chen D，et al. Transposase-derived proteins FHY3/FAR1 interact with phytochrome-interacting factor1 to regulate chlorophyll biosynthesis by modulating HEMB1 during deetiolation in Arabidopsis. Plant Cell，2012，24(5)：1984-2000.

[24] Dave S S，Fu K，Wright G W，et al. Molecular diagnosis of Burkitt's lymphoma. N Engl J Med，2006，354(23)：2431-2442.

[25] Holleman A，Cheok M H，den Boer M L，et al. Gene-expression patterns in drug-resistant acute

lymphoblastic leukemia cells and response to treatment. N Engl J Med, 2004, 351(6): 533-542.

[26] Valk P J, Verhaak R G, Beijen M A, et al. Prognostically useful gene-expression profiles in acute myeloid leukemia. N Engl J Med, 2004, 350(16): 1617-1628.

[27] Wilson M, Derisi J, Kristensen H H, et al. Exploring drug-induced alterations in gene expression in Mycobacterium tuberculosis by microarray hybridization. Proc Natl Acad Sci U S A, 1999, 96 (22): 12833-12838.

[28] Dick K J, Nelson C P, Tsaprouni L, et al. DNA methylation and body-mass index: a genome-wide analysis. Lancet, 2014, 383(9933): 1990-1998.

[29] Li J, Liu K, Liu Y, et al. Exosomes mediate the cell-to-cell transmission of IFN-alpha-induced antiviral activity. Nat Immunol, 2013, 14(8): 793-803.

[30] Wang Y, Li Z, Zheng S, et al. Expression profile of long non-coding RNAs in pancreatic cancer and their clinical significance as biomarkers. Oncotarget, 2015, 6(34): 35684-35698.

[31] Xu X L, Xing B C, Han H B, et al. The properties of tumor-initiating cells from a hepatocellular carcinoma patient's primary and recurrent tumor. Carcinogenesis, 2010, 31(2): 167-174.

[32] Miller D T, Adam M S, Biesecker L G, et al. Consensus statement: chromosomal microarray is a first-tier clinical diagnostic test for individuals with developmental disabilities or congenital anomalies. Am J Hum Genet, 2010, 86(5): 749-764.

[33] Wu N, Ming X, Xiao J, et al. TBX6 null variants and a common hypomorphic allele in congenital scoliosis. N Engl J Med, 2015, 372(4): 341-350.

[34] Xu S, Qin S, Gu X, et al. Rapid detection of glycogen storage disease type Ia by DNA microarray. Clin Chem Lab Med, 2010, 48(9): 1229-1234.

[35] Hodges E, Xuan Z, Balija V, et al. Genome-wide in situ exon capture for selective resequencing. Nat Genet, 2007, 39(12): 1522-1527.

[36] Biesecker L G. Exome sequencing makes medical genomics a reality. Nat Genet, 2010, 42(1): 13-14.

[37] Levin J Z, Yassour M, Adiconis X, et al. Comprehensive comparative analysis of strand-specific RNA sequencing methods. Nat Methods, 2010, 7(9): 709-715.

[38] Moorthie S, Mattocks C J, Wright C F. Review of massively parallel DNA sequencing technologies. Hugo J, 2011, 5(1-4): 1-12.

[39] No Authors Listed. Ten years of methods. Nat Methods, 2014, 11(10): 1000-1001.

[40] Quail M A, Kozarewa I, Smith F, et al. A large genome center's improvements to the Illumina sequencing system. Nat Methods, 2008, 5(12): 1005-1010.

[41] Minoche A E, Dohm J C, Himmelbauer H. Evaluation of genomic high-throughput sequencing data generated on Illumina HiSeq and genome analyzer systems. Genome Biol, 2011, 12(11): R112.

[42] Bentley D R, Balasubramanian S, Swerdlow H P, et al. Accurate whole human genome sequencing using reversible terminator chemistry. Nature, 2008, 456(7218): 53-59.

[43] Huang X, Feng Q, Qian Q, et al. High-throughput genotyping by whole-genome resequencing. Genome Res, 2009, 19(6): 1068-1076.

［44］ Choi M，Scholl U I，Ji W，et al. Genetic diagnosis by whole exome capture and massively parallel DNA sequencing. Proc Natl Acad Sci U S A，2009，106(45)：19096-19101.

［45］ Lohmann K，Klein C. Next generation sequencing and the future of genetic diagnosis. Neurotherapeutics，2014，11(4)：699-707.

［46］ Harismendy O，Ng P C，Strausberg R L，et al. Evaluation of next generation sequencing platforms for population targeted sequencing studies. Genome Biol，2009，10(3)：R32.

［47］ Merriman B，Ion Torrent R，Team D，et al. Progress in ion torrent semiconductor chip based sequencing. Electrophoresis，2012，33(23)：3397-3417.

［48］ Morozova O，Hirst M，Marra M A. Applications of new sequencing technologies for transcriptome analysis. Annu Rev Genomics Hum Genet，2009，10：135-151.

［49］ Pickrell J K，Marioni J C，Pai A A，et al. Understanding mechanisms underlying human gene expression variation with RNA sequencing. Nature，2010，464(7289)：768-772.

［50］ Chetty S，Garabedian M J，Norton M E. Uptake of noninvasive prenatal testing (NIPT) in women following positive aneuploidy screening. Prenat Diagn，2013，33(6)：542-546.

［51］ Lo Y M，Corbetta N，Chamberlain P F，et al. Presence of fetal DNA in maternal plasma and serum. Lancet，1997，350(9076)：485-487.

［52］ Norwitz E R，Levy B. Noninvasive prenatal testing：the future is now. Rev Obstet Gynecol，2013，6(2)：48-62.

［53］ Martin J，Cervero A，Mir P，et al. The impact of next-generation sequencing technology on preimplantation genetic diagnosis and screening. Fertil Steril，2013，99(4)：1054-1061.

［54］ Treff N R，Forman E J，Scott R T Jr. Next-generation sequencing for preimplantation genetic diagnosis. Fertil Steril，2013，99(6)：e17-18.

［55］ Simpson J L，Rechitsky S，Kuliev A. Next-generation sequencing for preimplantation genetic diagnosis. Fertil Steril，2013，99(5)：1203-1204.

［56］ Renwick P，Trussler J，Lashwood A，et al. Preimplantation genetic haplotyping：127 diagnostic cycles demonstrating a robust，efficient alternative to direct mutation testing on single cells. Reprod Biomed Online，2010，20(4)：470-476.

［57］ Gutierrez-Mateo C，Sanchez-Garcia JF，Fischer J，et al. Preimplantation genetic diagnosis of single-gene disorders：experience with more than 200 cycles conducted by a reference laboratory in the United States. Fertil Steril，2009，92(5)：1544-1556.

［58］ Ng S B，Turner E H，Robertson P D，et al. Targeted capture and massively parallel sequencing of 12 human exomes. Nature，2009，461(7261)：272-276.

［59］ Ng S B，Buckingham K J，Lee C，et al. Exome sequencing identifies the cause of a mendelian disorder. Nat Genet，2010，42(1)：30-35.

［60］ Bamshad M J，Ng S B，Bigham A W，et al. Exome sequencing as a tool for Mendelian disease gene discovery. Nat Rev Genet，2011，12(11)：745-755.

［61］ Yang Y，Muzny D M，Reid J G，et al. Clinical whole-exome sequencing for the diagnosis of mendelian disorders. N Engl J Med，2013，369(16)：1502-1511.

［62］ Stark Z，Tan T Y，Chong B，et al. A prospective evaluation of whole-exome sequencing as a first-tier molecular test in infants with suspected monogenic disorders. Genet Med, 2016, 18(11): 1090-1096.

[63] Trujillano D, Bertoli-Avella A M, Kumar Kandaswamy K, et al. Clinical exome sequencing: results from 2819 samples reflecting 1000 families. Eur J Hum Genet, 2017, 25(2): 176-182.

[64] Shastry B S. SNP alleles in human disease and evolution. J Hum Genet, 2002, 47(11): 561-566.

[65] Zhang W, Ng H W, Shu M, et al. Comparing genetic variants detected in the 1000 genomes project with SNPs determined by the International HapMap Consortium. J Genet, 2015, 94(4): 731-740.

[66] International HapMap C. The international hapmap project. Nature, 2003, 426(6968): 789-796.

[67] Schweiger M R, Kerick M, Timmermann B, et al. The power of NGS technologies to delineate the genome organization in cancer: from mutations to structural variations and epigenetic alterations. Cancer Metastasis Rev, 2011, 30(2): 199-210.

[68] Huang S. Non-genetic heterogeneity of cells in development: more than just noise. Development, 2009, 136(23): 3853-3862.

[69] Li L, Clevers H. Coexistence of quiescent and active adult stem cells in mammals. Science, 2010, 327(5965): 542-545.

[70] Hayashi K, Lopes S M, Tang F, et al. Dynamic equilibrium and heterogeneity of mouse pluripotent stem cells with distinct functional and epigenetic states. Cell Stem Cell, 2008, 3(4): 391-401.

[71] Panda S, Hogenesch J B, Kay S A. Circadian rhythms from flies to human. Nature, 2002, 417 (6886): 329-335.

[72] Maury E, Ramsey K M, Bass J. Circadian rhythms and metabolic syndrome: from experimental genetics to human disease. Circulation Research, 2010, 106(3): 447-462.

[73] Wittenberg C, Reed S I. Cell cycle-dependent transcription in yeast: promoters, transcription factors, and transcriptomes. Oncogene, 2005, 24(17): 2746-2755.

[74] Arias A M, Hayward P. Filtering transcriptional noise during development: concepts and mechanisms. Nature Reviews Genetics, 2006, 7(1): 34-44.

[75] Losick R, Desplan C. Stochasticity and cell fate. Science, 2008, 320(5872): 65-68.

[76] Herzenberg L A, Parks D, Sahaf B, et al. The history and future of the fluorescence activated cell sorter and flow cytometry: A view from Stanford. Clin. Chem, 2002, 48(10): 1819-1827.

[77] Spitzer M H, Nolan G P. Mass cytometry: single cells, many features. Cell, 2016, 165 (4): 780-791.

[78] Bendall S C, Simonds E F, Qiu P, et al. Single-cell mass cytometry of differential immune and drug responses across a human hematopoietic continuum. Science, 2011, 332(6030): 687-696.

[79] Walch A, Specht K, Smida J, et al. Tissue microdissection techniques in quantitative genome and gene expression analyses. Histochem Cell Biol, 2001, 115(4): 269-276.

[80] Podgorny O V. Live cell isolation by laser microdissection with gravity transfer. J Biomed Opt, 2013, 18(5): 55002.

[81] Hodne K, Weltzien F A. Single-cell isolation and gene analysis: pitfalls and possibilities.

International Journal of Molecular Sciences, 2015, 16(11): 26832-26849.

[82] Sackmann E K, Fulton A L, Beebe D J. The present and future role of microfluidics in biomedical research. Nature, 2014, 507: 181-189.

[83] Szulwach K E, Chen P, Wang X, et al. Single-cell genetic analysis using automated microfluidics to resolve somatic mosaicism. Plos One, 2015, 10(8): e0135007.

[84] Kimmerling R J, Szeto G L, Li J W, et al. A microfluidic platform enabling single-cell RNA-seq of multigenerational lineages. Nature Communications, 2016, 7(10220): 1-7.

[85] Telenius H, Carter N P, Bebb C E, et al. Degenerate oligonucleotide-primed PCR: general amplification of target DNA by a single degenerate primer. Genomics, 1992, 13(3): 718-725.

[86] Zhang L, Cui X, Schmitt K, et al. Whole genome amplification from a single cell: implications for genetic analysis. Proc Natl Acad Sci USA, 1992, 89(13): 5847-5851.

[87] Serrao E, Cherepanov P, Engelman A N. Amplification, Next-generation sequencing, and genomic DNA mapping of retroviral integration sites. J Vis Exp, 2016, 109: e53840.

[88] Kurn N, Chen P, Heath J D, et al. Novel Isothermal, Linear nucleic acid amplification systems for highly multiplexed applications. Clinical Chemistry, 2005, 51(10): 1973-1981.

[89] Gawad C, Koh W, Quake S R. Single-cell genome sequencing: current state of the science. Nat Rev Genet, 2016, 17(3): 175-188.

[90] Zong C, Lu S, Chapman A R, et al. Genome-wide detection of single-nucleotide and copy-number variations of a single human cell. Science, 2012, 338(6114): 1622-1626.

[91] Langmore J P. Rubicon genomics, Inc. Pharmacogenomics, 2002, 3(4): 557-560.

[92] Lu S, Zong C, Fan W, et al. Probing meiotic recombination and aneuploidy of single sperm cells by whole-genome sequencing. Science, 2012, 338(6114): 1627-1630.

[93] Hou Y, Fan W, Yan L, et al. Genome analyses of single human oocytes. Cell, 2013, 155(7): 1492-1506.

[94] Yan L, Huang L, Xu L, et al. Live births after simultaneous avoidance of monogenic diseases and chromosome abnormality by next- generation sequencing with linkage analyses. PNAS, 2015, 112(52): 15964-15969.

[95] Ni X, Zhuo M, Su Z, et al. Reproducible copy number variation patterns among single circulating tumor cells of lung cancer patients. PNAS, 2013, 110(52): 21083-21088.

[96] Saliba A, Westermann A J, Gorski SA. Single-cell RNA-seq: advances and future challenges. Nucleic Acids Res, 2014, 42(14): 8845-8860.

[97] Tang F, Barbacioru C, Wang Y, et al. mRNA-seq whole-transcriptome analysis of a single cell. Nat Methods, 2009, 6(5): 377-382.

[98] Hashimshony T, Wagner F, Sher N, et al. CEL-seq: single-cell RNA-seq by multiplexed linear amplification. Cell Rep, 2012, 2(3): 666-673.

[99] Pan X, Durrett R E, Zhu H, et al. Two methods for full-length RNA sequencing for low quantities of cells and single cells. PNAS, 2013, 110(2): 594-599.

[100] Jaitin D A, Kenigsberg E, Keren-Shaul H, et al. Massively parallel single-cell RNA-seq for marker-free decomposition of tissues into cell types. Science, 2014, 343(6172): 776-779.

[101] Islam S, Zeisel A, Joost S, et al. Quantitative single-cell RNA – seq with unique molecular identifiers. Nat Methods, 2014, 11(1): 163–166.

[102] Treutlein B, Brownfield D G, Wu A R, et al. Reconstructing lineage hierarchies of the distal lung epithelium using single-cell RNA–seq. Nature, 2014, 509(7500): 371–375.

[103] Trapnell C, Cacchiarelli D, Grimsby J, et al. The dynamics and regulators of cell fate decisions are revealed by pseudotemporal ordering of single cells. Nat Biotechnol, 2014, 32(4): 381–386.

[104] Yan L, Yang M, Guo H, et al. Single-cell RNA – seq profiling of human preimplantation embryos and embryonic stem cells. Nat Struct Mol Biol, 2013, 20(9): 1131–1139.

[105] Tang F, Barbacioru C, Bao S, et al. Tracing the derivation of embryonic stem cells from the inner cell mass by single-cell RNA–seq analysis. Cell Stem Cell, 2010, 6(5): 468–478.

[106] Ramsköld D, Luo S, Wang Y C, et al. Full-length mRNA–seq from single-cell levels of RNA and individual circulating tumor cells. Nat Biotechnol, 2012, 30(8): 777–782.

[107] Macaulay I C, Haerty W, Kumar P, et al. G & T – seq: parallel sequencing of single-cell genomes and transcriptomes. Nat Methods, 2015, 12(6): 519–522.

[108] Angermueller C, Clark S J, Lee H J, et al. Parallel single-cell sequencing links transcriptional and epigenetic heterogeneity. Nat Methods, 2016, 13(3): 229–232.

第 5 章　人类基因组芯片扫描和高通量测序报告的解读

人类基因及基因组检测为临床服务已有 60 多年的历史。各种基因及基因组检测技术[染色体核型分析技术、荧光原位杂交技术(florescence *in situ* hybridization，FISH)、基因组芯片扫描技术(chromosomal microarray analysis，CMA)、Southern 印记法、Sanger 测序技术、各种 PCR 基因扩增技术及高通量基因组测序技术(NGS)等]的发展及临床应用，检出了大量的基因及基因组变异，极大地促进了人们对于这些变异与疾病关系的理解，也对基因及基因组病的诊断、治疗、预防及健康管理起到了巨大的推动作用。人类基因及基因组临床检测体系的持续改善，可以确保获得可靠的检测样本、准确的检测结果及与临床实践相适应的实验室检测报告。然而，CMA 和 NGS 技术，尤其是后者，在过去十余年中的快速发展及在临床的广泛应用，给人类基因及基因组临床检测体系带来了巨大的挑战。这些挑战涉及体系中的各个环节，包括临床适用指征，检测平台的设计要求，实验操作流程和质量控制，数据的分析、存储和转移，选用的技术平台的实验结果验证，基因及基因组变异与疾病相关性的解释，以及患者检测前后的遗传咨询等。但最大的挑战是海量数据的获得使得对这些数据的分析和解读尤为困难。主要原因在于，就目前的知识而言，人们对许多检测到的基因及基因组变异的功能以及与疾病的关系还不了解。

由于 CMA 和 NGS 技术的临床应用在美国和欧洲起步比较早，专家共识及相应的行业指南也相对完善，在本章中我们主要依据欧美的材料，并结合中国的情况以及我们实验室自身的实践，只针对 CMA 和 NGS 技术在临床实验室检测结果的解读原则做一概述，并不涉及人类基因及基因组临床检测体系中的其他环节。本章阐述的内容还进一步限定在产后基因及基因组检测的结果解读(postnatal genetic/genomic testing)和固有的基因及基因组的变异(constitutional genetic and genomic variations)。而有关 CMA 和 NGS 技术在体细胞变异导致肿瘤的分子诊断、预后判断、精准治疗药物的选择、治疗过程的监控、复发克隆的检出，以及基因及基因组病(genetic diseases and genomic disorders)孕前检测、产前检测、新生儿筛查等领域应用的结果解读不包括在内。

5.1　基因组芯片扫描技术检测结果解读

5.1.1　基因组芯片扫描技术简介

CMA技术主要用于检测基因组中存在的拷贝数变异（copy number variant，CNV）。依据设计原理的不同，目前临床应用的主要CMA平台有两类：微阵列比较基因组杂交（array-CGH）芯片和单核苷酸多态性微阵列（single nucleotide polymorphism array，SNP）芯片。除了能检测CNV，SNP芯片还能检测基因组中存在的杂合缺失（absence of heterozygosity，AOH）。近年来，array-CGH平台技术也引入了能够检测AOH的设计。所以，尽管原理有所不同，两大平台在临床应用的适用范围已无太大的差异[1-2]。

比起染色体核型分析，CMA有明显的优势，主要包括：① CMA能比较准确、客观地界定CNV的区间及大小，而核型分析要依赖对染色体区带的主观观察和判断；② CMA可检出几十碱基的基因组片段缺失或重复，而550条带的核型分析可达到的最高分辨率是5～10 Mb，相比较，CMA比核型分析的分辨率高近千倍；③ CMA可在全基因组水平上同时检测多种染色体不平衡导致的基因或基因组病，而核型分析将会漏掉5～10 Mb以下的缺失和（或）重复；④ 与核型分析相比，CMA检测不需要进行细胞培养，几乎可用于任何组织的DNA分析，不但缩短了实验周期，扩大了标本的检测类型，也在一定程度上消除了一些细胞在培养过程中选择性的生长优势或劣势，使检测的结果更加客观；⑤ SNP信息融入CMA技术之中，不但能检出CNV，还能检测AOH的存在，进而推断可能存在的单亲二倍体（uniparental disomy，UPD）、受检个体父母间的亲缘关系和一定比例的嵌合体；⑥ 更容易通过网络搜索和传输数据（a ready interface of the data with genome browsers and databases）。与染色体核型分析相比，CMA技术的局限性在于：① 不能检测染色体平衡易位、倒位及复杂性重排；② 不能区分自由的三体型（free trisomy）和罗伯逊易位（Robertsonian translocation）；③ 不能确定复杂性基因组重排的机制；④ 不能或不容易检测到（取决于选用的技术平台）多倍体（三倍体和四倍体）。

与目前NGS基础之上的全基因组测序（NGS-based whole genome sequencing）分析技术相比，CMA具有技术操作简单、数据分析快速、结果解释容易等特点。但随着NGS全基因组测序价格的快速下降，CMA检测技术的应用将会逐渐减少，因为CMA与染色体核型分析技术相比所存在的局限性，NGS都可以弥补；而且NGS的下列功能，如检测点变异、检测微小片段的重复和缺失（低于探针覆盖和检测能力以下）、检测出低比例嵌合体（<10%）、检出基因表达异常和甲基化异常等，CMA也不具备。

2010年美国医学基因学与基因组学学会（American College of Medical Genetics and Genomics，ACMG）发表了CMA指南[3]，并数次做了进一步的解读[4-5]，世界各国已陆续出版CMA应用指南[6-7]。这些指南建议在下列儿童遗传病诊断中将CMA推荐为一线检测手段：① 不明原因发育迟缓（或）智力落后；② 非已知综合征的多发畸形；③ 自闭症谱系障碍。对于有下列临床表型的患者，CMA也是应用的指征，如非家族性的身材矮小、肥胖，未知原因的语言发育延迟、癫痫及其他神经发育障碍等。

有关CMA临床实验室检测流程及质量控制的内容请参阅本书4.3及相关的参考文

献[5,8-9],主要的事项包括芯片平台的选择、芯片结果的验证、受检样本的准备和实验操作的质量控制等。

5.1.2 基因组芯片扫描技术检测报告解读

5.1.2.1 CNV 的解读原则

(1) CNV 的区间越大,越可能有临床意义。但人类基因组中有一些大于 1 Mb 的 CNV 并无致病性,有的甚至超过 5 Mb[10-12];而一些很小的 CNV 如涉及关键基因或关键基因的一部分,也可致病。

(2) CNV 包含的基因越多,越可能有临床意义。但包含基因的功能及致病性比基因的数量更为重要。当考虑基因的致病性时,CNV 邻近的基因也应该考虑,因为 CNV 中可能含有对邻近基因有调控作用的功能区域。

(3) 缺失的 CNV 比重复的 CNV 更有临床意义。致病性缺失的 CNV 常含有单倍剂量不足的基因(haploinsufficiency),而致病性重复的 CNV 可能含有三倍剂量敏感基因(triplosensitivity)。

(4) 新发(*de novo*)变异比父母传递下来的变异更可能具有致病性。但从表型正常父母传递下来的变异不一定没有临床意义,主要是由于 CNV 存在广泛的不完全外显(incomplete penetrance)和表现度的差异(variable expressivity)。

(5) 将检测到的 CNV 与正常 CNV 的数据库和异常 CNV 的数据库进行比较,如 DGV(http://dgv. tcag. ca/dgv/app/home)、DECIPHER (https://decipher. sanger. ac. uk/)、ClinVar(http://www.ncbi.nlm.nih.gov/clinvar/),及高质量的自建数据库(local database)。一般而言,正常人群中出现类似的 CNV 变异越多,显示其非致病性的可能性就越大,但并不是在正常人群中出现过的变异就一定没有临床意义。由于 CNV 存在一定程度的种族差异,对中国人而言,建立一个统一的,包括中国各民族在内的 CNV 数据库对于判断这些 CNV 的临床意义尤为重要。

总之,判断一个 CNV 的临床意义,需要根据 CNV 区域的剂量(缺失或重复)、大小、所包含基因的功能及致病性、基因的数量,及参考数据库资料进行综合分析。

5.1.2.2 CNV 分类:ACMG 指南将 CNV 分成 5 级

(1) 致病性 CNV(pathogenic) 缺失或重复的 CNV 与一个已确定的微缺失/微重复综合征(microdeletion or microduplication syndromes)的致病区域在位置和大小上匹配,或缺失的 CNV 中包含因单倍剂量不足而致病的基因或基因的一部分,或重复的 CNV 中包含三倍剂量敏感基因的全部(单倍剂量不足和三倍剂量敏感基因的信息可查询 http://www.ncbi.nlm.nih.gov/.projects/dbvar/clingen/)。即使尚无报道,如果检测到的 CNV 远大于 1 Mb,涉及许多重要的基因,且是新发变异,也可归类为致病性的 CNV。值得注意的是,因不完全外显、表现度的差异等原因,相同致病类 CNV 在不同的个体之间并不一定导致相同的临床表型。

(2) 可能致病性 CNV(likely pathogenic) 当一个 CNV 如果有 90% 的可能性是致

病的,定义为可能致病性 CNV。下列各种情况均属于这一类的情况:① 一段缺失或重复的 CNV 与一个已报道的致病性缺失或重复有部分重叠;② 一个 CNV 涉及可疑但并未在疾病致病机制中证实的基因,或涉及的基因虽有支持单倍剂量不足或三倍剂量敏感的证据,但不足以得出肯定结论。

(3) 临床意义不明的 CNV(VUS)　此类变异既不符合致病条件也不符合良性条件,与文献报道中的结论尚未一致,暂没有足够的证据作肯定的分类。

(4) 可能良性 CNV　含有基因的变异在正常人群中多次发生,但发生率未达 1%。

(5) 良性 CNV　涉及的 CNV 在 DGV 数据库或内部数据库中的发生率>1%;或该 CNV 已在多个同行审议的出版物或经审校的数据库(如 ClinVar)中报告为良性;或正常人群中有发生,但不到 1% 的发生率,CNV 不包含任何基因或重要的基因组成部分。

5.1.2.3　AOH 的解读原则

AOH 大致有 3 种起因。

(1) 血源同一(identity by descent,IBD)　这是由于父母是远亲关系,在基因组中表现为小的 AOH 分散在少数几条染色体上。

(2) 近亲关系(consanguinity)　这是由于父母的亲缘关系较近,在基因组中表现为许多染色体上有较大的 AOH 片段,纯合区总和在基因组中所占比例可以反映亲缘关系的程度:25% 左右的比例提示一级亲缘关系,12.5% 左右的比例提示二级亲缘关系,6.25% 左右的比例提示三级亲缘关系。虽然这些 AOH 本身不致病,但会增加隐性遗传病的发生风险[11]。对于近亲关系也需要做好检测前后的咨询。

(3) 单亲二倍体(uniparental disomy,UPD)　这是一类特殊的遗传现象,是指某一染色体的两个拷贝均来源于父亲或母亲,包含异单亲二倍体(heterodisomy)和等单亲二倍体(isodisomy)两种情况。CMA 只能检测出等单亲二倍体。由 UPD 引起的 AOH 一般只发生在一条染色体上面,有时整条染色体表现为 AOH,有时因异单亲二倍体和等单亲二倍体发生在同一染色体上,AOH 表现为区域性(segmental UPD)。已知第 6、7、11、14、15 及 20 号染色体有印迹致病基因[12],当 AOH 发生在这几条中的一条染色体(较大可能性为 UPD)时,而 AOH 长度又超过一定的长度,该 AOH 可分类为可能致病,需进一步证实是 UPD,并结合临床表征进行分析[3]。对于报告 AOH,除了第三类 AOH 中提到的发生在第 6、7、11、14、15 及 20 号染色体上的 AOH 归属可能致病外,其他 AOH 归类为临床意义不明确,应结合临床表型寻找隐性致病基因外显的可能。

5.1.2.4　实验室报告的书写原则

(1) 实验室报告的标准　每个实验室根据自己的规定报告分类后的 CNV/AOH。实验室可以选择不报告良性甚至可能良性 CNV。实验室报告中对每一个 CNV,应包含以下信息:① 细胞遗传学定位(染色体编号和细胞遗传学条带名称);② 剂量:如拷贝数重复及重复的次数和(或)缺失及缺失的拷贝数结果,特别标明男性 X 或 Y 染色体上一个拷贝数缺失导致的 0 拷贝结果;③ 指定基因组版本下的 CNV 大小与坐标。

(2) 参考模板　人类细胞遗传学命名国际系统(ISCN,2016)的标准写法参考

McGowan-Jordan J，Simons A，Schmid M. An International System for Human Cytogenomic Nomenclature（2016）. Reprint of：Cytogenetic and Genome Research 2016，Vol. 149，No.1-2，ISBN：978-3-318-05857-4。比起 2013 年版的 ISCN，2016 年版的 ISCN 有多处大的改动，例如，2013 年版"arr［hgl9］7qll.23（72，726，578-74，139，390）xl"改成 2016 年版的"arr［GRCh38］7qll.23（72726578_74139390）xl"。改动的地方包括：① 基因组的版本注释不在采用［hg19］，而是采用［GRCh38］形式。② "－"被"_"取代。③ 碱基位置中的分割号"，"被取消。④ 2016 年版本提供长和短两种书写方法。短写方式为 16p11.2（29641678_30187279）x1；长写方式为 16p11.2（29320030x2，29641678_30187279x1，30321210x2）；长写方式可以显示出可能的最大及最小缺失区域。⑤ 2016 年版本允许注释胚系发生的 AOH，如 arr［GRCh38］8p23.2p12（5345962_29683235）x2 hmz c。

（3）注意事项　有一些特殊情况，在报告的书写时要加以考虑：① 隐性遗传基因的携带状态（单拷贝缺失的片段中含有隐性的致病基因）。如果临床症状与此致病基因相吻合，在此类情况下，可能有必要建议对未缺失拷贝的等位基因进行分子检测（如基因测序），确定剩余那个等位基因是否有致病的变异。如没有，此 CNV 对所患疾病无明确诊断价值，被检测者为隐性致病基因的携带者。② 成年发病者症状发生前或未确诊疾病的变异状态。某些 CNV 尽管与患者就诊原因无关，但可能对尚未发生或临床上未检测到的疾病具有明确的诊断价值，例如涉及 Y 染色体上 AZF 区的基因缺失引起的男性不育，遵照 ACMG 指南，建议报告这类 CNV，以指导就医。有些实验室可能希望对特定疾病采取不予报告，但应在实验室检测报告中申明。

5.2　高通量测序检测报告解读

ACMG 曾在 2008 年发表过基因序列变异解读指南[13]。但随着新一代高通量测序的出现，基因检测在测序解读方面不断面临新的挑战，ACMG 等专业协会在 2015 年重新发布了修订的序列变异解读标准和指南（简称 ACMG-NGS-指南）[14]。2016 年，欧洲人类遗传学及医学遗传学会也发布了类似的指南[15]。本章节的内容基本来源于我们对于这些指南的理解。这些报告提出的建议可应用于临床实验室的各种基因检测方法，包括基因型的鉴定、单个基因的检测、基因套餐、医学外显子组、外显子组和基因组检测等。需要强调的是：对于变异致病性的判定应该独立于对疾病病因的解读。例如，某基因变异在一个案例中被评估为"致病的（pathogenic）"，而在另一个案例中，由于该变异不能解释该疾病的临床症状，就对这个变异不给出"致病的（pathogenic）"的解释，这样的情况是绝对不可以发生的。在报告解释时，应明确"致病的变异（pathogenic variant）"与"导致疾病的变异（causative variant）"之间的不同。一个有特定临床症状的患者基因组中可能含有多个致病的变异（pathogenic variants），但可能只有其中的一个是导致疾病的变异（causative variant）。确定某一变异的致病性（pathogenicity）需要由全部证据得到一个独立的结论。鉴于临床基因检测分析和解读的复杂性，ACMG-NGS-指南强烈建议临床分子基因检测应在符合临床实验室认证标准的实验室中进行,检测结果应由通过职业认证的临床分子遗传学家或分子遗传病理学家或相同职能的专业人员解读。此 ACMG-NGS-指南中对于基因变异是否具有致病性评估的方法主要是用于解读怀疑患有孟德尔遗传疾病患者基因组中存在的变异,并不适用于解读体细胞变异、药物基因变异或者多基因非孟德尔复杂疾病相关的基因变异。如果将外显子组或基因组测序用于科学研究去鉴定新的致病基因,对于意义不明的基因(gene of uncertain significance,GUS)在应用这些 ACMG-NGS-指南时应当谨慎。

5.2.1 DNA 序列变异解读的标准

如何判断基因变异位点的临床意义,ACMG-NGS-指南提供了具体的指导意见:首先对检测到的基因变异依据搜集的不同类型的证据进行分别判断。这些证据共分为 7 类:非常强的致病证据(PVS:very strong pathogenicity);强的致病证据(PS:strong pathogenicity);中等的致病证据(PM:moderate pathogenicity);辅助的致病证据(PP:supporting pathogenicity);可以独立判断为良性变异的证据(BA:stand-alone benign);强的良性变异的证据(BS:strong benign);辅助的良性变异的证据(BP:supporting benign)。其中前四类用于判断一个基因变异致病性的强度,而后三类判断一个基因变异是良性变异的强度。

这些规则适用于所有可用数据,包括:① 基于调查现有案例获得的数据;② 来源于先前公布的数据;③ 未发表的数据也可以通过公共数据库(如 ClinVar 或位点特异数据库)和实验室自有数据库获得。以下是针对上述判断体系的具体解释。

(1) 非常强的致病证据(PVS) 无功能变异。

当基因变异导致无功能的变异类型(null variants),而且此基因功能的丧失(loss of function,LOF)是已知的导致疾病的致病机制。这类变异包括无义变异(nonsense)、移码变异(frameshift)、经典剪接位点 ±1 或 2 的点变异(canonical ±1 or 2 splice sites)、起始密码子变异(initiation codon)、单个或多个外显子缺失(single exon or multiexon deletion)。这些变异类型可致基因不是无法进行转录就是异常的转录产物通过无义变异介导的转录衰减机制(nonsense-mediated decay of an altered transcript)被降解掉。然而,当我们将上述这些变异归类为 PVS 时须考虑以下原则:

如果将无功能的变异类型归类为致病变异时,这些无功能的变异类型致病的机制应当已经明确,并且该变异的遗传方式与该疾病的遗传模式也要一致。比如,许多基因杂合状态的错义变异是导致肥厚性心肌病的原因,而这些基因的无功能变异类型却不致病。对显性遗传的肥厚性心肌病来说,不能仅仅因为在 *MYH7* 基因上发现了一个杂合的无义变异就认定是致病的。但是,当一个新的杂合的无义变异出现在 *CFTR* 基因上则可考虑它是一个隐性的致病变异。

当文献中将某一离 3′端的截短变异(truncating variant)注释成致病变异时,如果新检测到的截短变异位于前述的那个离 3′端最远的截短变异的下游,对此新检测到的截短变异致病性的解释要特别小心。特别是当所预测的终止密码子出现在末端外显子，或者出现在倒数第二个外显子的最后 50 个碱基对时，这种无义变异介导的转录衰减可能不会发生，这个蛋白质很可能会表达。所预测的截短蛋白质的长度也是此变异致病性评估的因素，但这些变异未经功能分析是无法进行解释的。

剪接位点变异可能导致外显子丢失、缩短，或导致外显子包含有内含子序列。虽然剪切位点变异可能被预测为无功能变异，然而有必要通过 RNA 或蛋白质功能分析确认该变异确实是无功能变异。如果剪接位点变异导致编码阅读框架内缺失/插入（in-frame deletion/insertion），有可能保留蛋白质的关键结构域，导致的结果可能出现两种情况：由于转录的长度变化较小，导致的功能变化比较轻微或并无功能上的影响（neutral effect）；也可能导致功能获得效应（gain-of-function effect）。

基因会有不同的转录本，哪些转录本与生物学功能相关，在哪些组织中这些转录本会表达成产物，都是需要重点考虑的。如果一个截短变异只限于一个转录本或并非存在于所有的转录本，应防止过度解释此截短变异的意义，因为可能存在其他同工蛋白质。

如果在某个外显子上发现一个无功能变异，而先前未曾在此外显子上检测到其他的致病变异，那么该外显子可能是被选择性剪切掉的，此时需要谨慎考虑该变异的致病性。当预测的截短变异是偶然发现时更应特别小心，因为在此种情况下该变异具有致病性的可能性非常低。

（2）强的致病证据（PS）　下列 4 类变异情况可作为强的致病证据。

PS1：检测到的变异与先前已确定为致病性的变异有相同的氨基酸改变。在多数情况下，当一个已知的错义变异是致病的，如 c.34G＞C（p.Val12Leu），另一个错义变异导致相同氨基酸的改变，如 c.34G＞T（p.Val12Leu），一般认为变异 c.34G＞T（p.Val12Leu）也是致病的，特别是当致病机制是由于蛋白质功能的改变。然而，也要考虑下列的可能性：基因变异产生的作用是由于碱基改变来发挥作用的，而不是通过氨基酸改变来发挥作用的，如碱基改变导致剪接位点破坏。在此种情况下，该变异致病性为 PS 的假设是不成立的。

PS2：新发（de novo）变异。新发变异是指患者自身携带基因变异，但父母样本中此变异的检测结果都为阴性。在满足以下条件时可认为是强的致病证据。

父母样本通过双亲身份确定是患者的生物学父母。如果父母身份是推定的，而没有经过证实，则判定为中等的致病证据（PM6）。仅仅确认父亲是生物学的父亲是不足够的，因为非生物学母亲的情况也会发生，如捐卵、代孕、胚胎移植的差错等情况。

患者所患疾病，通过家族史的分析，与新发变异的遗传方式相符合。例如，新发变异导致的是显性遗传病，但父母并未患病。还可能存在生殖细胞嵌合的现象，但此种情况一般有多个同胞兄妹患病。

患者的表型相当特异地匹配基因与疾病的相关性。例如，某个患者具有特征性面容、多毛和上肢缺陷（Cornelia de Lange syndrome），如果检测到 NIPBL 基因的新发变异可认为是强致病证据。如果一个患者仅有发育迟缓的症状，通过外显子组测序检测到一个新发变异,则判断此变异是致病性的强度就降低了。

PS3:体内、体外功能实验已明确会导致基因功能受损的变异。对基因变异的功能性研究是判断致病性的有力工具。但有如下四点需要注意:① 并非所有的功能研究都能有效预测基因或蛋白质的功能;② 比起体外(*in vitro*)表达某种酶进行功能性研究,直接从患者或动物模型的活检组织做酶的功能实验能提供更有力的证据;③ 样本的采集方法、时间、存储和运输等因素能影响样本的性能和完整性,从而影响功能实验的准确性、重复性和稳定性;④ 在 mRNA 水平对基因变异的作用进行评估(如 mRNA 稳定性,加工或翻译),用于判定基因变异在剪接位点、编码序列、非翻译区以及更深内含子区域的致病性时,可获得更有价值的信息。

PS4:基因变异在疾病及对照人群的频率用于判断其致病性。评估一个变异在对照人群或普通人群中的基因频率有助于评估其潜在的致病性。基因变异的频率可通过搜索公共人群数据库(参考文献 14,表 1)及文献中相同种族的对照数据获得。

变异出现在患病群体中的频率显著高于对照群体,可认为是强的致病证据(PS4)。可使用相对风险值(relative risk,RR)或相对危险度(odd ratio,OR)来评估,当位点 OR 大于 5.0 且置信区间(confidence interval)不包括 1.0 的可列入此项。病例对照研究的方法对于极罕见的变异的分析可能无统计学意义。如果已知在多个无亲缘关系,且具有相同表型的患者中观察到该变异,而此变异在对照中未观察到可作为中等致病性的证据。

一般情况下,某一等位基因在对照人群的频率大于在疾病组中预期的频率,可认为是罕见孟德尔疾病良性变异的强证据(BS1);如果此等位基因在对照人群的频率超过5%时,可认为是良性变异的独立证据(BA1);如果已知某一遗传病在很小的年龄就发病,而且是完全外显,当基因变异出现在健康成人中以隐性纯合子、显性杂合子或 X 连锁半合子的状态存在时,这样的变异是良性变异的强证据(BS2);如果某一变异在已知的高质量数据库中不存在,如大样本的普通人群或>1 000 人的对照人群,并且携带此变异的患者与对照人群为同一种族,那么可以认为该变异是致病性的中等证据(PM2)。许多良性变异是其家系所独有的,因此即使在相同种族的人群中缺乏这类变异,也不能作为致病性的中等强度或强的证据。

(3) 中等的致病证据(PM) 下列 6 类变异情况可作为中等的致病证据。

PM1:变异位于突变的热点区或者是非常关键的功能结构域,如酶的活性区域,若在这些结构域上发现的所有错义变异均已被证实为致病变异,且这些结构域中没有已知的良性变异,那么这就能作为致病的中等证据。若变异发生在基因变异热点上,且一个或多个邻近碱基中存在已知致病变异,那么这也能作为致病的中等证据。

PM2:在高质量的群体数据库中,变异的等位基因频率为 0,或对于隐性遗传的疾病,变异的等位基因频率极低,可作为致病的中等证据。这些数据库包括 Exome Sequencing Project、1000 Genomes Project 及 Aggregation Consortium 等。

PM3:在隐性遗传病中,如果先证者中检出复合杂合变异,通过检测双亲样本以确定两个变异在基因上是顺式排列(*in cis*,位于基因的同一拷贝)还是反式排列(*in trans*,位于基因的不同拷贝),这对评估变异的致病性非常重要。

对隐性遗传病而言,如果先证者中检出复合杂合变异,其中的一个变异为已知的致病变异,当另一个变异与致病变异呈反式排列时,可作为此变异中等致病的证据(PM);若此变异与多个已知致病变异呈反式排列,则该证据可升为强致病证据(PS);若此变异在普通人群中存在,则需要用统计学工具判断该现象是否是随机共发生事件;当已知致病变异与另一变异呈顺式排列时,这可以作为后者的支持良性证据(BP2);如果两个变异的致病性都未知,那么判断它们是顺式排列还是反式排列并不能为判断其中任何一变异的致病性提供更多信息;但如果两者是顺式排列,该基因的两个拷贝均受影响的可能性将会降低。

对显性遗传病而言,若变异与已知的致病变异呈反式排列,则可作为该变异的支持良性证据(BP2);对于某些研究成熟的疾病模型,甚至可以考虑将其作为独立的良性证据。

PM4:与一个错义突变相比,一个或多个氨基酸的缺失或插入,以及由终止密码子变为翻译氨基酸的密码子(如终止密码子丢失)更可能导致蛋白质延长而破坏蛋白质功能。因此,框内缺失/插入以及终止密码子丢失可作为中等致病证据。缺失、插入或延伸范围越大,缺失区域的氨基酸越保守,则支持致病的证据越强。相反,在重复区域或在进化中不是很保守的区域中的小的框内缺失/插入致病的可能性较小。

PM5:如果新发错义突变导致氨基酸的变化,但在同一位点,导致另外一种氨基酸的变异已经确认是致病性的,如 Trp38Ser 和 Trp38Leu,该变异可视为 PM 的证据,但不能假定一定是致病的,尤其当新发突变比已知致病错义突变更保守时。此外,不同的氨基酸变化可能导致不同的表型。例如,*FGFR3* 基因编码的 Lys650 如被不同的氨基酸替代,临床表型就会不一样: p.Lys650Gln 或 p.Lys650Asn 会导致轻度软骨发育不良(mild hypochondroplasia);p.Lys650Met 会导致严重的软骨发育不全(severe achondroplasia)伴发育迟缓和黑色棘皮病(acanthosis nigricans);p.Lys650Glu 会导致 2 型骨骼发育不良发育症(thanatophoric dysplasia type 2),一种致死的骨骼疾病。

PM6:未经父母样本验证的新发变异。

(4) 支持的致病证据(PP)　下列 5 类变异情况可作为支持的致病证据。

PP1:在多位患病的家庭成员中,已知致病基因中发现的变异与疾病呈家系共分离(cosegregation)。共分离的数据越强,此变异是致病性的可能性越大。当目标基因的特定变异在多个患病的家系成员中以及不同种族背景的多个家系中与表型或疾病共分离时,则其作为致病的证据不太会受到连锁不平衡和确认偏倚的影响,在这种情况下,该标准可以作为中等或强致病证据而不是支持性证据,其强度取决于共分离的程度。

PP2:如果错义变异是某个基因导致疾病的原因,而且此基因存在极少数的良性变异,在这样的基因中所发现的新的错义变异可视为支持的致病证据。相反,有些基因致病的已知变异是截短突变,该基因上的新发错义突变可作为良性的支持证据(BP1)。例如,*ASPM* 基因的截短变异是该基因引起常染色体隐性原发性小头畸形的主要致病变异,且该基因发生错义的频率呈多态性现象,因此 *ASPM* 基因上的错义变异可认为是良性的支持证据。

PP3:对生物信息分析证据不能过高估计。如果所有的生物信息分析预测结果一致(如保守性预测、进化预测、剪接位点影响等),那么可以作为支持证据。然而,如果生物信息分析预测结果不一致,则此证据不应用于变异分类。

多项生物信息预测变异对基因或基因产物会造成有害的影响,可以作为支持的致病证据。

若某一变异引起的氨基酸改变出现在多个非人类哺乳动物物种不太保守的区域中,说明该变异可能不会损害功能,可以作为强的良性证据(BP4)。

PP4:通常情况下,患者的临床表型与某个基因引起的临床特征谱相匹配不作为判断致病的证据。但是,如果满足以下条件,患者的表型可作为支持证据:① 临床检测的灵敏度高,患者检测为阳性的大多数带有该基因的致病突变;② 患者症状与某一明确的综合征相吻合,不含有与此综合征无关的其他临床表现;③ 通过大量的普通人群研究(如外显子组测序项目等),该基因没有许多良性的变异;④ 携带基因变异的患者的家族史与疾病遗传方式一致。

PP5:可信赖的数据来源注释为致病变异。如果长期专注于某种疾病领域的临床实验室将某一变异归类为致病变异或良性变异,但如何判断为"致病变异"或"良性变异"的证据并没有被提供或者很难获取。在这种情况下,如果这些数据是近期的,可以作为一个单独的支持证据。

(5) 极强的良性证据(BA)　下列情况可作为极强的良性证据。

BA1:等位基因频率在下列数据库中大于 5% 的变异,Exome Sequencing Project、1000 Genomes Project 及 Exome Aggregation Consortium。

(6) 强的良性证据(BS)　下列情况可作为强的良性证据。

BS1:等位基因频率高于疾病的发病率。

BS2:对于早期完全外显的遗传病,如果基因变异在健康成年人被发现(隐性遗传病发现纯合、显性遗传病发现杂合,或者 X 连锁遗传病发现半合),可作为强的良性证据。

BS3:体内或体外功能性试验证明对蛋白质功能或 mRNA 剪接不存在有害影响的变异。

BS4:如果一个变异与表型并不共分离,是其非致病的强证据。但如下三种情况需注意:① 需要进行仔细的临床评估来排除正常个体的轻度症状和可能的拟表型(患者表型由非遗传或不同的遗传原因引起);② 需排除收养、非生父、精子和卵子捐献等其他非生物学关系;③ 必须考虑外显率下降和年龄依赖性的外显率,以确保无症状家系成员是真正的无症状。

(7) 支持的良性证据(BP)　下列 7 种情况可作为支持的良性证据。

BP1:检测到的是错义变异,但变异所在的基因中仅有截短型变异是致病变异。

　　BP2：在全外显的常染色体显性遗传的情况下，如果在该基因上检出一变异，在其等位基因上已同时检出一致病变异；或者是对于任何遗传模式的遗传病，在同一等位基因中检出已知的致病变异。

　　BP3：功能未知的重复区域内的框内缺失或插入。请参考 PM4 的解释。

　　BP4：多项生物信息软件预测变异对基因或基因产物不造成有害的影响。请参考 PP3 的解释。

　　BP5：在患者中发现了一个变异，但同时发现该患者的疾病是由其他的已知致病原因所导致。此种情况可作为该变异良性解读的证据。但应考虑下述的例外情况：① 此患者可以是某一不相关隐性遗传病致病变异的携带者。② 有些疾病如果存在多个变异可以导致更严重的临床症状。例如，在一个具有严重临床症状的显性遗传病患者中鉴定了两个变异：一个是已知致病的，并确认此变异与患者所患疾病有关；另一个是新的变异。这种情况下，必须考虑新的变异致病的可能性，且新的变异可使先证者临床症状加重。在此种情况下，观察到的第二个新的变异不应分类为良性变异，在无进一步证据的前提下也不认为该变异是致病的。③ 有些疾病是由于多个基因遗传所致，如巴尔德–别德尔综合征（Bardet-Beidel syndrome）在第二个基因座位上的额外变异也有可能是致病的。

　　BP6：可信赖的数据来源注释为良性变异。请参考 PP5 的解释。

　　BP7：软件预测对剪接不存在影响的同义变异且该变异位于非高度保守区域。请参考 PP3 及 BP4 的解释。

　　对于一个给定的变异，依据上述归类证据的原则，可根据下列评分规则（遗传变异分类联合标准规则）将证据组合在一起，进而从 5 级系统中为这个变异选择一个分类[13]。

　　（一）致病变异
　　（i）1 个非常强（PVS1）和
　　　　（a）≥1 个强（PS1–PS4）或
　　　　（b）≥2 个中等（PM1–PM6）或
　　　　（c）1 个中等（PM1–PM6）和 1 个支持（PP1–PP5）或
　　　　（d）≥2 个支持（PP1–PP5）
　　（ii）≥2 个强（PS1–PS4）或
　　（iii）1 个强（PS1）和
　　　　（a）≥3 个中等（PM1–PM6）或
　　　　（b）2 个中等（PM1–PM6）和≥2 个支持（PP1–PP5）或
　　　　（c）1 个中等（PM1–PM6）和≥4 个支持（PP1–PP5）
　　（二）可能致病变异
　　（i）1 个非常强（PVS1）和 1 个中等（PM1–PM6）或
　　（ii）1 个强（PS1–PS4）和 1～2 个中等（PM1–PM6）或
　　（iii）1 个强（PS1–PS4）和≥2 个支持（PP1–PP5）或
　　（iv）≥3 个中等（PM1–PM6）或

（续表）

（v）2 个中等(PM1–PM6)和≥2 个支持(PP1–PP5)或

（vi）1 个中等(PM1–PM6)和≥4 个支持(PP1–PP5)

（三）良性变异

（i）1 个独立(BA1)或

（ii）≥2 个强(BS1–BS4)

（四）可能良性变异

（i）1 个强(BS1–BS4)和 1 个支持(BP1–BP7)或

（ii）≥2 个支持(BP1–BP7)

（五）意义不明的变异

（i）不满足上述标准或

（ii）良性和致病证据相互矛盾

5.2.2　实验室报告的书写原则

（1）概念上的修饰　在 ACMG-NGS-指南中有几处概念上的修饰：突变(mutation)是指核苷酸序列的永久性改变,而多态性(polymorphism)是指频率超过 1%的变异。由于"突变"和"多态性"不能准确地描述"核苷酸序列的永久性改变"的致病性或良性的真实内涵,因此,ACMG-NGS-指南建议使用中性的词汇"变异(variant)"一词,在其前面加上修饰性词汇替代突变(mutation)和多态性(polymorphism)用于描述核苷酸序列的永久性改变。应用这些特定标准术语,即"致病变异(pathogenic variant)""可能致病变异(likely pathogenic variant)""意义不明确变异(variant of uncertain significance)""可能良性变异(likely benign variant)"和"良性变异(benign variant)"来描述孟德尔疾病相关的基因变异。

（2）核苷酸序列变异(variant)的命名　为了实现基因组信息的有效共享和使用,人类基因组变异协会(the Human Genome Variation Society，HGVS)(http://www.hgvs.org/mutnomen)制定了一套规范的标准用于命名各种类型的 DNA 及其产物的变异。ACMG-NGS-指南推荐该命名法作为确定变异命名的首要准则(http://mutalyzer.nl),并在临床检测报告中正确使用。

临床报告应该包含参考序列以确保变异在 DNA 水平上的明确命名,并提供编码和蛋白质命名法(例如,"g"为基因组序列,"c"为编码 DNA 序列,"p"为蛋白质,"m"为线粒体)。

编码命名应该使用翻译起始密码子 ATG 中的"A"作为位置编号 1。

参考序列应该是来源于参考序列数据库美国中心(http://www.ncbi.nlm.nih.gov/Refseq/)或 LRG 数据库(http://www.lrg-sequence.org)。要注意基因组构建的版本(如 hg18 或 hg19),并根据标准的基因组来定义基因组坐标。

当描述编码变异时,应该在报告中使用最长的已知转录本或者是最具临床相关性的转录本[LRG 数据库、CDS 共识数据库、人类基因变异数据库(http://www.hgmd.cf.ac.

uk)、ClinVar(http://www.ncbi.nlm.nih.gov/clinvar)]。

HGVS 并未覆盖所有类型的变异[如复杂变异(complex variants)]。

ACMG-NGS-指南支持 HGVS 命名规则之外的三种特殊情况(此三种情况在现行的 HGVS 中并未实行):① 除了当今 HGVS 推荐的" * "和"Ter","X"仍然被认可用于代表无义变异;② 依据选定的参考转录本对外显子进行编号;③ 推荐使用术语"致病性"而不是"影响功能(affect function)"。

5.2.3　文献及数据库使用

大量与遗传病相关的数据库包含越来越多的人类基因组中存在的变异。人口数据库能够提供变异发生的频率。人口数据库不仅是健康人口,也包括含有致病性变异的人口。在使用人口数据库作为参考时,必须确保以下 2 点:① 是否使用了病例-对照研究;② 是否有的数据是一个家庭中有超过 1 个受试者的情况存在,以及是否有受试者的年龄信息。

疾病数据库(参考文献 14,表 1)主要由两部分组成:一部分是在疾病患者中发现的变异;另一部分是通过诊断确认的致病性变异。通常,疾病数据库和特殊基因数据库会包含一些错误分类的变异,也包括发表文献中的错误论证。所以,在使用疾病数据库时,考虑患者变异信息是如何被确定的非常重要。

在变异解读中可以参考已发表的医学文献进行判断。基于研究内容和规模大小的差异,受累的患者和相关人员常常会被多次报道。这可能是由于作者有重叠、实验室间有合作或先证者及其家庭成员同时被不同临床系统随访,从而导致患者被重复计数,变异频率出现虚增高的情况。

5.2.4　生物信息学计算预测程序

有多种计算机软件工具可以对变异在核苷酸及氨基酸水平上的影响进行判断。这些工具主要分为两种:一种可以预测错义变异是否会破坏其所产生的蛋白质的结构或功能;另一种可以预测是否影响剪接(请参考 ACMG-NGS-指南,表 2)。判断错义变异的预测工具对于预测已知致病的错义变异的准确率能达到 65%~80%。临床实验室常用的错义变异解读工具有 PolyPhen 2、SIFT 和 MutationTaster。目前的剪接位点预测工具在预测剪接位点异常的敏感性可达 90%~100%,但预测的特异性只有 60%~80%。虽然许多程序使用不同的算法进行预测,但他们的基本原理均相似;因此,在序列解读中,组合不同软件工具的预测结果被视为单一证据而不是相互独立的证据。不过,仍然建议使用多种软件进行序列变异解读,因为每个软件拥有自己独特的优点及缺点。

5.2.5　临床检测报告的书写

临床检测报告是实验室检测结果的最终体现,应该使用清晰的语言书写。报告应包含所有检测有关基本要素,其中包括结果、结果解释、参考文献、检测方法、适当的免责声明。

(1) 检测结果　结果部分应根据 HGVS 命名规则列出变异检测结果。由于在基因检测中发现的变异结果数目越来越多，以表格形式呈现变异检测结果可能是最好的方法。表格中应包括下列基本要素：核苷酸（genomic DNA 和 complementary DNA）及所编码蛋白质的命名、基因名称（gene name）、涉及的疾病（disease）、遗传方式（inheritance）、外显子（exon）、合子类型（zygosity）、变异的分类（variant classification）和已知的亲本来源（parental origin）。如果对某一特定变异采用基因型检测的方法（genotyping test）进行分析，将此类变异写入检测报告时应特别注意所分析变异的完整描述及曾用名。当涵盖基因数目巨大时（如外显子组测序，或全基因组测序，或对疾病特异性 Panel 进行测序），将变异检测结果进行分类分组写入报告中是有益的。ACMG 推荐将变异分类成"存在于疾病基因中的变异，且已知这些疾病基因与已报道的表型有确切关联（Variants in Disease Genes with an Established Association with the Reported Phenotype）""存在于疾病基因中的变异，且这些疾病基因可能与已报道的表型有关联（Variants in Disease Genes with a Likely Association with the Reported Phenotype）"和"附带（次要）的发现［Incidental (Secondary) Findings］"。

(2) 结果解读　结果解读部分应包含下列 6 项内容：① 对检测到的变异进行分类的证据，包括此变异基因所编码蛋白质的功能影响的预测，以及检测所发现的变异是否可能全部或部分地解释患者的临床表现；② 对临床医生的建议，其中也应包括一些需要补充的临床检测，如对患者细胞进行的酶学/功能检测，以及对患者家系其他成员进行的变异检测，以便为进一步解读变异检测结果提供帮助；③ 检测结果中所列的变异都需进行解释，并应注明每个变异是否已经在先前的文献、疾病病例数据库或对照数据库中有过报道；④ 在对变异检测结果分类时所引用的全部参考文献和信息，在结尾处都需要列出；⑤ 在报告中可以包括生物信息软件对变异位点进行保守性分析的结果总结，但在描述上要非常谨慎，以免造成医务工作者对报告产生误解；⑥ 如果存在相关的外显率下降（decreased penetrance）和疾病表现多样性（variable expressivity），也需要包含在报告之中。

(3) 基因及基因组检测所采用的方法　临床检测报告应提供用于变异检测所用实验方法、检测到的变异类型、应用此方法检测不到的变异类型，以及检测方法的局限性。实验方法应包括核酸获取方法（如聚合酶链式反应、捕获、全基因组扩增等）以及核酸测序方法（如双向 Sanger 测序、新一代测序、染色体基因芯片、基因型检测技术等），这些信息可以为医务工作者提供必要的信息，以帮助其决定是否需要追加实验来跟进这些检测结果。方法部分还应包括人类基因组组织基因命名委员会批准的正式基因名称、转录产物的 RefSeq 登录号和所参考的基因组版本。对于大的基因包，基因水平的信息可以通过引用 URL 来加以说明。实验报告中还可以包括免责声明，针对实验中存在的一般性问题，如样本质量问题、样品混合污染等。

(4) 临床实验和研究的机会　尽管不提倡在实验室报告中对患者提供具体临床指

导,但是在报告中将全部阳性检测结果列出来是有益处的。这可能帮助患者寻求患者团体(patient advocacy groups)的支持及临床试验(clinical trials)治疗的机会。当某一变异检测结果被归为意义不明确时,可尝试和特定的疾病研究小组取得联系去参与对此变异的功能性研究。

(5) 变异再分析　随着针对特定变异的证据的更新,以前的分类结果可能需要修改。例如,当变异的频率数据出现在大样本人群报道之中,许多原本意义不明确的变异可能被重新归类为良性;对家系其他成员的补充检测也可能会导致变异检测结果的重新分类;有时,当某一变异以前报道为近似确切的变异(致病性或良性),而随着新的证据出现,必须对变异重新分类。实验室应该提供清楚的基因检测数据的再分析政策及报告的修订政策,根据新报道的信息来更新之前的报告内容。

(6) 变异的验证　ACMG-NGS-指南建议对于导致孟德尔遗传病的致病或可能致病变异使用其他有效的检测方法(orthogonal method)进行验证。具体方法包括但不限于:重新提取样本和检测、检测父母、对于目标区域重新测序或使用另一种基因型检测技术。

(7) 特殊的变异类型　主要包括以下 6 种变异类型。

基于检测结果对 GUS 变异的评估和报告:当应用全外显子或全基因组检测时,如果实验室发现某个基因变异,而此基因并没有与已知的疾病相关,含有该变异的基因被定义为 GUS(gene of uncertain significance),该变异为 GUS 变异。将 ACMG-NGS-指南应用于 *GUS* 基因中的变异的解释时必须特别注意,因为 ACMG-NGS-指南中有关变异的分类规则是建立在确定的基因型-表型关联基础之上的。例如,当用外显子组或基因组测序时,所有个体的外显子组中预计约有 1 个新发变异或基因组中约有 100 个新发变异。在这种情况下,新发变异的发现不再是致病性的强有力的证据(PS)。类似的情况还有:整个基因组中成千上万个变异可与显著的 LOD 值共分离;许多明显破坏基因或其合成蛋白的有害变异(无义、移码、典型 ±1,2 剪接位点、外显子水平缺失)可能被检测出来。在这些情况下,这些变异都不是充分的致病证据。

GUS 中发现的变异可作为疾病的候选基因,应将此变异报告为“出现在意义不明基因中的变异”。当然,这些变异本身也应该被分类为意义不明确(VUS)。在这些变异可被考虑为疾病的致病性之前,需要更多的证据支持基因与疾病的关联。例如,如果发现有相同的罕见表型的病例,他们的基因组也在相同基因上存在有害变异,那么这样的变异可按 ACMG-NGS-指南进行分类。

在健康个体中评估变异或作为偶然发现:当针对在健康或无症状个体中检测到的变异进行评估时或者在解释与主要检测指征无关的偶然发现的变异时,必须谨慎使用ACMG-NGS-指南。在这些情况下,任何检出的变异为致病变异的可能性都会非常低。正因为如此,判定这些变异为致病变异需要更多的证据。

线粒体变异:除了明确的致病变异,线粒体变异的解读既复杂又充满挑战。线粒体变异的命名法与核基因的标准命名法不同,如 m.8993T>C。目前公认的参考序列是 the

Revised Cambridge Reference Sequence of the Human Mitochondrial DNA：GenBank sequence NC_012920 gi：251831106。

检测结果应该报道异质性或同质性(heteroplasmy 或 homoplasmy)，以及异质性变异的水平。不同组织类型异质性百分比可能有所不同，因此，较低的异质性水平也必须结合检测组织进行解读，且它们可能仅在受影响的组织如肌肉中才是有意义的。超过275 个与疾病相关的线粒体 DNA 变异已被记录(http://mitomap. org/bin/view.pl/MITOMAP/WebHome)。MitoMap 是线粒体变异及单倍型相关信息的主要来源。其他资源，如频率信息(http://www.mtdb.igp.uu.se/)、二级结构、序列和线粒体转运 RNA的比对(http://mamittrna.u-strasbg.fr/)、线粒体单倍群(http://www.phylotree.org/)和其他信息(http://www.mtdnacommunity.org/default.aspx)，可能在解读线粒体变异时是有用的。

鉴于对线粒体变异评估的难度，ACMG-NGS-指南并未包括单独的证据清单(a separate evidence checklist)。由于线粒体基因组中的基因编码 tRNA 和蛋白质，因此评估氨基酸的变化仅与编码蛋白质的基因有关。很多线粒体变异是错义突变，所以用于判断核基因截短突变的证据标准可能并不适用于线粒体。由于截短变异并不符合多数线粒体基因的已知变异谱，其意义目前尚不明确。尽管线粒体变异是典型的母系遗传，它们也可能是散发的。然而，由于异胞质性可能低于所用检测方法的检测水平或由于组织间的异胞质性存在差异，新发变异是难以评估的。尽管异胞质性水平可能是导致家庭内成员表达差异和外显率降低的原因，但异胞质性百分比和疾病严重程度之间仍缺乏相关性。肌肉、肝脏或尿液可以作为附加样本类型用于临床评估。未检测到的异胞质性可影响各类研究的结果，如病例研究、病例伴随对照研究，或家系内成员一致性的研究等。此外，没有现成的功能研究方法，尽管评估肌肉形态可能会有所帮助(即破碎红纤维的存在)。频率数据和确定因果关系的研究报道往往是检测报告上唯一的评判标准。单倍群分析(haplogroup analysis)可以作为线粒体疾病评判的另一个工具，但不是临床实验室已使用的常规方法，而且临床相关性难以解释。

由于核基因变异可能与氧化疾病(oxidative disorders)的致病原因有关或起着调节线粒体变异的作用，因此应考虑检测与线粒体疾病相关的核基因。

药物基因组学：与药物疗效和副作用风险相关的基因变异已越来越多地应用于临床(http://www.pharmgkb.org/)。但是证实基因变异在药物代谢中的作用充满挑战，部分原因在于表型只有在服药后才表现出来。由于药物基因组变异并不直接引起疾病，使用代谢"快速、中等、弱(resistant，responsive，sensitive)"、功效"耐药、响应、敏感(resistant，responsive，sensitive)"或"风险(risk)"等相关的术语，可能比使用"致病(pathogenic)"更合适。在这一领域尚无相应的标准术语及结果解释的指南。

常见复杂疾病：与孟德尔疾病不同，与常见复杂疾病(如 2 型糖尿病、冠心病和高血压)相关联的风险等位基因(risk alleles)有较低的相对风险，且预测能力薄弱。ACMG-NGS-指南并不涉及复杂性状的等位基因的解读。但临床实验室在对孟德尔基因进行测序时常会检测到这些与复杂疾病相关联的风险等位基因,但对出现在这些基因上的变异是否应该报道及如何报道,目前尚无明确的指导原则。ACMG-NGS-指南中的术语"致病的(pathogenic)"和"可能致病的(likely pathogenic)"并不适用。在建立更好的指南之前,ACMG-NGS-指南建议将这些变异报告为"风险等位基因(risk allele)",如"确定风险等位基因(established risk allele)""可能风险等位基因(likely risk allele)"或"不确定风险等位基因(uncertain risk allele)"。

　　体细胞变异:当临床实验室在对孟德尔遗传的基因进行测序时偶尔会意外地检测到体细胞变异(somatic variants)。有关体细胞变异的解释和报告原则请参考 Li MM et al. Standards and Guidelines for the Interpretation and Reporting of Sequence Variants in Cancer: A Joint Consensus Recommendation of the Association for Molecular Pathology, American Society of Clinical Oncology, and College of American Pathologists. J Mol Diagn. 2017, 19(1): 4-23. doi: 10.1016/j.jmoldx.2016.10.002。

(于世辉,赵薇薇)

参考文献

[1]　Miller D T, Adam M P, Aradhya S, et al. Consensus statement: chromosomal microarray is a first-tier clinical diagnostic test for individuals with developmental disabilities or congenital anomalies. Am J Hum Genet, 2010, 86: 749-764.

[2]　Wang J C, Ross L, Mahon L W, et al. Regions of homozygosity identified by oligonucleotide SNP arrays: evaluating the incidence and clinical utility. Eur J Hum Genet, 2015, 23: 663-671.

[3]　Manning M, Hudgins L, Professional P, et al. Array-based technology and recommendations for utilization in medical genetics practice for detection of chromosomal abnormalities. Genet Med, 2010, 12: 742-745.

[4]　Kearney H M, Thorland E C, Brown KK, et al. American College of Medical Genetics standards and guidelines for interpretation and reporting of postnatal constitutional copy number variants. Genet Med, 2011, 13: 680-685.

[5]　Rehder C W, David K L, Hirsch B, et al. American College of Medical Genetics and Genomics: standards and guidelines for documenting suspected consanguinity as an incidental finding of genomic testing. Genet Med, 2013, 15: 150-152.

[6]　Dawson A J, Chernos J, McGowan-Jordan J, et al. CCMG guidelines: prenatal and postnatal diagnostic testing for uniparental disomy. Clin Genet, 2011, 79: 118-124.

[7]　Palmer E E, Peters G B, Mowat D. Chromosome microarray in Australia: a guide for paediatricians. J Paediatr Child Health, 2012, 48: E59-67.

[8]　Kearney H M, South S T, Wolff D J, et al. American College of Medical Genetics recommendations for the design and performance expectations for clinical genomic copy number microarrays intended for use in the postnatal setting for detection of constitutional abnormalities. Genet Med, 2011, 13: 676-679.

[9]　South S T, Lee C, Lamb A N, et al. ACMG Standards and Guidelines for constitutional

cytogenomic microarray analysis, including postnatal and prenatal applications: revision 2013. Genet Med, 2013, 15: 901-909.

[10] Bateman M S, Mehta S G, Willatt L, et al. A de novo 4q34 interstitial deletion of at least 9.3 Mb with no discernible phenotypic effect. Am J Med Genet A, 2010, 152A: 1764-1769.

[11] Filges I, Rothlisberger B, Noppen C, et al. Familial 14.5 Mb interstitial deletion 13q21.1-13q21. 33: clinical and array-CGH study of a benign phenotype in a three-generation family. Am J Med Genet A, 2009, 149A: 237-241.

[12] Itsara A, Cooper G M, Baker C, et al. Population analysis of large copy number variants and hotspots of human genetic disease. Am J Hum Genet, 2009, 84: 148-161.

[13] Richards C S, Bale S, Bellissimo D B, et al. ACMG recommendations for standards for interpretation and reporting of sequence variations: revisions 2007. Genet Med, 2008, 10: 294-300.

[14] Richards S, Aziz N, Bale S, et al. Standards and guidelines for the interpretation of sequence variants: a joint consensus recommendation of the American College of Medical Genetics and Genomics and the Association for Molecular Pathology. Genet Med, 2015, 17: 405-424.

[15] Matthijs G, Souche E, Alders M, et al. Guidelines for diagnostic next-generation sequencing. Eur J Hum Genet, 2016, 24: 2-5.

第6章 遗传咨询

遗传咨询(genetic counseling)是由咨询医师和咨询对象(遗传病患者本人或其家属)就某种遗传病在家庭中的发生情况、再发风险、诊断和防治上所面临的问题进行一系列的交谈和讨论,使患者或其家属对该遗传病有全面的了解,选择最适当的决策的过程。遗传咨询范围已从单纯的生育遗传咨询扩大到对包括常见肿瘤等具有遗传倾向疾病的咨询。

6.1 遗传咨询的原则

遗传咨询是为患者或其家属提供与遗传疾病相关的知识或信息服务。此过程主要包括:通过对家族史的解释和医学发病史、遗传规律对疾病的发生和再发风险进行评估;对咨询者进行疾病的遗传、实验室检测、治疗处理及预防的教育,同时提供与疾病有关的各种治疗措施、求助的渠道和对研究方向的认知;辅导咨询者进行知情选择和对所患疾病及其再发风险的认知和接受。

遗传咨询范围已从单纯的生育遗传咨询扩大到对包括常见肿瘤等具有遗传倾向疾病的咨询(对此类疾病,非指导性咨询原则已不适用)。而对咨询者进行疾病相关的遗传学内容教育和研究信息被列入遗传咨询的范畴。

遗传咨询中须遵循自愿、平等、教育、非指向性、心理关注、信任和隐私保护、伦理道德、法律等原则。咨询师的伦理道德标准和文化背景等对咨询过程具有倾向性影响。在复杂的遗传学和医学情况下,面对矛盾和不确定的数据时,咨询师对问题的综合分析及如何辅导咨询者做出选择的能力尤为重要。

遗传咨询师应为具有遗传学、生物学、心理学、公共卫生学和社会学相应知识背景,并经国家部门认证具有资质的合格人员。临床遗传医师应由经过医学遗传学专业训练的专科医师担任。某些情况下,可由接受过遗传学培训的儿科、妇产科或内科医师担任。

遗传咨询的目的是增加患者对遗传病的了解、知晓可选择的疾病管理和治疗预防措施和向患者解释疾病的风险和检测的益处。遗传咨询在患者的选择过程中应着重于为患者提供重要的、非倾向性的信息和非指向性的帮助。

6.2 遗传咨询流程

6.2.1 遗传咨询的对象

遗传咨询的对象主要包括：夫妇双方或家系成员患有某些遗传病或先天畸形者；曾怀过遗传病胎儿或生育过遗传病患儿的夫妇；不明原因的反复流产或有死胎死产等情况的夫妇；婚后多年不育的夫妇；35 岁以上的高龄孕妇；长期接触不良环境因素的育龄青年男女；孕期接触不良环境因素以及患有某些慢性病的孕妇；常规检查或常见遗传病筛查发现异常者；近亲婚配夫妇；患有肿瘤和遗传因素明显的常见病的夫妇。

6.2.2 采集信息并认真填写病历，为患者妥善建立档案

遗传咨询的过程为获取信息、建立或证实遗传病的诊断、进行风险评估、为患者提供信息、为患者及其家庭提供必要的心理咨询和治疗措施选择的信息和帮助。信息采集是遗传咨询过程中的第一步也是重要的一步。其中，家族史信息的获取是遗传咨询过程中首要和重要的部分，通常以家系谱的方式来描述和记录先证者及其家庭成员的相互关系和表型特征。了解家族史、绘制家系谱时，应从咨询对象的同胞问起，再分别沿父系和母系仔细询问，避免遗漏。病史采集要包括家族中的一级、二级和三级亲属。

遗传咨询医师要全面了解咨询对象的家族遗传病史、医疗史、生育史（流产史、死胎史、早产史）、婚姻史（婚龄、配偶健康状况）、父母双亲的血缘关系、职业、环境因素和有害因素接触情况等。另外，咨询对象的年龄、居住地区和民族等基本信息也需详细了解，因为有些遗传病有明显的地域性和种族多态性。

遗传咨询过程中，应认真为每一位咨询者填写病历，内容包括咨询者姓名、就诊日期、性别、年龄、联系方式等，建立档案并严格遵守保密原则，妥善保存以备后续咨询用。家系谱应按遗传学上国际统一的规格和符号绘制，这样可以保证家系谱被方便和准确地理解并作为分析和诊断的重要依据[1-2]。

6.2.3 通过检查，判断是否患有某种遗传病及遗传类型

遗传学诊断不仅依靠详细采集的信息，还要借助临床及实验室检查及专科医师的参与。遗传咨询医师要根据不同患者的医学信息建议其本人和家属做有针对性的细胞遗传学和（或）分子遗传学检查。临床检测是否有针对性会直接影响结果的判断，所以遗传咨询师要具有丰富的医学遗传学知识，熟知遗传学检测技术的发展及各种适应证。最后，遗传咨询师必须根据各种检查结果综合诊断患者是否患有遗传病及其遗传病的类型。

6.2.4 再发风险的推算

遗传咨询中最常见的问题就是咨询者对未来再生育时再发风险的担心。对遗传病或先天畸形的发生或再发风险进行评估和计算是遗传咨询师应掌握的基本工具。咨询师须掌握概率的基本运算方法。

在无其他因素的影响下,对单基因病的遗传风险评估可按照孟德尔遗传比率结合概率运算法则进行计算。在大多数情况下,如在子代中已发现有患者的情况下,应采用贝叶斯分析(Bayes analysis)方法对遗传风险进行评估[3]。结合已掌握的孟德尔遗传比率、家系中各成员之间的关系、实验室检测结果、疾病的特定遗传信息(如外显率、人群突变率等),计算特定条件下某个体携带致病基因的后概率,即遗传病的发生风险。对染色体病的风险评估要根据相应的参考评估原则和计算步骤进行。多基因遗传病的再发风险与多种因素有关,其关系复杂,通常以经验风险率来表示。尽管肿瘤的发生与基因突变有关,但大部分肿瘤的基因突变为获得性,结构组成性的基因突变所占比例很小,因此对肿瘤的风险评估通常应用流行病学和遗传风险计算方法相结合的方式进行。

一般情况下,对孟德尔遗传病的咨询较为传统和容易,但仍需注意外显不全、延迟显性、表现度差异、基因多效性、已具有先证者时的再发风险率等问题。对非孟德尔遗传病包括基因组印记与单亲二倍体、遗传早现与动态突变、表观遗传和 DNA 甲基化的咨询中,咨询师对信息的清楚传达、能否帮助准确理解是咨询者可做出自我选择的前提。

6.2.5　共同商讨对策

在确定诊断和风险后,遗传咨询医师要充分告知咨询者检查结果及意义、解释疾病的诊断及遗传方式、个体发病的风险和再发风险[4]。有的诊断还涉及咨询者的家属,应由遗传咨询医师告知咨询者,再由咨询者自己告知其家属。对于可采用的对策,则应先由遗传咨询医师提出并客观、详细地陈述各种方案的优缺点及可能对个体和家庭乃至社会带来的后果。具体抉择需要咨询者自己或与家属商量后做出,遗传咨询医师不能代替或强制咨询者做出决定。

6.2.6　随访

为了跟踪及观察遗传咨询的效果,遗传咨询医师应当定期随访以便及时改进工作。

6.3　遗传咨询中的常见问题与注意事项

遗传咨询师需要具有良好的道德素质。对咨询者要热心,回答问题要有耐心,对患者要有同情心,对工作要有责任心,能够对咨询者的心理进行必要的疏导。

遗传咨询人员应尊重咨询对象的隐私权,对咨询对象提供的病史和家族史给予保密[5]。咨询时无关人员不宜在场。对咨询对象提供的病史和家族史应给予保密,未经咨询对象许可不得传播。

在咨询过程中尽可能提供客观、依据充分的信息,遵循知情同意的原则,尽可能让咨询对象了解疾病可能的发生风险,建议采用的产前诊断技术的目的、必要性、风险、时效性、局限性等,是否采用某项诊断技术由受检者本人或其家属决定。在遗传咨询过程中尽可能避免医生本人的导向性意见。

6.4　知情同意

根据《中华人民共和国侵权责任法》和卫生法规等规定,患者拥有生命权、健康权、隐私权、知情权、同意权等,医务人员在特殊检查中应当向患者告知医疗措施和医疗风险,并征得患者同意。患者不具备完全民事行为能力时,应由其法定代理人或授权委托人代理其行使民事权力;不宜向患者说明的,应当向患者的近亲属说明。

自愿原则是在遗传咨询和遗传检测中必须遵循的一个重要和首要的伦理道德原则,即完全尊重咨询者自己的意愿。国际上普遍实行的原则是当事者必须知情,被检测者和家庭内成员有权利自己做出决定,这种决定不受任何外来压力和暗示的影响。未经患者同意或在不知情情况下进行的遗传学检查视为不合法。

知情同意的主要内容应包括遗传检测的有效性、潜在的益处和风险、检测的局限性、其他的可替代方式等。负责谈话的医师或相关人员应当就疾病的状况、实验检测的目的和意义、需要的标本、完成遗传检测的地点、遗传检测的风险和益处、有无可取代的检测或诊断方式(包括风险和益处)、如不进行实验检测面临的风险和益处等,对患者解释清楚。患者应有就相关问题进行询问的机会,以便其能对知情选择做出决定。建议采用书面知情同意的方式。以产前诊断和基因检测知情同意书为例,内容应包括患者拟行检查的名称、目的、局限性、拟行检查日期、拒绝诊疗活动可能发生的后果、检查可能出现的并发症和风险、检查后的注意事项、患者和谈话医生签字。

6.5　遗传学实验检测报告

6.5.1　总体原则

检测报告中应当包括以下内容:① 检测样本的识别信息。内容包括患者姓名、患者出生日期(产前诊断应同时列出目前年龄和孕周)、标本采集时间、实验编码、标本类型、送检医生、检测方法、报告时间等。② 对检测到的结果有清楚的描述。必要情况下需要包括检测的正常范围、阳性判断值(cut-off)等。③ 针对相应的遗传检测目的,应对实验结果有解释性的表述(可能包括对风险率的估计)。④ 对遗传检测实验的局限性(如实验技术的局限性和临床有效性、非父源性等)应有清楚的解释和描述。⑤ 在估计风险率的结果报告中,需清楚描述用以计算风险率的信息和数据。⑥ 实验检测结果需有实验室负责人和审核人的签字。

6.5.2　细胞遗传学实验的检测报告

6.5.2.1　核型分析的报告

检测报告中需要包括进行检测的意义、染色体计数和核型分析所采用的细胞数目、细胞培养的时间、条件和应用的显带方法、ISCN 核型描述、嵌合体问题的解决方法、结果与临床的相关性、异常结果的可能解释、对家庭或患者进一步检查的建议、结果意义的讨论和对是否进行遗传咨询的建议等[6]。

6.5.2.2　中期 FISH 的报告

大多数情况下,中期 FISH 应视为常规核型分析的辅助检测手段。各实验室应对每个检测实验的临床有效性、敏感性和特异性进行评估后再应用于临床检测中。临床有效性的要求应根据每个实验室所采用的实验或仪器而不同。检测结果报告中应包括:试剂来源和应用的探针(基因标记或位点标记)、分析的细胞数目、实验的局限性。

中期 FISH 仅提供疑似位点的探针部位信息,不能替代完整的核型分析。对以下情况检测结果的解释需谨慎:① 在现有的全染色体探针组合尚不能均匀覆盖目的染色体的情况下,长度较短的染色体的延伸区域的结果;② 基于重复序列的探针所产生的隐性结果;③ 在应用 FISH 检测染色体微小缺失时,所用探针并不是疾病的候选或疑似基因时。

在结果报告中,根据检测实验室自己所建立的参考范围的有效性,应当对嵌合体的可能性进行相应描述。若怀疑有微重复,在解释中期 FISH 结果时需谨慎,某些情况下建议采用间期 FISH 结果进行解释。

6.5.2.3　间期(核)FISH 的报告(不包括各种情况)

间期 FISH 仅提供疑似位点的探针部位信息,不能替代完整的核型分析。检测到的染色体异常如应用常规核型分析可检测到,建议应用常规核型分析进行确认。如检测到的染色体异常为其他实验室或以往实验已检测到,经重复 FISH 实验仍检测到同样的异常,则不必再进行染色体分析。当探针为非疑似的疾病基因,检测到的结果为微缺失或微重复时,应对方法的局限性进行描述。

6.5.3　分子遗传学实验的检测报告

针对不同的检测方法,应在实验室内建立相应的检测结果判断和诊断标准。尤其应对检测方法的选用、实验标记物的选择(连锁分析的标记物)、检测系统、阳性标记(如 PCR 产物的长度)等进行临床有效性、敏感性和特异性的质量评估。

分子遗传学检测的报告中应包括实验/疾病检测的原因、采用的检测方法、检测的目的位点、个体的基因型、检测到的突变位点、结果的解释(临床意义)、需要进行的随访建议、遗传咨询建议等详细内容。如检测方法为连锁分析方法,检测报告中应包括家系和基因型信息。需要指出的是,任何遗传学检测报告都应注意保护患者和其他家庭成员的隐私。因此,建议检测实验室为临床医生和先证者提供不同版本和不同信息的实验检测报告。

在检测报告中,检测实验室可根据不同的检测方法为患者或临床医师提供专业的实验报告解读,以帮助临床医生做出正确诊断。但需注意,检测报告的解读不能替代临床医生进行诊断。所有的检测结果应由两名以上人员进行独立解读,其中一名必须为实验室主任或实验室负责人或其他有资质的人员。对所有存在问题或数据不一致的结果,必须在具有另外的补充实验分析情况下,由具备资格的人员进行判断处理。

检测结果可参考应用已知基因型的家族内成员作为对照进行分析解释。由于定量分析结果的可靠性明显小于定性(阴/阳性)分析结果,因此必须应用内部对照来确保检测的准确性[7]。对 PCR 分析,须考虑到不同扩增产物的可能性。

以 DNA 测序为例,结果的报告和解释还应包括以下内容:① 预测碱基的变异与已知基因结构和其他数据的相关性、碱基变异对基因的影响。② 报告中须注明单核苷酸在基因库中参考序列的位置和变化、相应的蛋白质变化的标准位置。③ 碱基的错义变异须注明是否代表突变、多态性或稀有变异。对每个遗传病,实验室均应首先以相应的数据库为参考依据。如检测到的变异为新的突变,而突变的性质和意义目前可能并不明确,应当在报告中表明。④ 如未检测到突变,报告应对此阴性结果的可能性原因进行解释和描述。例如,可能为检测的敏感度<100%、测序仅局限在基因的编码区而突变可能在未涵盖的内含子或启动子区、应用的测序方法并不能检测到大的基因缺失和重复,其他基因也可能导致疾病等。

全外显子或全基因组测序的报告和解释还应包括以下方面:① 所有检测到的基因变异均应根据国际标准进行评估和分类。② 对变异所导致的基因功能或基因产物和对疾病的可能性影响以及现有的证据进行评估。③ 对覆盖大范围表型的检测,还应对是否与患者的临床表现相符进行对比评估。④ 如检测到多个具有临床意义的变异,每个变异与临床表现的相关性都应涉及。

偶然发现的可能变异或不具有临床意义,检测实验室应建立相应的程序和标准。应根据国际标准(www.genenames.org)对检测到的变异进行标注。变异的标注方式应包括基因名称、杂合/纯合性、cDNA 命名、蛋白质命名、外显子序号等。在检测报告中应清楚标明,是否检测到可解释患者疾病的突变。如突变并不明确解释疾病,应对可能的情况进行解释。在检测报告中还应列出相应的支持证据。当采用的高通量测序方法尚不能覆盖所有基因,应在检测报告中注明实际可覆盖的基因和基因区域。在应用高通量测序的检测报告中,应清楚注明检测的局限性,并对数据处理方法和过程予以描述。

(张　卉,廖世秀)

参考文献

[1]　Amos J, Grody W. Development and integration of molecular genetic tests into clinical practice: the US experience. Expert Rev Mol Diagn,2004,4(4):465-477.

[2]　陆国辉,徐湘民.临床遗传咨询.北京:北京大学医学出版社,2007:6-13.

[3]　Chieng W S, Chan N, Lee S C. Non-directive genetic counselling-respect for autonomy or unprofessional practice? Ann Acad Med,2011,40(1):36-42.

[4]　Viana B P. Principles in genetic risk assessment. Therapeutics and Clinical Risk Management, 2005,1(1):15-20.

[5]　Aronson M. Genetic counseling for hereditary colorectal cancer: ethical, legal, and psychosocial

issues. Surg Oncol Clin N Am，2009，18(4)：669-685.

［6］　Haber K M，Seagle B L，Drew B，et al. Genetic counseling for hereditary breast and gynecologic cancer syndromes at a community hospital. Conn Med，2014，78(7)：417-420.

［7］　Culling B，Ogle R. Genetic counselling issues in cystic fibrosis. Paediatr Respir Rev，2010，11(2)：75-79.

第7章 产前筛查和产前诊断

目前,大多数遗传病还没有有效的治疗方案,因此在患儿出生前通过筛查、诊断等方法检出携带致病基因的胎儿就成了预防遗传病最重要的手段。经过近 30 年的发展,我国已经建成了较为规范的产前筛查和产前诊断技术体系。近几年来,随着基因芯片和高通量测序技术的发展,产前筛查和产前诊断的灵敏度和准确度有了大幅度提高,为降低遗传病的危害做出了积极的贡献。

7.1 产前筛查

7.1.1 定义

疾病筛查是指通过对特定或普通人群开展一些简便、经济、创伤性小的检查,识别出罹患某一特定疾病的高危人群,然后对这些高危人群进行后续的诊断性检查及治疗,最后使罹患这一疾病的人群得到早期诊断和治疗,从而获益的过程。产前筛查则是指通过使用无创伤性方法对孕早期、孕中期孕妇进行检查,从而发现高风险胎儿的检测。通过筛查得到的高风险病例,必须再通过其他诊断性检查做最终的诊断,从而最大限度减少患儿的出生。孕妇进行产前筛查的主要项目是胎儿染色体非整倍体的改变。目前开展的产前筛查主要针对 21 三体、18 三体、13 三体综合征,以及开放性神经管缺损等进行风险评估。

7.1.2 适应人群

21 三体综合征(唐氏综合征)血清学产前筛查的适应人群为:小于 35 周岁的一般孕妇。不适合做 21 三体综合征产前筛查的人群为:分娩时大于 35 周岁的高龄孕妇;曾生育过染色体病患儿的孕妇;产前检查怀疑胎儿患染色体病的孕妇;夫妇一方为染色体病携带者;孕妇可能为某种 X 连锁遗传病基因携带者;其他,如曾有不良孕产史或者特殊致畸因子接触史的孕妇。

7.1.3 主要方法

传统的产前筛查主要指通过孕妇血清标志物的检测来发现怀有某些先天缺陷胎儿

的高危孕妇,称为母血清产前筛查(maternal serum screening,MSS)。新近发展起来的无创产前筛查技术,抽取孕妇外周血分离血液中胎儿游离 DNA,通过高通量测序来筛查胎儿罹患 21 三体、18 三体、13 三体综合征的风险情况,具有高准确度的优势,将会在临床上大有作为。

7.1.3.1　血清学产前筛查

常用的血清学产前筛查标志物包括:甲胎蛋白(alpha-fetoprotein,AFP);人绒毛膜促性腺激素(human chorionic gonadotropin,hCG)、β-hCG 和游离 β-hCG;非结合雌三醇(uE$_3$);妊娠相关血浆蛋白 A(pregnant associated plasma protein A,PAPP-A);抑制素 A(inhibin A)。

甲胎蛋白(AFP):AFP 是一种胎儿来源的糖蛋白,孕早期由卵黄囊产生,孕晚期由胎儿肝脏产生。胎儿血清 AFP 通过血循环到达母体外周血中,存在于正常孕妇的血清中。21 三体综合征妊娠母血清中 AFP 值偏低,可作为 21 三体综合征的一个筛查指标。值得注意的是,胰岛素依赖性糖尿病患者血清 AFP 值偏低,孕妇体重高者血清 AFP 值亦偏低;而黑色人种孕期 AFP 值偏高,吸烟者和肝功能异常的孕妇 AFP 值亦偏高。

hCG、β-hCG 和游离 β-hCG:hCG 是由 α 和 β 两个亚基组成的二聚体糖蛋白。β-hCG 因其特殊性的氨基酸序列,有不同于其他激素的免疫学特征,用于检测可避免交叉反应,更能反映胎盘功能和胎儿情况。孕妇血清游离 β-hCG 一般为总 hCG 的 1%。

非结合雌三醇:这是胎盘分泌的一种重要雌激素,以游离形式进入孕妇血液循环。从孕 7~9 周起,血清 uE$_3$ 随着孕周的增加而上升。21 三体综合征妊娠母血清非结合雌三醇值偏低。

妊娠相关血浆蛋白 A(PAPP-A):PAPP-A 由胎盘合体滋养细胞分泌,非妊娠期妇女子宫内膜、卵泡液、黄体也有少量分泌。PAPP-A 是胰岛素样生长因子结合蛋白 4(IGFBP4)的蛋白酶,参与协调细胞滋养层的增生分化,影响母体免疫系统,保护胎儿免遭排斥,对早期配子发育、受精卵着床、维持胎儿的生长发育起到重要的作用。妊娠期胎血中检测不到 PAPP-A,因为其分子量大,不能通过胎盘屏障进入胎儿血液循环。孕 7 周时,PAPP-A 血清含量开始上升,足月时达到高峰。胎儿染色体核型异常的孕妇血清 PAPP-A 值偏低。

抑制素 A:抑制素 A 于孕 10~12 周时升高并达高峰,15~25 周形成一个稳定的状态,无明显孕周区别,不同于其他的血清标志物。可和其他的血清标志物联合应用于唐氏综合征筛查。

另外,胎儿颈后透明带(nuchal translucency,NT)是目前染色体异常产前超声筛查中唯一一个得到广泛认可的筛查指标。超声检查中,胎儿正中矢状面可见胎儿颈后呈现一处透明区域,即为胎儿颈后透明带。孕 11~13^{+6} 周,胎儿的颈后透明带厚度为 0~3 mm。染色体异常胎儿 NT 值多增加。

(1)血清学产前筛查原理　中位数倍数(multiple of median,MOM):唐氏综合征产前筛查的常用指标(AFP、hCG、NT 等)其数值随着孕周的变化而变化,在正常人群中呈偏正态分布,个体间差异较大,正常值范围较宽。因此,针对每一孕周,取正常妊娠人群检测值的中位数代表该孕周的正常水平。每个筛查病例的具体检测值与中位数的比值代表该测定值偏离正常的程度,该比值即为中位数倍数(MOM)。在筛查分析中,所有实际测定值都必须先转化为 MOM 值后,再进行风险计算及所有其他的相关表述。

检出率(detection rate,DR):产前筛查高危的唐氏综合征妊娠孕妇人数与所有唐氏综合征妊娠孕妇人数的比值,称为检出率。检出率越高,则该筛查系统的特异性越高,检出能力越强。

假阳性率(false positive rate,FPR):经过产前筛查被识别为高危的正常妊娠孕妇人数与所有参与筛查的正常妊娠人数的比例,即为假阳性率。假阳性率越低,则该筛查系统的准确性越高。

我国 2010 年颁布实施的胎儿常见染色体异常与开放性神经管缺陷的产前筛查与诊断技术标准指出[1],二联法中,对唐氏综合征的检出率≥60%,假阳性率<8%;对 18 三体综合征的检出率≥80%,假阳性率<5%;对开放性神经管缺陷(open neural tube defects,ONTD)的检出率≥85%,假阳性率<5%。三联法中,对唐氏综合征的检出率≥70%,假阳性率<5%;对 18 三体综合征的检出率≥85%,假阳性率<5%;对 ONTD 的检出率≥85%,假阳性率<5%。四联法中,对唐氏综合征的检出率≥80%,假阳性率<5%;对 18 三体综合征的检出率≥85%,假阳性率<1%;对 ONTD 的检出率≥85%,假阳性率<5%。

假阴性率(false negative rate,FNR):经过产前筛查未被识别为高危唐氏综合征妊娠孕妇人数与所有参与筛查的唐氏妊娠人数的比例,即为假阴性率。假阴性率越低,则该筛查系统的准确性越高。在筛查体系中,应尽可能地将假阴性率控制在较低的水平,值得注意的是,筛查不是确诊性检查,假阴性率是不可完全避免的。

阳性预测值(positive predict value,PPV):在筛查高危的人群中,唐氏综合征妊娠与高危妊娠人数的比值,即为阳性预测值。阳性预测值越高,则筛查体系的效率越高。我国 2010 年颁布实施的胎儿常见染色体异常与开放性神经管缺陷的产前筛查与诊断技术标准指出,唐氏综合征产前筛查的阳性预测值应≥0.5%[1]。

风险切割值(cutoff value):在某一产前筛查体系中,认为设定的高危和低危风险的临界值,即为风险切割值。对于一个筛查系统,检出率和假阳性率是相互关联、连续变化的。风险切割值设定在较低风险水平时,检出率将提高,假阳性率也将上升。而当风险切割值设定在较高风险水平时,检出率将下降,假阳性率也将下降。因此,风险切割值需要在检出率和假阳性率之间找到一个合适的平衡点,使假阳性率在可接受的范围内,同时实现较高的检出率。

我国 2010 年颁布实施的胎儿常见染色体异常与开放性神经管缺陷的产前筛查与诊断技术标准指出,中孕期唐氏综合征筛查结果可采用 1/270 为阳性切割值[1]。

(2)血清学产前筛查的应用 血清学产前筛查目前主要应用于孕早期和孕中期的唐氏综合征筛查。早期筛查在孕 8~13^{+6}周进行,中期筛查在孕 15~20^{+6}周进行。

唐氏综合征孕早期产前筛查：孕 8～13^{+6} 周可进行唐氏综合征的孕早期筛查。孕早期唐氏综合征的筛查是随着孕早期超声下 NT 检查的开展而日渐成熟的。通常染色体异常的胎儿 NT 在孕早期多有不同程度的增厚。对于 NT 的检测技术要求较高，受检测者主观因素的影响较大，因此质量控制和检测系统的进一步完善和修正，会达到一个较好的筛查效果。孕早期筛查受 NT 检测孕周的限制，建议孕妇在 11～13^{+6} 周进行。

孕早期低水平的母血清 PAPP-A，高水平的 hCG 和唐氏综合征妊娠也有很大的相关性。因此，NT 的检测结合孕妇的年龄、PAPP-A 和 hCG，组成孕早期唐氏综合征的三联筛查。其检出率和假阳性率达到了令人满意的水平。另外，一些孕早期染色体异常的超声筛查指标，如胎儿鼻骨的缺如有助于降低假阳性率和提高检出率。孕早期四联筛查 NT + PAPP-A + hCG + NB 检出率可达 97%。但是，该项超声检测操作困难，通量较低，质量控制要求高，限制了其在普通人群筛查中的广泛开展。

唐氏综合征孕中期产前筛查：孕 13～20^{+6} 周称为孕中期。孕中期筛查时限通常指孕 15～20^{+6} 周。早在 20 世纪 70 年代，依据孕妇的年龄，对高龄孕妇进行孕中期羊膜腔穿刺术。随着低水平 AFP、高水平 hCG 值，以及低水平 uE$_3$ 值和唐氏综合征妊娠相关性的深入了解，通过孕中期母体血清 AFP、hCG、游离 β-hCG、抑制素 A、uE$_3$ 结合孕妇的年龄、体重、孕周、病史等进行综合风险评估，从而得出胎儿罹患唐氏综合征、18 三体综合征和开放性神经管缺陷的风险度。

我国 2010 年颁布实施的胎儿常见染色体异常与开放性神经管缺陷的产前筛查与诊断技术标准指出，实验室检测的母体血清标志物方案可以是下列任一种[1]。① 二联法：AFP + 游离 β-hCG 或者 AFP + hCG。② 三联法：AFP + 游离 β-hCG + uE$_3$ 或者 AFP + hCG + uE$_3$ 或者 AFP + 游离 β-hCG + 抑制素 A。③ 四联法：AFP + 游离 β-hCG + uE$_3$ + 抑制素 A 或者 AFP + hCG + uE$_3$ + 抑制素 A。

7.1.3.2 无创产前检测

最初在肿瘤患者的血液中发现游离肿瘤 DNA（cell-free tumor DNA，ctDNA）和游离肿瘤细胞（circulating tumor cells，CTC）的存在。随后提出孕妇血液中游离胎儿 DNA（cell-free fetal DNA）和胎儿细胞存在的设想。1997 年，Lo[2] 最早用实时 PCR 技术测定游离胎儿 DNA 的浓度。发现孕 7 周，即可在孕妇血清中检测到胎儿 DNA 的存在，而且胎儿 DNA 的浓度随着孕周的增加而增加，孕早期和孕晚期孕妇血浆中胎儿 DNA 的浓度分别占血浆总 DNA 浓度的 3% 和 6%。还发现孕妇血浆中胎儿游离 DNA 的量远远高于从等量血中提取的胎儿细胞 DNA 的量。孕妇血浆中游离 DNA 微量存在的事实，结合二代测序技术，通过抽提孕妇血浆中游离 DNA，来判断胎儿染色体数目的异常，为无创产前检测（non-invasive prenatal testing，NIPT）提供了充分的理论基础和技术基础。至今，美国妇产科学院（American College of Obstetricians and Gynecologists，ACOG）、美国医学遗传与基因组学院（American College of Medical Genetics and Genomics，ACMG）以及产前诊断国际团体（The International Society for Prenatal Diagnosis）已经发表声明，支持无创产前检测的临床应用[3-4]。值得注意的是，无创产前检测仍然是一种筛查手段。

（1）无创产前检测原理　应用二代测序技术，通过检测孕妇血清中游离 DNA 的量，从而对胎儿常见染色体的非整倍体改变进行筛查。二代测序技术又称高通量测序技术，速度快、通量高、准确性好，是现代一些技术平台的统称，常见的有 Illumina、Roche、Ion Torrent 平台等。这些不同的技术平台各有各的优点，原理也不尽相同。以 Illumina 平台为例，我们来简要探讨一下无创产前筛查的原理。二代测序技术随着待测序列的长度增加，错误率也将增加。因此，应用二代测序技术进行测序，首先要将待测序列随机片段化（fragmentation），以保证测序的准确性。而存在于孕妇血清的游离 DNA 本身就是小片段，所以不需要片段化的实验过程。提取孕妇血清中游离 DNA，构建文库，测序和比对。设置单端测序，通过边合成边测序检测 36 bp 的序列。测序后，通过 ELAND（Efficient Large-scale Alignment of Nucleotide Databases）软件，应用 Illumina 基因组分析仪，进行测序后生物信息比对分析。比对的目的只需要确定检测片段的染色体来源，他们的具体基因位置是不需要确定的。记录不同测序片段的某一具体染色体来源的数目，然后记录每条染色体的测序片段比对的匹配数目。如果某一测序片段可以匹配到一个以上的染色体，则排除该测序片段。因此，仅能匹配到唯一一条染色体的测序片段进行后续的生物信息学分析。一次测序结果里面，某条染色体的匹配数目除以所有符合条件的测序片段的匹配数目，称为分布百分数（percentage contribution）。如果染色体用 N 表示，则 % chr$N$ 用来表示该染色体的分布百分数，S.D.% chr$N_{reference}$ 用来表示参考序列该条染色体平均值的标准差。通过计算 % chr21 的 z 值，可以检测某一孕妇血清样品是否属于唐氏综合征妊娠。用公式表示为待测样品 chr$N$ 的 z 值 $= \dfrac{\% \ \text{chr}N_{sample} - \text{mean} \ \% \ \text{chr}N_{reference}}{\text{S.D.}\% \ \text{chr}N_{reference}}$。

z 值为 $-3\sim3$，提示该次妊娠染色体 N 非整倍体改变属低度风险；$|z|>3$，则提示该次妊娠染色体 N 非整倍体改变属高度风险。

（2）无创产前检测现状　1997 年以来发现的孕妇血浆中游离胎儿 DNA 存在的事实开启了产前筛查的新局面。目前多个二代测序的技术平台都可以用来进行常见染色体疾病的无创产前检测。包括 Illumina、Ion torrent、Roche 等。通过分离孕妇血清游离 DNA，文库构建，上机测序以及后续的比对生物信息学分析，通常 2 周左右可以出具报告，准确率高达 90% 以上。

常见染色体疾病的无创产前检测：目前常见染色体病的无创产前检测主要包括 21 三体综合征、18 三体综合征，以及 13 三体综合征的筛查。实验室应建立严格遵守的实验操作流程，主要的操作步骤如下：① 游离 DNA 的提取：常见的有离心柱法、磁珠法以及酚-氯仿抽提法。② 文库的构建：将提取的每个血清样品的游离 DNA，末端加上特异性的接头。接头的作用是上机后通过接头固定在特定的固相表面上，即 Array 或者 Flow cell 的泳道表面。③ QC 检测：通过 Real-time PCR 检测构建好的每个样品文库的量。等物质的量混合后，用来上机。④ 测序：上机测序，通常需要 8~10 h。将混合好的样品上机测序。通过每个样品的接头固定在固相表面，成簇后读取碱基的序列。从 DNA 抽提到上机测序,各步骤均设有合适的质控品。⑤ 比对和分析:应用专业的生物分析软件,对测序得到的大量数据进行生物信息学分析。对测得的短片段进行筛选和匹配,获得染色体的分布百分数％ chrN。⑥ 结果的判定:通过公式计算 z 值,判断所检样品的风险性。

目前,无创产前检测并未在多胎妊娠群组中进行充分的评估,因此不适用于多胎妊娠的无创产前检测。无创产前检测低风险的报告,并不排除胎儿罹患染色体疾病的可能;无创产前检测高风险的报告,应建议该孕妇进行羊水穿刺细胞遗传学检查进行确诊。

单基因遗传病的无创产前检测:目前已经可以应用二代测序技术对 β-地中海贫血点突变[5-9]和 α-地中海贫血常见缺失类型[10]进行胎儿的无创产前检测。

(3) 展望　智力障碍在人群中的发病率为 1％～3％,通常杂合致病,大约有一半的智力障碍基因突变不明确。除此之外,临床表现不典型的单基因病,以及相关报道不多的罕见病,都可以应用二代测序技术进行检测,从而高效准确地发现病因。随着高通量测序技术的临床准入以及技术规范的出台,今后可以在这些方面加以推广。

7.1.4　流程

7.1.4.1　筛查前的咨询和信息采集

母血清产前筛查可在孕早期 11～13^{+6} 周、孕中期 15～20^{+6} 周进行。依据孕妇孕周及个人意愿进行孕早期或孕中期筛查。孕早期筛查受 NT 检测孕周的限制,建议孕妇在 11～13^{+6} 周进行。

有筛查指征的孕妇,在适于筛查的孕周内就诊时,医师有义务向就诊孕妇宣传产前筛查预防遗传病的作用及原理,并指导孕妇进行规范的产前筛查。除以下情况外,所有孕妇都应进行产前筛查:35 岁以上的高龄孕妇;产前筛查高风险的孕妇;曾生育过染色体患儿的孕妇;产前超声检查怀疑胎儿可能有染色体异常的孕妇;夫妇一方为染色体异常携带者;医师认为有必要直接进行产前诊断的其他情况。

医师应详细询问病史,确认孕周,记录超声测定的头臀长(孕早期)或双顶径(孕中期)以及超声检查时间、孕妇提供的对确定孕周有重要价值的其他信息资料。

医师须事先告知孕妇或其家属产前筛查的性质、目的以及局限性,遵循知情选择、孕妇自愿的原则进行。经过充分的产前咨询,获得孕妇的知情同意后,医务人员须准确询问并在产前筛查申请单上认真填写以下资料:孕妇的姓名、出生日期(公历)、采血日期、孕龄、筛查时体重、民族/种族 、末次月经(公历)、月经周期、是否吸烟、是否双胞胎或多胞胎、是否患有胰岛素依赖型糖尿病、既往是否有染色体异常或神经管畸形等异常妊娠史、家族史、孕妇的通信地址和联系电话。其中,最重要的是孕妇的年龄及筛查孕周。对于月经规律,且周期为 28 d 者,可以根据末次月经推算,否则应依据超声检查,通过头臀长或双顶径来确定筛查当日的孕周。另外,筛查当日的体重、既往重要病史、妊娠史,也会对风险计算产生较大的影响,也有重要的作用。

孕妇在申请单上签署知情同意书。

7.1.4.2 取血、超声检查和实验室检测

依据相关操作规范,静脉取血 2～3 mL 进行血样与申请单的核对工作。采血管标签上写明患者姓名、样品编号、采血日期。样品编号应采用唯一编号,与产前筛查申请单及采血工作登记册上的编码一致。

超声的筛查也依据相关的技术规范进行。英国胎儿基金会(FMF)提出的 NT 测量规范如下:取胎儿正矢状切面,即头臀长切面;胎儿于自然姿势状态,面部朝向探头;胎儿头臀径长度在 45～84 mm 时进行测量;需高分辨率的超声,一定要放大图像,使影像只显示胎儿头部及上胸,游标尺的轻微移动只会带来 0.1 mm 的改变;探头声束方向与颈背部皮肤垂直,仔细辨别羊膜层回声;注意颈部有无脐带环绕;测量从皮肤的内缘到筋膜层外缘的最宽距离,测量 3 次,取最大值。

NT 的变化与孕周密切相关,对测量 NT 的孕周已做出严格的规定,限制在妊娠 11～14 周时,胎儿头臀径长度在 45～84 mm 进行,参考正常值范围:NT<3 mm。14 周后发育完善的淋巴系统迅速将积聚在颈部的淋巴液引流至颈内静脉,因而颈项透明层也随之迅速消失。

实验室检测应在取得相应资质的临床实验室内进行,实验室人员须经过培训,并获得从事产前筛查的资质。核对样品编号与申请单无误后,检查血清质量,保证标本符合实验条件。实验过程严格按照实验说明,每次实验应做标准曲线或校准标准曲线、质控品测定,以评估该批次实验测定结果的可靠性。实验室每年应参加卫生部指定机构的室间质评计划,并取得合格证书。连续 3 年不参加或者未取得室间质评合格证书的产前筛查视为质量控制不合格。

7.1.4.3 针对筛查结果的咨询及妊娠结局随访

在实验室对各个指标进行计算分析之后,结合孕妇的年龄,在对体重、既往病史、妊娠史等影响因素进行修正后,通过专业计算软件得出罹患唐氏综合征的风险。最终风险率以 $1/n$ 的方式来表示,即意味着出生某一患儿存在 $1/n$ 的可能性。一般孕中期唐氏综合征筛查采用 1/270 为临界值。筛查结果分为高风险和低风险。

我国 2010 年颁布实施的胎儿常见染色体异常与开放性神经管缺陷的产前筛查与诊断技术标准指出,孕中期唐氏综合征筛查结果可采用 1/270 为阳性切割值(临界值),即筛查结果风险率≥1/270 者为高风险妊娠。18 三体综合征筛查结果可采用 1/350 为阳性切割值,筛查结果风险率≥1/350 者为高风险妊娠。开放性神经管缺陷以母血清 AFP 大于 2.0 MOM 为阳性切割值,筛查结果 AFP 大于 2.0 MOM 者为高风险妊娠[1]。

医师应熟悉实验室报告,能对筛查结果进行正确的解释。实验结果的判断必须结合临床,需要特别注意病理状态对实验结果的影响。应向高风险孕妇详细说明风险值的含义,筛查与确诊检查的区别,并建议该孕妇进行产前诊断。应向低风险的孕妇说明筛查结果提示唐氏综合征患儿出生的可能性较小,但是并不能完全排除唐氏综合征患儿出生的可能。

在充分知情同意的基础上,对高风险的孕妇建议进行胎儿细胞遗传学检查。通常的

细胞遗传学检查时间应在孕 10 周以后;羊膜腔穿刺的时间应在孕 19～24 周;脐血取样的时间应在孕 22 周以后。对筛查结果为高风险的孕妇,在未做出明确诊断以前,不得随意建议孕妇做终止妊娠的处理。对筛查高风险的孕妇建议行产前诊断,产前诊断率宜≥80%。产前筛查机构应负责产前筛查高风险病例的转诊,产前诊断机构应在孕 22 周内进行筛查高风险病例的后续诊断。

　　所有参与筛查的病例,妊娠结局的随访也是筛查工作的重要环节。随访率应≥90%。随访时限为产后 1～6 个月。通过对绝大多数病例的结局随访,才能得出本单位筛查的检出率、假阳性率以及阳性预测值等重要参数,从而对筛查的水平有准确的评估,找出不足,不断提高筛查工作的质量。因此,填写筛查申请单时,应包括被筛查人的联系电话和联系地址,以便随访。筛查高风险的孕妇,若进一步行产前诊断,应追踪诊断结果、妊娠结局。对流产或终止妊娠者,应尽量争取获取组织标本行遗传学诊断,并了解引产胎儿发育情况。若孕妇不同意产前诊断,应继续追踪随访至分娩后,了解孕期是否顺利以及胎儿或新生儿是否正常。另外,对于筛查结果低风险的孕妇,也应进行随访至分娩后,以便了解筛查试验的假阴性。随访内容包括妊娠结局、孕期是否顺利以及胎儿或新生儿是否正常。产前筛查机构应如实登记随访结果,总结统计分析、评估筛查效果,定期上报省级产前诊断中心。

7.1.5　注意事项

7.1.5.1　产前诊断的基本原则

开展产前诊断的基本原则包括机构准入、人员准入、技术准入、知情同意、遵循伦理的原则,产前诊断技术规范制订中必须始终体现这些原则。

7.1.5.2　适用人群与筛查时间

适用人群错误会降低筛查的预期效果。

21 三体综合征血清学产前筛查的适用人群为:小于 35 岁的一般孕妇。不适合做 21 三体综合征血清学产前筛查的人群为:分娩时大于 35 岁的高龄孕妇;曾生育过染色体病患儿的孕妇;产前检查怀疑胎儿患染色体病的孕妇;夫妇一方为染色体异常携带者;孕妇可能为某种 X 连锁遗传病基因携带者;其他,如曾有不良孕产史者或特殊致畸因子接触史。

产前诊断对象:35 岁以上(包括 35 岁)的高龄孕妇;产前筛查后的高危人群;曾生育过染色体病患儿的孕妇;夫妇一方为染色体异常携带者;孕妇可能为某种 X 连锁遗传病基因携带者;产前检查怀疑胎儿患染色体病的孕妇;有不明原因的反复流产或有死胎、死产等情况的孕妇;生育过不明原因智力低下或多发畸形儿的孕妇;有明确遗传病家族史的孕妇。

血清学产前筛查的时间:21 三体综合征、18 三体综合征为孕 8～20^{+6} 周,神经管畸形为孕 15～20^{+6} 周,可在 15～20^{+6} 周三项一起筛查。

7.1.5.3　孕周的确定

进行产前筛查时,孕妇需提供较为详细的个人资料,包括出生日期、筛查时体重、末次月经、月经周期、是否有胰岛素依赖型糖尿病、双胎还是单胎、是否吸烟、是否有异常妊娠史、前胎是否 21 三体/18 三体等。筛查风险率计算中,需要依据上述因素做一定的校正,因此必须确认上述资料的准确性。年龄须根据出生日期计算,体重应在采血时称取。

孕周是非常重要的参数。风险计算软件以 B 超确定的孕周作标准;月经周期规律者,可以末次月经推算孕周。若用 B 超测定,孕中期唐氏综合征筛查建议测胎儿的双顶径测定孕周。若孕妇月经规律,有的甚至记得受精的时间,完全可以根据孕妇确定的信息确定孕周。孕周以末次月经计算还是用 B 超测定计算,取决于哪一种方法更能准确地在特定的孕妇确定孕周。

7.1.5.4　标本的采集与存放

孕早期和孕中期的筛查种类较多,以下以孕早期 PAPP-A + 游离 β-hCG 二联法,孕中期进行 AFP + 游离 β-hCG + uE$_3$ 三联法为例。

妊娠第 7～12 周进行孕早期 21 三体、18 三体筛查,以 PAPP-A 作为筛查的标志物。取 2 mL 孕妇外周血进行血清 PAPP-A 及游离 β-hCG 的检测。

妊娠第 15～20 周进行孕中期 21 三体筛查。AFP 作为 NTD 标志物时,在孕 15 周以前不可靠,若孕妇希望同时筛查神经管畸形,应在孕 15 周以后采血。适当孕周取 2 mL 孕妇外周血进行血清 AFP/游离 β-hCG + uE$_3$ 的检测。

盛有血液标本的采血管室温下静置 0.5～2 h,待其凝集后迅速离心分离得到血清。hCG 遇热不稳定,运输过程中需避免高温。产前筛查实验室与采血点不在同一医疗机构者,以血清形式运送标本,在低温条件下(4～8℃)进行样品的转运和保存。血清标本在 4～8℃条件下保存,不应超过 7 d;−20℃以下保存不应超过 3 个月;长期保存应在 −70℃;保存过程中避免反复冻融。

不能使用含 EDTA 或柠檬酸盐的血浆,这些物质对螯合剂有影响。溶血的、脂血的及黄疸的血清标本对检测结果也有干扰。检测 PAPP-A 时不能使用肝素血浆标本。对采血工作人员要进行专门的培训,制订相应的技术规范。

7.1.5.5　筛查后风险率评价与结果报告

筛查报告应以书面形式送交孕妇;出具报告时间为采血或收到标本后 5 个工作日;筛查报告需 2 个以上相关技术人员核对后方可签发。审核人应具备副高级以上检验或相关专业技术职称/职务。

产前筛查实验室应将检测到的标本标志物浓度转化为相应孕周的中位数倍数(MOM),计算风险时应结合孕妇的年龄、孕周、体重等资料,使用专门的风险计算软件分别计算胎儿罹患唐氏综合征、18 三体综合征和开放性神经管缺陷的风险。

在对各个指标进行计算分析后,风险率以 $1/n$ 的方式表示,意味着出生某一患儿存在 $1/n$ 的可能性。开放性神经管缺陷筛查结果可以风险率($1/n$)的方式表示,也可以高风险或低风险表示。

双胎或多胎妊娠、IVF 孕妇,以及患有胰岛素依赖性糖尿病的孕妇,进行产前筛查的可行性有待探讨。

医师应了解年龄在风险率计算中的重要性。相同的孕妇血清指标筛查结果,若孕妇年龄不同,风险率也不同。因此,掌握不同指标在筛查疾病中 MOM 值的变化规律也是一个重要的评估手段。

有关筛查的原始资料,包括产前筛查申请单、知情同意书、实验数据记录,均应保存 5 年以上,另有规定的除外。血清标本应保存至产后 2 年以上,以备复查。

7.1.5.6 申请单与结果报告单

申请单是筛查工作的重要文书,也是筛查工作的开始,应包括筛查工作的重要信息,成为临床医师和实验室工作人员交流的平台。一般包括如下信息:孕妇基本信息、知情同意书、孕妇和医师的签字、采血者、检测结果、检测者与校阅者。

筛查结果以书面形式告知被筛查者。筛查结果报告一般包含如下信息:孕妇的年龄与预产期分娩的年龄、样品编号、筛查时的孕周及其推算方法、各筛查指标的检测值和 MOM 值;风险度(低风险只表示胎儿患该种先天异常的可能性很低,并不能完全排除这种或其他异常的可能;高风险只表示胎儿患该种先天异常的可能性很大,并不能确诊,所以建议孕妇立即到医院就诊,做羊水穿刺细胞遗传学检查,以明确诊断)相关提示与建议(21 三体高风险者的提示与建议,18 三体高风险者的提示与建议,NTD 高风险者的提示与建议,高龄孕妇的提示与建议)。对于筛查结果为高风险的应尽快通知孕妇,建议该孕妇进行产前诊断,并有记录可查。

7.1.5.7 其他注意事项

不同批号试剂盒中的试剂不能混合使用。不要使用过期的试剂盒。

在样品准备之前,所有的试剂必须平衡到室温。冷冻的样品室温平衡后,应缓慢轻柔地混合,避免剧烈混合,以免产生微小气泡。同时,应除去残留的纤维蛋白,以免堵塞吸样针,甚至损害样品处理系统。

清洗板条时,必须保证每个微孔内都注满洗液。清洗完毕后,检查每个微孔都吸干,若有液体残留,取出板条在吸水纸上拍干。

洗板机不能长时间充满洗液,不然用于吸水和排水的针会堵塞。每天的工作结束后要用蒸馏水清洗洗板机。洗板机应用 NaCl 溶液(30 g/L)定期清洗,然后用蒸馏水清洗,接着用 50%乙醇清洗,最后再用蒸馏水清洗。

最好选用高质量的移液器和洗板机,可以避免高本底现象的出现。建议使用一次性塑料容器来配置工作溶液。

建议使用全自动检测系统,可以减少人工操作对检测的影响。

7.2 产前诊断

7.2.1 胎儿样本的获取技术

7.2.1.1 侵入性产前诊断取样技术[11]

(1) 羊膜腔穿刺术 羊膜腔穿刺术(amniocentesis)是最常用的侵入性产前诊断技术。一般在孕 16~24 周进行,此时羊水中活细胞比例比较高,医生可以通过抽取羊水得到胎儿皮肤、肠胃道、泌尿道等的游离细胞,利用这些游离细胞进一步分析胎儿的染色体是否异常,因此羊膜腔穿刺术被广泛应用于胎儿染色体疾病及先天性代谢病的产前诊断。

羊膜腔穿刺术的适应证:① 35 岁及以上的高龄孕妇。② 产前筛查提示胎儿畸形高风险。③ 曾生育过染色体病患儿的孕妇。④ 超声波检查怀疑胎儿功能异常的孕妇。⑤ 夫妇一方为染色体异常携带者。⑥ 有遗传病家族史。⑦ 曾于妊娠期特殊致畸因子接触者。⑧ 羊水过多或过少者。

羊膜腔穿刺术的禁忌证:① 严重心、肝、肾疾病。② 中央性前置胎盘或前置、低置胎盘有出血现象。③ 一周内曾行穿刺失败。④ 术前两次测量体温(腋温)高于 37.2℃。

穿刺时间:穿刺时间依据目的而异,如为产前诊断以决定妊娠是否继续,应进行孕中期羊膜腔穿刺,在妊娠 16~21 周内进行(因羊水培养需要 2~3 周时间)。过早因子宫较小穿刺不易成功,过晚则影响终止妊娠的决定。若为判断胎儿成熟度以决定引产时间,则可在妊娠晚期任何孕周进行。

操作方法:① 孕妇排空膀胱取仰卧位,腹部常规消毒、铺巾。② 术前常规超声检查,了解胎儿心脏活动情况,估计孕龄,明确胎盘位置、羊水深度及胎儿数以及选择穿刺部位。③ 穿刺点以 1% 普鲁卡因浸润麻醉,穿刺针垂直刺入,经腹壁、宫壁进入羊膜腔,拔出针芯即有羊水流出。用注射器缓慢抽取羊水 20 mL,立即送检。④ 双胎妊娠时,先从一个羊膜腔抽取羊水,拔针前在羊膜腔内注入 1:10 稀释的靛胭脂 2~3 mL,待隔膜显示后,选择穿刺点做第二个胎囊穿刺,抽吸到清的液体即证实羊水来自第二个羊膜腔。⑤ 超声观察胎心及胎动情况。

并发症:① 流产,发生率约为 0.5%[12]。② 羊水渗漏,极个别病例可出现羊水从穿刺孔渗漏现象。③ 宫内感染,严格的无菌操作可避免感染的发生。④ 损伤脐带、胎盘或胎儿前壁胎盘时,穿刺针偶可刺伤脐带或胎盘,导致脐带或胎盘血肿。

(2) 绒毛活检术　绒毛活检术是指在超声引导下行穿刺术,取出胎盘内的绒毛组织进行细胞培养、分子遗传学或生化遗传学检查,进行染色体诊断或基因诊断,可分为经腹绒毛活检及经宫颈绒毛活检。绒毛活检术是一种成熟的产前诊断方法,成功应用于孕早期诊断胎儿染色体异常及各种遗传性的单基因疾病,有着广阔的临床应用前景。然而,绒毛取样无法用于羊水所能做的某种检测,如测羊水 AFP 用于胎儿神经管缺陷筛查。

适应证与禁忌证同羊膜腔穿刺术。

取样时间:经宫颈取样时间为孕 10~13 周,经腹取样时间为孕 10 周至 13+6 周。

操作方法分为经宫颈绒毛活检和经腹部绒毛活检。

经宫颈绒毛活检:① 术前进行超声检查,了解孕龄、子宫位置及胚胎种植位置,定位胎盘绒毛部位。② 取膀胱截石位,常规消毒铺巾,扩阴道器扩张阴道,膀胱适当充盈以显示宫底为度。③ 在腹壁超声监视下,将导管从子宫颈外口缓缓地经宫颈内口进入宫腔,当进入孕囊种植部位时,取出针芯接上 20 mL 针筒,并形成负压,停留约半分钟即有绒毛和血液进入针管,边抽边退,随即将吸出物放入显微镜下或放入生理盐水小瓶中,观察有无绒毛。④ 拔针后立即观察胎盘部位有无出血及胎心情况。⑤ 胎儿肢体发育不良,妊娠 10 周前绒毛穿刺可能导致 1%～2% 的胎儿肢体发育不良。10 周后进行绒毛穿刺,可避免此并发症的发生。

经腹部绒毛活检:① 术前进行超声检查,了解孕龄、子宫位置及胚胎种植位置,定位胎盘绒毛部位选择合适的进针点。② 孕妇适度充盈膀胱,取平卧位,常规消毒皮肤,覆盖无菌手术孔巾。选择好进针点和角度后,在超声实时监控下,采用双针技术,活检针经孕妇腹部、子宫肌层进入胎盘绒毛边缘位置,将针放置到适当位置后,拔去针芯,用含有 2～4 mL 生理盐水的 20 mL 注射器以 5～10 mL 的负压上下移动活检针进行抽吸。注射器保持负压状态将活检针内容物转移入生理盐水中检查所取绒毛量。如一次活检的绒毛量不够,可再次将活检针送入引导套针内进行抽样,直至获取到需要量的绒毛组织。③ 拔针后立即观察胎盘部位有无出血及胎心情况。

并发症:① 流产。经宫颈绒毛活检发生率为 2%～3%,而经腹绒毛活检发生率约为 1%。② 出血。经宫颈绒毛活检有 20% 的病例可能发生少量阴道出血,绝大多数情况下,阴道出血可自行停止,妊娠结局良好。③ 感染。经腹绒毛活检术后感染概率低;经宫颈绒毛活检可能将阴道内的菌群带入子宫,由感染引起的流产率约为 0.3%,经宫颈绒毛活检的孕妇术前的阴道检查非常必要,术后给予抗生素治疗也显得非常必要。④ 损伤肠管。经腹绒毛活检应特别注意避免损伤肠管。

(3) 经腹脐静脉穿刺术　经腹脐静脉取胎血技术(cordocentesis)是诊断胎儿遗传性疾病和评估胎儿宫内情况的一种重要手段。经腹脐血管穿刺术是宫内采集纯胎血的技术,较胎儿镜等其他宫内采血法有明显的优越性,对产前诊断、优生学及胎儿学研究具有十分重要的意义。1983 年,出现了在超声引导下经腹脐取胎血技术。

适应证:① 产前诊断。凡从全血可能确诊的所有疾病均可通过所取得的胎血得到诊断。② 快速核型分析。胎血细胞培养只需 48 h 即可进行染色体制备,可快速鉴定羊水培养的可疑结果。③ 晚孕时检查胎血酸碱度及血氧,可诊断胎儿宫内窘迫。④ 胎儿宫内感染的诊断。22 周后可通过对胎血清 IgM 抗体的测定来对 TORCH 病原体感染进行宫内诊断。随着分子生物学技术的发展,应用 PCR 扩增病原体 DNA 或 RNA 可进行各种不同感染的诊断且不受孕周的限制。⑤ 开展宫内治疗。对胎儿溶血性贫血可用本法直接向胎儿血管中输血。对血小板减少的胎儿,在临产前输入血小板来减少颅内出血的危险。亦可直接向胎儿循环中注入药物,为胎儿治疗学开拓广阔前景。

禁忌证:① 术前感染未治愈或手术当天感染及可疑感染者。② 先兆流产。

取样时间:一般在孕 17 周后进行,最适穿刺孕周为 20～28 周,此时脐带较粗,容易刺入血管。

操作方法:① 引导用实时超声设备及穿刺探头。术前常规超声检查,了解胎儿一般情况,并观察脐带位置及走向,进行定位,脐带在声像图表现为漂浮于羊水中的管状结构,其中有一大二小的暗带,大者为脐静脉,小者为脐动脉。② 孕妇取平卧位或侧卧位,常规消毒铺巾,用消毒穿刺探头再次定位脐带,此时需要缓慢移动探头,按下穿刺引导键,使荧光屏上显示出 45°的穿刺引导区。将探头固定,选择穿刺部位,以 22 号穿刺针穿刺。穿刺点在距胎盘附着处 2 cm 以内的脐带较为理想,穿刺针刺入脐血管即拔出针芯,注射器抽出适量胎血后将针芯插回,拔针。

并发症:① 胎儿一过性心动过缓。发生胎儿一过性心动过缓的情况较常见,如一过性子宫收缩、脐静脉痉挛等,可能会引起胎儿迷走神经兴奋而出现胎儿一过性心动过缓。此时应立即停止穿刺,让孕妇左侧卧位,吸氧,必要时给予静注 50% 葡萄糖和 0.5 mg 阿托品。② 死胎或流产。死胎或流产的发生率为 0.5%～1%,大大低于胎儿镜。主要是因脐血管撕裂、胎儿大失血、脐血管痉挛及脐血管栓塞等引起。操作的安全性与术者的技术熟练程度有关。发生率与穿刺频数、穿刺时间长短有关。③ 宫内感染。只要坚持严格无菌技术操作,可以避免宫内感染。④ 胎血进入母循环。胎血进入母循环的发生概率约为 1/3,但因血量很少,绝大部分对孕妇无不良影响,但若母亲 Rh(－)而胎儿是 Rh(＋)时,有可能刺激母体产生抗体,可给孕妇抗 D 免疫球蛋白来预防。⑤ 胎盘、脐带渗血。穿刺针经过胎盘或脐带的穿刺部位可引起渗血,一般可短时间自止。

(4) 胎儿镜检查 胎儿镜检查是超声波定位后用直径很细的光学纤维内镜经母体腹壁穿刺,经子宫壁进入羊膜腔,直接观察胎儿在子宫内的形态及活动,并可运用胎儿镜检查抽取脐血、取胎儿组织活检及对胎儿进行宫腔内治疗等,是产前诊断最直接有效的技术。

适应证:① 直接观察胎儿有无明显体表畸形,如唇裂、腭裂、多指畸形、肢指畸形综合征、骨软骨发育不良、开放性神经管畸形、内脏外翻、脐膨出、腹壁裂及内脏翻出、联体双胎、多肢体、大片血管瘤、外生殖器畸形,等等。② 胎儿活组织检查进行某些先天性疾病的诊断,如胎儿皮肤活检可发现先天性皮肤病,胎儿肝脏组织活检可进行肝脏疾病或与胎儿肝酶代谢有关的先天性疾病等。③ 宫内治疗。通过胎儿镜可以对严重胎儿溶血性贫血者行宫内输血;对于多胎妊娠,其中一胎畸形者,可经畸形胎儿心脏穿刺,空气栓塞法处死;或对于双胎输血综合征者处死一胎,保留一胎;对脑积水者放置引流管,降低颅内压,防治脑组织受压造成进一步损伤萎缩;对泌尿道梗阻者也可放置引流管,减轻肾脏的压迫萎缩。

禁忌证:① 有出血倾向的孕妇不易进行胎儿镜检查。② 妊娠期有流产或早产先兆者。③ 可疑宫内感染者。④ 有严重妊娠并发症者。⑤ 母胎血型不合者,为了防止胎儿血细胞进入孕妇血循环,致敏孕妇免疫系统,应谨慎选择胎儿镜。

检查时间:胎儿镜检查时间一般选择在妊娠 16～26 周。在妊娠 16 周前,由于胎儿太小,羊水量少,观察和取样均较困难;而 26 周后胎儿迅速增大,羊膜腔相对变小,操作难度增加,同时羊水混浊的可能性增加,对胎儿体表观察带来困难。妊娠 16～18 周最适合胎儿镜观察胎儿体表,此时羊水量足够多,胎儿亦较小,适宜观察外形;妊娠 18～22 周,平均羊水量由 236 mL 逐渐增加到 455 mL,脐带增粗,且胎儿血容量由 32 mL 增加到 75 mL,因此适合行胎儿血液取样。

7.2.1.2 非侵入性产前诊断取样技术

(1) 经宫颈脱落的胎儿滋养细胞 用宫颈胎儿脱落滋养细胞进行产前诊断的原理:

绒毛是胎儿的附属器官,其分化来源于胎儿组织。绒毛滋养细胞起源于胚泡的外胚层,具有与胎儿相同的遗传物质,通过对绒毛遗传物质的分析可以推测胎儿的遗传情况,因此可以利用经宫颈脱落滋养细胞来进行产前诊断。到胚胎发育的第 6 周,胚胎的表面均匀地分布着绒毛,到胚胎发育第 12 周,只有伸入底蜕膜的绒毛继续生长,形成丛密绒毛膜,而伸入包蜕膜的绒毛逐渐萎缩退化形成平滑绒毛膜。但迄今为止,人们对滋养细胞如何到达宫腔及宫颈管的确切机制还不十分清楚,只是做出一些假设。近几年来通过免疫组化的方法对经宫颈管的滋养细胞进行鉴别时,发现不但有绒毛滋养细胞及合体滋养细胞,而且还有绒毛外滋养细胞[13]。其中绒毛外滋养细胞是具有侵袭能力的滋养细胞,孕早期侵入蜕膜组织中的绒毛外滋养细胞是具有侵袭性的。因此滋养细胞的生物学特征以及其与子宫蜕膜组织之间的关系还需要进一步的研究。

经宫颈胎儿脱落滋养细胞的取样及标本成分:目前经宫颈管获得胎儿细胞可以向宫颈管内或宫腔内注射一定量的生理盐水,用回抽液体的方法获取胎儿细胞,也可以通过棉拭子等取得胎儿细胞。

直接获得的宫颈脱落细胞有三种来源:第一种是绒毛滋养细胞、合体滋养细胞、间质细胞及成纤维细胞;第二种是母体上皮细胞、内皮细胞及母血污染细胞;第三种是父亲来源的精子细胞、上皮细胞等[11]。我们可以运用传统的吉姆萨、苏木精-伊红细胞染色来鉴别母体和父亲来源细胞,胎儿来源的合体滋养细胞也可以从形态上鉴别,其他类型的滋养细胞可以运用免疫细胞化学技术等进行识别。

(2) 孕妇外周血胎儿细胞　孕妇外周血胎儿细胞的种类:1893 年德国病理学家 Schmorl 发现孕妇的肺循环中有滋养叶细胞存在,随着技术的进步,陆续报道孕妇外周血中存在其他类型的胎儿细胞。1969 年 Walkmowska 等在健康孕妇血中检测出男性淋巴细胞,首次表明正常妊娠时胎儿细胞可以进入母体循环中,提出将孕妇血中胎儿细胞作为产前遗传病诊断的材料。孕妇血中胎儿细胞的主要类型包括滋养叶细胞、淋巴细胞、颗粒白细胞、单核细胞、有核红细胞等[14]。滋养细胞是最早出现在母体中的胎儿细胞,孕4~5 周直至分娩,滋养细胞不断地释放入母体循环。其形态大且易于鉴别和分离,但在孕早期迅速被母体肺组织捕获更使其在孕妇周围血中含量甚微,再者因其多核特点及其与胎盘的嵌合现象,致其所含染色体并非总是与胎儿相符,所以滋养叶细胞不是理想的产前诊断细胞。胎儿淋巴细胞用作产前诊断有相当的潜力,因其表达多态性极高的 HLA 抗原,故胎儿与父母的 HLA 不同时,更易分离、鉴别与富集,但当父母 HLA 相同时则无特异性的鉴别与分类、富集方法;但胎儿淋巴细胞于孕 14 周出现在母体学循环中,产生太迟(孕中期),失去早期诊断意义;另外,胎儿淋巴细胞在孕妇血中生存期长,达数年或更长,易造成误诊(多次妊娠者),因此胎儿淋巴细胞在产前诊断中的应用也受到限制。其他的颗粒白细胞、单核细胞等在产前诊断中的研究不多,特异性也不高。胎儿有核红细胞是单核的,孕 6 周直至分娩胎儿血中含量丰富但正常未孕妇女外周血中几乎无有核红细胞;其表达几种特异的抗原如运铁蛋白受体和特异的胎儿血红蛋白肽链如 ζ 链和 γ 链,可以作为细胞标记而利于细胞的分类、鉴定和富集;胎儿有核红细胞在孕妇外周血中的生存期短,不会持续到下一次妊娠,因此也不会造成结果的误判。因此,目前认为最合适作产前诊断的胎儿细胞类型是胎儿有核红细胞,但值得注意的是孕早期孕妇外周血的有核红细胞大都是孕妇本身产生的。

孕妇外周血胎儿有核红细胞的数量和持续时间:研究表明胎儿有核红细胞从孕 6 周至分娩持续存在于母体外周血中,有核红细胞在孕早期是胎儿血中数量最多的细胞,在孕 10 周就能从孕妇外周血中分离到胎儿有核红细胞,孕 12 周每毫升胎儿血中约有 50×10^6 个[15]。目前认为,孕 15 周时是挑选胎儿有核红细胞进行无创产前诊断的最佳时间,孕 24 周后母体外周血中的胎儿有核红细胞几乎完全消失。

孕妇外周血胎儿有核红细胞的分离与密集:妊娠期间母体血循环中存在极少量胎儿有核红细胞,是无创性产前基因诊断潜在的胎儿物质来源。有研究表明,有核红细胞与母血中的有核红细胞之比为 $1 : 1 \times 10^7 \sim 1 : 1 \times 10^8$,因此怎样将如此微量的胎儿有核红细胞分离出来进行产前诊断分析是一个极为重要的问题。目前,分离胎儿有核红细胞的方法主要包括流式细胞计数分选法、免疫磁珠分离法、密度梯度离心法、显微操作分离单个细胞法、细胞培养法、抗体结合柱法以及电荷流分离法。

胎儿细胞在产前诊断中的应用:现已经能从基因和染色体水平对孕妇外周血胎儿细胞做产前诊断。在基因水平主要用 PCR 鉴别胎儿性别、研究胎儿 β-珠蛋白生成障碍性贫血、鉴定 Rh 血型和进行 HLA 分型等。在染色体水平主要是用荧光原位杂交诊断三体综合征等染色体疾病。总之,随着分子细胞生物学等技术的完善,使得从母血循环中检测分离胎儿细胞并用于产前诊断成为可能。虽然母血胎儿细胞遗传学技术在实验室已有较大发展,但从母体外周血分离胎儿细胞的数量极为稀少,而且母血胎儿细胞富集技术较复杂,价格也十分昂贵,目前仍不能广泛应用于临床。因此,发展一种价格适中且能精确识别和分离胎儿细胞的技术装置已成为无创性产前诊断技术普遍应用的前提。今后仍需提高胎儿细胞识别的精确性,寻找胎儿细胞特异性标记抗原,发展更有效的分离胎儿细胞的方法,提高胎儿细胞分离纯度,确保诊断结果的可靠性。

(3) 孕妇外周血胎儿游离 DNA　孕妇外周血中胎儿 DNA 的来源及清除:在很长一段时间里,人们认为人类血浆中不可能存在基因物质。直到 1948 年,Mandel 等报道了在健康人群和患者的血浆中都含有核苷酸之后,人们才认识到,除了有核细胞外,血浆中也含有基因物质。之后由于肿瘤患者血清、血浆中癌源性 DNA 的发现,学者们对血浆中游离 DNA 予以极大的关注,人们开始考虑孕期母体外周血中也存在胎儿游离 DNA。1997年 Lo 等首次证实母血中存在游离胎儿 DNA,且认识到母体血浆中的 DNA 是胎儿和母体 DNA 的嵌合性混合物。这一结论使得利用母血血浆游离 DNA 进行无创产前诊断成为可能。1998 年 Lo 等用实时定量 PCR 技术测定血浆游离胎儿 DNA 的浓度,发现孕 7周孕妇血浆中即可检出胎儿 DNA,且胎儿 DNA 浓度随着孕周增加而升高,妊娠早期孕妇血浆中胎儿 DNA 占总血浆 DNA 浓度的 3.4%,妊娠晚期占 6.2%,并指出孕妇血浆中游离胎儿 DNA 的量远远高于从等量血中提取的胎儿细胞中 DNA 的量。

在孕期,胎儿与母体循环被胎盘隔膜分开,然而,大量研究表明这种屏障对分子交换的阻碍作用并非绝对的,胎儿 DNA 可以释放到母体血浆中,但其机制尚不明确。目前认为有以下三种可能:① 胎儿细胞通过胎盘渗漏到母血中,被母体免疫系统破坏,胎儿DNA 残留下来。有研究表明妊高征孕妇血浆中胎儿 DNA 和母血中胎儿细胞数量是平行上升的,孕有 21 三体综合征胎儿的孕妇血浆中 DNA 量和胎儿细胞数亦是同步上升的。② 胎儿细胞的凋亡。③ 胎盘滋养细胞的凋亡。血浆游离胎儿 DNA 在母体内被迅速清除,胎儿 DNA 的平均半衰期为 16.3 min,因此应用游离 DNA 进行检测,以往妊娠对本次试验结果的影响较小。在胎儿 DNA 的清除过程中,认为是肝脏和肾脏的主要作用。

孕妇外周血中胎儿 DNA 的检测:PCR 是用来定性和定量诊断胎儿 DNA 的主要手段。目前常用的 PCR 方法有套式 PCR 法、全基因组扩增 PEP-PCR 方法、QF-PCR 法。

胎儿 DNA 在产前诊断中的应用:由于母血中胎儿游离 DNA 存在于母体 DNA 的强大背景中,所以应用游离胎儿 DNA 进行产前诊断也受到一定限制,目前主要用于检测胎儿性别对 X 连锁疾病进行诊断,检测胎儿 Rh 血型状态、父系遗传性疾病、非整倍体疾病的诊断以及对病理性妊娠进行产前诊断。

7.2.2　常见遗传性疾病的产前诊断

7.2.2.1　常见染色体病产前诊断

染色体病是染色体遗传病的简称,主要是指细胞中染色体的数目或形态、结构等异常引起的疾病。染色体病是人类常见病之一,通常分为常染色体病和性染色体病两大类。常染色体病由常染色体异常引起,临床表现为先天性智力低下、发育滞后及多发畸形。性染色体病由性染色体异常引起,临床表现性发育不全、智力低下、多发畸形等。自1971 年国际命名会议以来,现已发现人类染色体数目和结构畸变万余种。在自然流产胎儿中有 20%～50% 是由染色体异常所致;在新生活婴中染色体异常的发生率是 0.5%～1%[16];在一般人群中,平衡易位占 0.19%,不平衡易位占 0.05%。染色体病患者通常缺乏生活自理能力,部分患者在幼年即夭折,所以,染色体病已成为临床遗传学的主要研究内容之一。染色体病的产前诊断主要是进行羊水细胞培养和核型分析对染色体病进行确诊。

7.2.2.2　常见单基因病的产前诊断

单基因病是单个基因突变导致的疾病。基因突变是在一定外界因素的影响下,碱基对的组成或排列顺序发生改变。基因突变可以发生在体细胞,也可以发生在生殖细胞,前者通常是癌症的起因,后者则是遗传病的根源,可以由亲代向子代传递。单基因病分为显性基因病与隐性基因病,位于不同染色体上的致病基因其遗传方式是不同的,单基因病包括常染色体显性遗传病(如短指症等)、常染色体隐性遗传病(如白化病等)、X 伴性显性遗传病(如抗维生素 D 缺乏病等)、X 伴性隐性遗传病(如色盲等)、Y 伴性遗传病(如耳郭长毛症等)等几类。临床遗传学研究估计人类有近万种疾病与基因的缺陷有关。常见的单基因病有假肥大性肌营养不良、苯丙酮尿症、脊髓性肌营养不良、软骨发育不全、血友病甲、血友病乙等。单基因病的产前诊断需要先明确先证者的单基因病类型,在此基础上用先证者基因诊断的方法对该单基因遗传病进行产前诊断。

7.2.2.3　其他遗传性疾病的产前诊断

其他单基因遗传病主要包括成骨发育不全、短指症、β-地中海贫血、慢性进行性舞蹈病、白化病、色盲、葡萄糖-6-磷酸脱氢酶缺乏症、抗维生素 D 缺乏病、遗传性慢性肾炎、马方综合征、遗传性家族性结肠息肉、泰-萨克斯病(Tay-Sachs disease)、肝豆状核变性、小头畸形、视网膜色素变性、先天性聋哑等。对这些单基因病的产前诊断仍需要先明确先症者的单基因病类型，用先证者基因诊断的方法对该单基因遗传病进行产前诊断。

7.2.3　遗传病产前诊断的特殊性及注意事项

详细询问病史，明确适应证和禁忌证。明确产前诊断能诊断哪些遗传病。要选择合适的技术方法对先证者做出准确的诊断。

7.3　植入前遗传学诊断/植入前遗传学筛查

7.3.1　定义

1978 年世界上诞生了第一例体外受精与胚胎移植(*in vitro* fertilization and embryo transfer，IVF-ET)的婴儿 Louis Brown，划时代地开启了人类辅助生殖技术(assisted reproductive technology，ART)的新篇章。随着分子生物学技术的飞速发展及其在生殖领域中的应用，遗传学异常导致的生殖障碍被越来越多的人所认识，目前植入前遗传学诊断(preimplantation genetic diagnosis，PGD)、植入前遗传学筛查(preimplantation genetic screening，PGS)的需求不断增加。

PGD 是通过体外受精或胞质内单精注射获得胚胎，利用分子生物学技术对胚胎进行检测，以获得无遗传疾病的胚胎进行移植，从而避免患儿出生以及反复人流或引产导致的心理和精神创伤[17]。PGD 基于体外授精技术和显微操作技术，应用胚胎活检对获得的卵母细胞(极体)、分裂期胚胎的分裂球以及囊胚滋养层细胞等进行遗传学分析筛查，有选择地移植胚胎，以此避免患有某些遗传病胎儿的出生。1989 年英国的 Handyside 首先将 PGD 技术应用于临床，1999 年中山大学附属第一医院生殖中心成功完成我国第一例 PGD。随后，PGD 一直在辅助生殖技术和临床优生学中占有重要的一席之地，为控制遗传病患儿的出生、降低遗传病率、探讨出生缺陷发病机制等提供了新的途径。

PGS 是指在胚胎植入前，采用和 PGD 相同的技术手段对胚胎染色体的非整倍体性进行检测，分析胚胎是否有染色体数目和结构异常的一种早期产前筛查方法。近年来，虽然 PGS 的应用目前在学术界存在争议，但是仍有许多研究结果显示，通过 PGS 选择染色体正常的胚胎进行移植可以增加着床率、降低自然流产率、减少非整倍体胚胎妊娠以及提高辅助生殖技术的分娩率。

7.3.2　适应证

一般来说，进行 PGD/PGS 的遗传病主要有以下三类：单基因疾病、染色体异常、反复胚胎种植失败和复发性流产等。

单基因疾病指单个基因突变引起的疾病,遵循孟德尔遗传定律。人群中平均每人携带 5～6 个和疾病相关的隐性致病基因,若能够在胚胎移植前就明确有无遗传性疾病,将会大大提高出生婴儿的质量,尤其是能够帮助有遗传病家族史和生育过遗传病患儿的夫妇生育健康的孩子。目前有近 200 种单基因遗传病可以通过 PGD 的方法来避免垂直传递[18]。

染色体异常主要包括染色体数目异常和结构异常。染色体数目异常包括多倍体、单倍体和非整倍体;结构异常包括异位、倒位、缺失和重复等。在辅助生殖技术助孕的过程中,约有 20％的妊娠于早期停止发育,染色体非整倍体和染色体某一区段的拷贝数异常是早期胚胎发育受阻及自然流产的主要原因。有研究表明,对孕妇高龄(advanced maternal age,AMA)、反复性自然流产(recurrent pregnancy loss,RPL)及反复着床失败(recurrent implantation failure,RIF)的患者进行 PGS,有助于提高着床率及妊娠率[19-21]。

近年来,PGD/PGS 的应用范围已经从遗传性疾病扩展到某些非遗传性疾病的植入前诊断。如在对 β-地中海贫血和范科尼贫血等需要长期输血的患儿家庭进行胚胎植入前诊断的同时对胚胎进行 HLA 配型,选择与现存患儿 HLA 相配的胚胎移植,使出生婴儿不但健康,而且脐血和骨髓可以治疗现存患儿的疾病。

7.3.3　基本流程

PGD/PGS 同样需要经过和"第一代试管婴儿"或"第二代试管婴儿"相似的诱导排卵、取卵、受精、受精卵体外培养等整个过程。不同点在于在此过程中取不同的检材进行基因检测和染色体分析。

7.3.4　取材来源

(1) 极体　极体活检仅能检测母源性的遗传物质。第一极体具有同初级卵母细胞相同的母源性遗传物质,在获卵后进行活检。第二极体活检在受精后进行,将第一极体和第二极体相结合进行 PGD/PGS 可提高诊断的准确性。极体对于着床前和着床后胚胎的发育没有明显作用,因此极体活检对胚胎相对安全。

(2) 卵裂球　分裂球活检是目前 PGD/PGS 的主要取材来源[22]。当胚胎发育至 6～10 个细胞时,取 1～2 个细胞进行活检,不影响其他细胞的全能性[23],并能同时检测母源性和父源性的遗传物质。但是,卵裂球细胞活检的材料少,只有 1～2 个细胞进行检测,另外卵裂期胚胎存在高嵌合率[24],影响 PGD/PGS 的准确性。

(3) 囊胚　囊胚期活检是 PGD/PGS 诊断的潜在途径。胚胎发育到囊胚期,取其外胚层细胞进行遗传分析,不影响内细胞团和胚胎发育[25]。受培养技术的限制,多数胚胎不能在体外很好地发育到囊胚期,无法获取囊胚期细胞进行 PGD/PGS。因为,内细胞团和滋养外胚层细胞的遗传构成并非完全相同,故用滋养外胚层细胞进行 PGD/PGS 有可能造成误诊。

7.3.5 检测方法

PGD/PGS 中可供检测的遗传物质少,因此检测方法的敏感性和可靠性非常重要。另外,PGD/PGS 在诊断时间上也有要求,必须在子宫种植窗限制的时间内完成,而胚胎自身的镶嵌型对诊断准确性也有影响。目前 PGD/PGS 诊断的主要技术包括单细胞聚合酶链反应、荧光原位杂交技术、全基因扩增技术、比较基因组杂交、单核苷酸多态性-微阵列及高通量测序等新技术。

(1)聚合酶链反应(polymerase chain reaction,PCR) 着床前诊断单基因遗传病主要依靠 PCR 及其衍生技术来完成。常用的 PCR 类型有巢式 PCR、多重 PCR 和荧光 PCR 等。巢式 PCR 通过设置两步 PCR 反应,只有初级 PCR 扩增出的特异片段才能被二级引物所扩增,从而提高了扩增特异性并增加了 PCR 产物量。多重 PCR 是在同一反应中加入多对引物,扩增同一模板的不同区域,达到共同诊断的目的,目前假肥大性肌营养不良的基因诊断常用多重 PCR 方法进行。荧光 PCR 是用荧光标记的寡核苷酸为引物进行 PCR 反应,产物用激光分析系统进行分析,与常规 PCR 相比具有更高的敏感性和准确性。

但是,PCR 污染、扩增效率低和等位基因脱扣(allele drop-out,ADO)等问题的存在影响 PCR 的准确性。ADO 的发生原因尚不清楚[26],对目标基因和短串联重复(short tandem repeat,STR)序列同时分析能够最大限度地消除 ADO 所带来的影响[27]。

(2)FISH 技术在 PGD/PGS 中的应用 荧光原位杂交技术(fluorescence *in situ* hybridization,FISH)是目前分析染色体异常最常用的方法,是将用荧光色素标记的特异 DNA 探针和组织细胞中待测的特异染色体序列进行原位杂交,在荧光显微镜下对杂交信号进行显示和观察,从而对染色体的核型进行诊断。对于 X 连锁隐性遗传病,通过 FISH 技术鉴定性别,防止后代相应遗传病的发生。Verlinsky 等 1993 年运用间期核进行 FISH 技术鉴定胚胎移植前性别获得临床成功。Griffin 等报道用 X、Y、18 号染色体探针对性连锁疾病患者的胚胎进行了 FISH 分析,在所出生的婴儿中,无一鉴定错误。运用 FISH 进行植入前性别诊断只需 5~6 h,检测当天即可移植,对性连锁遗传疾病夫妇接受体外授精(*in vitro* fertilization,IVF)治疗有重要的临床价值。染色体结构异常可分为易位、缺失、等臂、插入、环状、重复、倒位、隐蔽重排、标记染色体和单亲二倍体 10 种染色体畸变,这些因素是 IVF 反复失败和反复流产(repeated abortion,RA)的主要原因。对于 IVF 反复失败和 RA 的患者,用 FISH 技术对胚胎进行 PGD/PGS,选择染色体正常的胚胎移植,可提高胚胎的成活率、妊娠率,减少流产率。

由于 FISH 技术自身的限制,使 FISH 技术在 PGD/PGS 的应用中还存在一些亟待解决的问题。受 DNA 探针荧光素染料的限制,每个卵裂球只能用 2~5 个探针分析染色体,限制了染色体数目的分析[28]。信号的重叠易导致假阳性的发生,信号判定对个人经验依赖性比较大。不能鉴别出正常、倒位和平衡易位携带者的胚胎。FISH 技术的实验条件要求较高,操作过程中的任何一个小的失误均可导致严重的临床后果。

(3)全基因组扩增技术(whole genome amplification,WGA) 单细胞分析的最大

限制是可供分析的 DNA 极少,不能同时完成多基因多位点的诊断,亦不能完成染色体病和单基因病的同时诊断,WGA 可以使单个细胞的全基组大比例地增加,为进一步基因诊断提供更多 DNA 材料达到诊断的目的。WGA 的发展经历了以热循环为基础的引物延伸预扩增(primer extension preamplification,PEP)和简并寡核苷酸引物 PCR(DOP-PCR)至基于酶促反应的多重置换扩增(multipe displacement amplification,MDA)和多重退火成环循环扩增(MALBAC)等过程。

1992 年 Zhang 等首次报道采用 PEP 进行全基因组扩增。1999 年 Wells 等报道应用 DOP-PCR 扩增 DNA,产量可用于超过 100 个独立的 PCR 检测。MDA 是最近发展起来的一种非 PCR 全基因组扩增技术,利用临床样本中所含的有限 DNA,通过多位点置换高效率地扩增出相当长的与基因组相同的高保真性的长片段(>10 kb)。Dean 等于 2001 年将 MDA 首次用于扩增人类基因组,最终生成大量的 DNA 产物[29]。MALBAC 是对单细胞 DNA 采用特殊的引物短 DNA 分子进行杂交、合成等,使得扩增子的头尾互补成环,重复进行几个循环,得到较少扩增偏倚和足够覆盖度的扩增产物,再对扩增子进行常规 PCR 扩增,产物量可达微克量级[30]。

(4) 比较基因组杂交(comparative genomic hybridization,CGH)　CGH 原理是提取待检测与对照基因组 DNA,标记不同荧光后以 1∶1 的比例混合,与正常人中期染色体杂交。根据荧光的不同判定待检测基因组中对应序列拷贝数的改变。而微阵列 CGH,即以基因芯片(靶 DNA)来代替染色体玻片,可以对染色体非整倍性、微缺失、微重复或者其他的不平衡染色体异常进行检测,Simpson 建议将 array-CGH 作为筛查染色体非整倍性的首要选择[31]。但是 CGH 不能够检测出基因拷贝数量不变化的平衡异常,如平衡易位。

(5) 单核苷酸多态性-微阵列(single nucleotide polymorphism-array,SNP-array)　SNP-array 是将具有特定碱基序列作为基因探针测定待测序列的碱基类别。SNP-array 技术分辨率高、准确性更高[32]。FISH、CGH、array-CGH 和 SNP-array 技术的分辨率分别为 5 Mb、2～10 Mb、1 Mb 和 1.5 kb,能发现微小的非平衡染色体的缺失、重复和易位[33],还可以明确非整倍体或单亲二倍体(UPD,即同源染色体均来自同一个亲本)的异常是由卵母细胞减数分裂期还是胚胎有丝分裂过程中的错误造成的。

(6) 二代测序技术(next-generation sequencing,NGS)　NGS 是对传统测序的一次革命性改变,以大规模并行测序同时对几十万到几百万条 DNA 进行测序。有研究认为运用 NGS 对于基因拷贝数变异(序列在 1 Mb 以上)的检测比 array-CGH 敏感度和特异度高[34],与 SNP-array 相比在进行胚胎非整倍性分析时有 100% 的一致性,而在进行胚胎染色体结构异常分析时准确性更高[35]。

2016 年 Liu 等报道了无创胚胎植入前诊断方法[36]。他们从胚胎培养基中分离出极微量的游离 DNA,通过 WGA 对游离 DNA 进行扩增,并通过 NGS 对 β-地中海贫血 IVSII654 位的突变进行了成功诊断。

7.3.6 展望

未来 PGD 将在灵敏性、准确性和高通量方面得到发展,PGD 也将用于一些基础研究。制约 PGD 发展的主要因素是细胞数量太少,为了解决这个问题,可以采用 WGA。CGH 可检测全基因组 DNA 拷贝数的异常,但 CGH 中待检 DNA 至少需要 10 000 个细胞以上的 DNA 量。单卵裂球的 DNA 通过 DOP-PCR 扩增后,可用于 CGH 分析,解决常规 FISH 技术只能应用少数探针、检测少数染色体异常的局限性。

也可将现有的 PGD 技术和芯片技术结合起来,建立高通量的 PGD 技术。将 DOP-PCR、CGH 和微阵列技术结合起来,建立 array-CGH 技术,可快速检测胚胎染色体的微小缺失和重复,将 WGA 和微阵列技术结合起来,可同时检测多种基因病,这都是很有前景的研究方向。PGD 除了临床应用外,也可用于基础研究。例如,将 PGD 技术与胚胎干细胞结合起来,可以建立具有特定染色体异常和特定基因异常的胚胎干细胞系,为人类重大疾病的研究提供最理想的模型。

(廖世秀)

参考文献

［1］ 中华人民共和国卫生部.胎儿常见染色体异常与开放性神经管缺陷的产前筛查与诊断技术标准.中国产前诊断杂志:电子版,2010.

［2］ Lo Y M, Corbetta N, Chamberlain P F, et al. Presence of fetal DNA in maternal plasma and serum. Lancet, 1997, 350(9076): 485-487.

［3］ Fauzdar A. Non-invasive prenatal testing (NIPT): a better option for patients. Mol Cytogenet, 2014, 7(1): I17.

［4］ Hill M, Wright D, Daley R, et al. Evaluation of non-invasive prenatal testing (NIPT) for aneuploidy in an NHS setting: a reliable accurate prenatal non-invasive diagnosis (RAPID) protocol. BMC Pregnancy Childbirth, 2014, 14(1): 229.

［5］ Lo Y M, Chiu R W. Noninvasive approaches to prenatal diagnosis of hemoglobinopathies using fetal DNA in maternal plasma. Hematol Oncol Clin North Am, 2010, 24(6): 1179-1186.

［6］ Chiu R W, Lau T K, Leung T N, et al. Prenatal exclusion of beta thalassaemia major by examination of maternal plasma. Lancet, 2002, 360(9338): 998-1000.

［7］ Ding C, Chiu R W, Lau T K, et al. MS analysis of single-nucleotide differences in circulating nucleic acids: application to noninvasive prenatal diagnosis. Proc Natl Acad Sci, 2004, 101(29): 10762-10767.

［8］ Li Y, Di Naro E, Vitucci A, et al. Detection of paternally inherited fetal point mutations for beta-thalassemia using size-fractioned cell-free DNA in maternal plasma. JAMA, 2005, 293(7): 843-849.

［9］ Chan K, Yam I, Leung K Y, et al. Detection of paternal alleles in maternal plasma for non-invasive prenatal diagnosis of beta-thalassemia: a feasibility study in southern Chinese. Eur J Obstet Gynecol Reprod Biol, 2010, 150(1): 28-33.

［10］ Yan T Z, Mo Q H, Cai R, et al. Reliable detection of paternal SNPs within deletion breakpoints for non-invasive prenatal exclusion of homozygous α-thalassemia in maternal plasma. PLoS One, 2011, 6(9): e24779.

[11] 边旭明.实用产前诊断学.北京：人民军医出版社,2008：187-195.

[12] Alfirevic Z, Tabor A. Pregnancy loss rates after midtrimester amniocentesis. Obstet Gynecol, 2007, 109(5): 1203-1204.

[13] 王彩霞,高玉莲.介绍一种获取胎儿细胞的方法.临床与实验病理学杂志,2003,19(1): 102-103.

[14] 姜宏.孕妇外周血胎儿细胞的分离及其在产前诊断中的应用.国外医学(妇产科学分册),2000, 27(1): 6-10.

[15] 唐爱兰,张学,刘国仰.孕妇外周血中的胎儿有核红细胞在非损伤性产前诊断中的研究进展.国外医学(遗传学分册),2004,27(2): 81-85.

[16] Nussbaum R L, Mclnnes, Willard. 医学遗传学.张咸宁,左伋,祁鸣,译.北京：北京大学医学出版社,2014: 2-3.

[17] Fragouli E, Alfarawati S, Daphnis D D, et al. Cytogenetic analysis of human blastocysts with the use of FISH, CGH and aCGH: scientific data and technical evaluation. Hum Reprod, 2011, 26 (2): 480-490.

[18] Moutou C, Goossens V, Coonen E, et al. ESHRE PGD consortium data collection XII: cycles from January to December 2009 with pregnancy follow-up to October 2010. Hum Reprod, 2014, 29(5): 880-903.

[19] Fischer J, Colls P, Escudero T, et al. Preimplantation genetic diagnosis (PGD) improves pregnancy outcome for translocation carriers with a history of recurrent losses. Fertil Steril, 2010, 94(1): 283-289.

[20] Verlinsky Y, Cieslak J, Freidine M, et al. Pregnancies following pre-conception diagnosis of common aneuploidies by fluorescent in-situ hybridization. Hum Reprod, 1995, 10 (7): 1923-1927.

[21] Lee H L, McCulloh D H, Hodes-Wertz B, et al. In vitro fertilization with preimplantation genetic screening improves implantation and live birth in women age 40 through 43. J Assist Reprod Genet, 2015, 32(3): 435-444.

[22] Alfarawati S, Fragouli E, Colls P, et al. First births after preimplantation genetic diagnosis of structural chromosome abnormalities using comparative genomic hybridization and microarray analysis. Hum Reprod, 2011, 26(6): 1560-1574.

[23] EPCS Committee. ESHRE preimplantation genetic diagnosis consortium: data collection III (May 2001). Hum Reprod, 2002, 17(1): 233-246.

[24] Brezina P R, Brezina D S, Kearns W G. Preimplantation genetic testing. BMJ. 2012, 345: e5908.

[25] Mastenbroek S, Twisk M, van der Veen F, et al. Preimplantation genetic screening: a systematic review and meta-analysis of RCTs. Hum Reprod Update, 2011, 17(4): 454-466.

[26] Verlinsky Y, Rechitsky S, Sharapova T, et al. Preimplantation HLA testing. JAMA, 2004, 291 (17): 2079-2085.

[27] Wells D. Advances in preimplantation genetic diagnosis. Eur J Obstet Gynecol Reprod Biol, 2004, 115(115 S1): S97-101.

[28] Dupont C, Segars J, DeCherney A, et al. Incidence of chromosomal mosaicism in morphologically normal nonhuman primate preimplantation embryos. Fertil Steril, 2010, 93(8): 2545-2550.

[29] Dean F B, Hosono S, Fang L, et al. Comprehensive human genome amplification using multiple displacement amplification. Proc Natl Acad Sci USA, 2002, 99(8): 5261-5266.

[30] Zong C, Lu S, Chapman A R, et al. Genome-wide detection of single-nucleotide and copy-number variations of a single human cell. Science, 2012, 338(6114): 1622-1626.

[31] Simpson J L. Preimplantation genetic diagnosis to improve pregnancy outcomes in subfertility. Best Pract Res Clin Obstet Gynaecol, 2012, 26(6): 805-815.

[32] Treff N R, Levy B, Su J, et al. SNP microarray-based 24 chromosome aneuploidy screening is significantly more consistent than FISH. Mol Hum Reprod, 2010, 16(8): 583-589.

[33] Treff N R, Northrop L E, Kasabwala K, et al. Single nucleotide polymorphism microarray-based concurrent screening of 24 – chromosome aneuploidy and unbalanced translocations in preimplantation human embryos. Fertil Steril, 2011, 95(5): 1606.

[34] Zhang C, Zhang C, Chen S, et al. A single cell level based method for copy number variation analysis by low coverage massively parallel sequencing. PLoS One, 2013, 8(1): e54236.

[35] Yin X, Tan K, Vajta G, et al. Massively parallel sequencing for chromosomal abnormality testing in trophectoderm cells of human blastocysts. Biol Reprod, 2013, 88(3): 570-578.

[36] Liu W, Liu J, Du H, et al. Non-invasive pre-implantation aneuploidy screening and diagnosis of beta thalassemia IVSII654 mutation using spent embryo culture medium. Ann Med, 2016: 1-10.

第8章 新生儿疾病筛查

新生儿疾病筛查(neonatal screening)是对新生儿的遗传代谢缺陷、先天性内分泌异常以及某些危害严重的遗传性疾病进行筛查的总称。其目的是在新生儿期就筛查并明确诊断这些严重疾病,从而对那些患病新生儿在临床症状出现前就能够及时给予治疗,防止或减轻体格和智力发育障碍,避免痴呆甚至死亡等严重后果的发生。因此,新生儿疾病筛查是集筛查、早期诊断、及时治疗、预防再发等措施为一体,综合诊治那些临床后果严重但可防可治的先天性、遗传性疾病的一项系统医疗服务,是涉及公共卫生管理、产科、儿科、检验等多部门合作的学科。

作为50年来最为有效的公共卫生措施之一,新生儿疾病筛查在世界范围内的普遍推广成为人类卫生保健的内容之一[1]。国际国内的资料均表明,开展和推广新生儿疾病筛查,对提高儿童健康水平具有重要的社会效益和经济效益。患儿出生后立即做出诊断并及时治疗,患儿的智能发育和体格发育基本能达到或接近正常同龄儿童水平,不仅能避免家庭和社会的不幸,减轻家庭和社会沉重的经济负担,而且能为社会创造财富。因此,开展新生儿疾病筛查,避免和防止残疾儿童的发生,对减少出生缺陷,提高出生人口素质,推动国民经济发展有着重要意义。新生儿疾病筛查被誉为20世纪最为成功的公共卫生领域项目。

8.1 历史和现状

8.1.1 国际发展历史

自1934年挪威化学家Folling首次报道苯丙酮尿症(phenylketonuria,PKU)是一种可以导致智力损伤的遗传代谢性疾病以来,世界各国科学家对PKU进行了大量的研究。1953年,德国医生Bickel提出早期发现和治疗可以预防智力损伤,并首次使用饮食疗法治疗PKU获得成功。

1961年美国Guthrie教授创立了用细菌抑制法(bacterial inhibition assay,BIA)检测新生儿血液中苯丙氨酸(phenylalanine,Phe)浓度的方法对新生儿PKU进行筛查,使用的标本为从新生儿脚后跟取一滴血吸在特殊滤纸上,待干后形成的滤纸干血片标本。这种筛查法不仅准确性强,且方法简单,无须特殊仪器设备。所用的滤纸干血片标本易于采集,便于递送或邮寄至筛查中心,适于大批量标本的检测。

1963 年美国率先为开展新生儿 PKU 筛查立法,政府建立的筛查中心每年可以筛查 25 万名新生儿。通过限制 Phe 摄入的饮食控制治疗,当年就使数十名 PKU 患儿得到挽救。因此,新生儿疾病筛查始于 20 世纪 60 年代,以 PKU 筛查为起点,Guthrie 教授被誉为"新生儿疾病筛查之父"。BIA 技术同样适用于其他氨基酸代谢异常疾病,如枫糖尿症(maple syrup urine disease,MSUD)、高胱氨酸尿症(homocystinuria,HCY)。1964—1970 年欧洲的一些国家相继对 MSUD、组氨酸血症、半乳糖血症(galactosemia,GALT)等进行筛查。

20 世纪 70 年代中期,应用放射免疫分析法测定滤纸干血片标本中的甲状腺素(thyroxine,T4)或促甲状腺素(thyroid-stimulating hormone,TSH)值来筛查新生儿先天性甲状腺功能减低症(congenital hypothyroidism,CH)患儿。这一发展不仅增加了一种利用滤纸干血片标本进行疾病筛查的方法,而且首次将发病率较高的先天性内分泌异常作为新生儿疾病筛查对象。此病一旦获得早期诊断,并尽早服用甲状腺素治疗,可使患儿避免侏儒和痴呆的发生。至此,新生儿 CH 和 PKU 筛查在欧美等发达国家迅速掀起,逐步向亚洲、拉丁美洲和非洲等国家和地区普及。20 世纪 90 年代中期,新生儿听力障碍筛查在欧美许多国家开展,引入采用物理方法床边检测进行新生儿疾病筛查的模式。20 世纪 90 年代串联质谱技术也被用于新生儿疾病筛查,同样应用足跟血形成的滤纸干血片,可同时检测多种氨基酸、有机酸、脂肪酸氧化代谢障碍性疾病,实现了一次实验检测多种指标、筛查多项疾病,扩大了筛查病种,是新生儿疾病筛查历史的里程碑。

除了筛查病种的增加及筛查技术的提高,新生儿疾病筛查也逐步形成了包括实验室检测、筛查异常结果的管理(通知家长、向家长解释结果的意义及进一步检查)、确诊检查、疾病的管理(治疗、心理干预、遗传咨询)、评估等系统服务体系。

8.1.2 国际发展现状

新生儿疾病筛查工作在亚太地区、北美洲、欧洲、拉丁美洲、中东等地区各国均已开展[2],其中美国、加拿大、欧洲各国和澳大利亚、日本等发达国家都建立了比较完善的新生儿疾病筛查体系,并列入国家卫生法或通过行政手段实施,新生儿的筛查率几乎为 100%。目前全球每年约有 33.6% 的活产新生儿,即 4 500 万人接受筛查,被誉为孩子出生后享受的第一个权利。一些国家,如美国每个州均成立了新生儿疾病筛查工作小组,小组成员包括医学专家、实验室人员、公共卫生政府官员、家长代表,根据各州的经济状况、技术水平、可提供的医疗服务制定筛查的病种和管理计划。

自 1966 年在南斯拉夫召开首届新生儿疾病筛查国际会议,1993 年在日本召开第一届亚太地区新生儿疾病筛查会议以来,学术界接连召开国际与地区性的新生儿疾病筛查研讨会,各国同行广泛交流,不断推动该项工作深入开展。国际新生儿疾病筛查协会(International Society for Neonatal Screening,ISNS)于 1988 年在美国成立。现有会员约 350 人,来自全球 68 个国家和地区。该组织中绝大多数是新生儿疾病筛查的专业人员,也有少部分为患者和患者组织。

8.1.3　国内发展历史

我国新生儿疾病筛查起步于 20 世纪 80 年代初。1981 年上海率先报告开展 PKU、CH 和 GALT 三种新生儿疾病筛查的结果,PKU 发病率为 1∶15 930,CH 为 1∶6 309,未检出 GAL 患儿。随后,其他城市相继开展此项工作。1992 年卫生部与联合国世界卫生组织(World Health Organization,WHO)合作,在沈阳、天津、北京、济南、上海、成都和广州七个城市推广新生儿疾病筛查项目;1996 年中国-芬兰新生儿疾病筛查合作项目在天津、上海、湖南、河南和江西五省市开展,探索新生儿疾病筛查在我国中西部省市开展的经验;1998 年卫生部临床检验中心开始对全国新生儿疾病筛查中心的筛查实验室进行质量保证计划(Quality Assurance Program),有效提高了各筛查实验室的质量意识;1999 年,第一届全国新生儿疾病筛查学术交流会在贵阳市召开,会上成立了中华预防医学会儿童保健分会新生儿疾病筛查学组,新生儿疾病筛查有了专业性的学术组织;第五届亚太地区新生儿疾病筛查国际学术研讨会于 2004 年 9 月在上海召开,大大推动了我国新生儿疾病筛查的发展。2013 年,我国加入国际新生儿疾病筛查协会(ISNS),有专业人员进入协会的专家顾问团,扩大了对外交流,使我国筛查工作逐步走向国际化。新生儿疾病筛查作为"减少出生缺陷,提高人口质量"人群重点干预中的三级预防措施,得到我国政府的大力支持,有关新生儿疾病筛查的国家政策相继出台:1994 年颁布的《中华人民共和国母婴保健法》提出"逐步开展新生儿疾病筛查",第一次以法律形式确定了新生儿疾病筛查是一项提高人口素质的重要措施;2000 年国务院公布的《中华人民共和国母婴保健法实施办法》把新生儿疾病筛查纳入母婴保健技术服务项目;2009 年发布的《新生儿疾病筛查管理办法》[3]使各地卫生行政主管部门制定新生儿疾病筛查工作规划有了具体的指导文件,也明确了每个新生儿都应享有这种健康保健的权力;《新生儿疾病筛查技术规范》[4]更是从机构准入、人员资质和技术要求等规范了新生儿疾病筛查的管理,保证了新生儿疾病筛查工作质量。一系列有关新生儿疾病筛查政策的推出,大大加速了全国新生儿疾病筛查工作的规范开展。

8.1.4　国内发展现状

目前,全国三十个省、自治区、直辖市建立了上百家筛查中心,均不同程度地开展了这项工作。筛查工作从东部沿海发达地区扩大至中西部欠发达地区,CH 和 PKU 筛查率也从最初的不到全国出生人口的 2% 到超过 90%,年筛查量近千万,千余名患儿经确诊得到及时治疗。

据 2015 年妇幼保健信息统计:全国各省、自治区、直辖市通过审批的新生儿疾病筛查中心有 210 家,年筛查量达 1 400 多万,筛查率为 91.4%。全国范围内 PKU 发病率为 0.63/10 000(1/15 815),CH 为 4.05/10 000(1/2 468),发病率存在显著的地域差异,青海、宁夏、山西、甘肃等地区为 PKU 高发区，而上海、江西、福建和浙江等南方和东部沿海地区 CH 发病率高。

2013 年国家卫计委全面启动和实施贫困地区新生儿疾病筛查项目，对甘肃、宁夏、河南等 21 个省 200 个县出生的新生儿进行免费筛查，由国家财政支付来进一步推动新生儿疾病筛查率，将筛查工作推广到包括西藏在内的全国所有省、自治区、直辖市。两年来中央财政累计提供资金 2.303 亿元，为全国 21 个省 367 个贫困县 206.5 万例农村户籍新生儿进行免费筛查和干预 PKU、CH，以及听力障碍。

随着我国新生儿疾病筛查工作的开展，各省、自治区、直辖市成立了新生儿疾病筛查中心，逐步健全了筛查网络，加强了组织管理和质量控制，形成了筛查(知情同意、样本采集递送、实验检测、样本储存)、随访(检测结果、追访检测、诊断检测)、诊断(专家评价、结果咨询)、处理(治疗方案、结果监测、周期评估)、评估(质量、成本-效益分析)、教育(患儿、社会)等系列工作管理模式。

8.2 筛查病种及选择标准

8.2.1 选择标准

随着检测技术的发展，可进行筛查的疾病越来越多。1982 年，在日本东京召开第二届国际新生儿疾病筛查大会，会上提出了适合大规模筛查的四种疾病：CH、PKU、先天性肾上腺皮质增生症(congenital adrenal hyperplasia，CAH)、GALT。G6PD、MSUD、HCY、囊性纤维化病(cystic fibrosis，CF)、镰状红细胞贫血(sickle cell disease，SCD)、地中海贫血(thalassemia)、生物素酶缺乏(biotinidase deficiency，BIOT)、α-抗胰蛋白酶缺陷症(α-antitrypsin deficiency)等数十种疾病也在不同国家和地区开展。

20 世纪 90 年代，随着串联质谱技术(tandem mass spectrometry，MS/MS)开始用于新生儿疾病筛查，使可筛查的疾病数增加至近百种。目前，国际上的共识是结合本国国情，根据社会经济发展水平和流行病学进行选择。筛查的疾病一般应符合以下原则：疾病危害严重，可致残或致死，已构成公共卫生问题；疾病有一定的发病率，筛查的疾病在人群中相对常见或是流行；疾病早期缺乏特殊症状，但有实验室指标显示阳性；有准确可靠的、易推广且适合于大规模进行的筛查方法；已建立有效的治疗方法，早期诊断和治疗能逆转或减慢疾病的发展，防止痴呆或新生儿死亡等严重后果的发生；筛查费用低廉，筛查、诊断和治疗所需的费用应低于发病后诊断、治疗的支出费用，即投入、产出比的经济效益良好。这个原则强调新生儿疾病筛查不仅是检测先天缺陷，还包括有效治疗、长期随访等措施。

新生儿疾病筛查往往在几千名新生儿中才发现一名患儿，即通过几千名新生儿普查才能挽救一名患儿，因此，经济上的支出与诊治方面获益的权衡是判断筛查可行性的一个重要因素。日本总结了开展筛查 17 年的费用，发现若不进行筛查，诊断、治疗和护理这些患儿的费用将是用于全民筛查费用的 4.2 倍；丹麦统计开展新生儿疾病筛查，患儿健康成长减少的医疗、护理、特殊教育费和避免的损失等方面费用是筛查费用的 28 倍;我国卫生部根据中国 2007 年新生儿 PKU 和 CH 筛查得到疾病的发病率进行卫生经济学分析和评价,显示我国全面开展新生儿疾病筛查的总成本为 10.70 亿元,总效益为 73.83 亿元,净效益约为 63 亿元。新生儿疾病筛查工作成本效益比为 1∶6.90。因此,新生儿疾病筛查有巨大的社会和经济效益,应该大力推广新生儿疾病筛查工作,扩大筛查率。

8.2.2　各国筛查病种

由于各国经济、文化、科技水平、疾病的流行和发病情况不同,开展筛查的疾病病种各不相同,其中以 PKU 和 CH 发病率较高,治疗效果好,多数国家都首先从这两种疾病开始筛查,以后随检测技术的发展逐步增加项目。

2002 年起,美国健康与人类服务部卫生资源与服务管理司(Health Resources and Services Administration, HRSA)妇幼保健处(Maternal and Child Health Bureau)委托美国医学遗传学会(American College of Medical Genetics,ACMG)对新生儿疾病筛查的效果进行分析,采用专家意见和文献评阅等方法对 84 种新生儿先天性疾病的重要程度进行评分[5]。然后再根据有无筛查实验、筛查出的疾病是否具有有效的治疗方法、是否对疾病自然史有比较透彻的理解、该疾病是否是另一种疾病鉴别诊断的一部分、筛查实验是否与某一严重疾病有关等,将 84 种疾病分为三类。第一类为首要筛查疾病(core panel),包括 29 种;第二类为次要筛查目标(secondary targets),即疾病属于首要筛查疾病鉴别诊断的一部分,有 25 种;第三类为现阶段不宜筛查疾病,或者因为缺乏筛查实验方法,或从多个评价标准判断,筛查效果不佳的疾病,有 30 种。

这一报告作为各州制订和修改本州新生儿疾病筛查政策的重要参考。在推荐的 29 种首要筛查疾病中,包括 9 种有机酸异常、5 种脂肪酸代谢异常、6 种氨基酸代谢异常、3 种血红蛋白病、6 种其他疾病(CH、GALT、CAH、BIOT、CF、听力障碍)。

2010 年至今,ACMG 又建议将重度联合免疫缺陷病(severe combined immunodeficiency disease, SCID)、重症先天性心脏病(critical congenital heart disease, CCHD)、糖原贮积症 Ⅱ 型(glycogen storage disease type Ⅱ, Pompe's disease)、黏多糖贮积症 Ⅰ 型(mucopolysaccharidosis type Ⅰ, MPS-Ⅰ)和 X 连锁肾上腺脑白质营养不良(X-linked-adrenoleukodystrophy, X-ALD)5 种疾病列入首要新生儿疾病筛查疾病(表 8-1)。目前,美国 50 个州新生儿筛查病种为 34~55 项,均有自己的法定病种;每年大约对 400 万新生儿进行筛查,3 000 多例新生儿被查出患有遗传性疾病。

英国在全国范围内法定筛查 PKU、CH、CF、SCD、中链酰基辅酶 A 脱氢酶缺乏症(medium chain acyl-CoA dehydrogenase deficiency, MCAD);加拿大各地区筛查 5~38 项不等的病种,如安大略省筛查 29 种疾病,不列颠哥伦比亚省筛查 22 种疾病,其中 PKU、CH、CF 和 MCAD 是各地区普遍筛查的项目;日本的筛查病种包括 PKU、MSUD、HCY、GALT、CH 和 CAH;我国台湾地区自 2006 年起法定筛查 11 种疾病,包括 PKU、CH、G6PD、GAL、CAH、HCY、MSUD、MCAD、戊二酸血症 Ⅰ 型(glutaric academia type Ⅰ，GA-Ⅰ）、甲基丙二酸血症（methylmalonic academia，MMA）和异戊酸血症（isovaleric academia，IVA）。

表 8-1　美国医学遗传学会推荐的首要筛查的 34 种疾病

首要筛查的疾病	疾 病 名 称	缩 写
内分泌疾病	先天性甲状腺功能减低症	CH
	先天性肾上腺皮质增生症	CAH
血红蛋白病	镰状红细胞贫血	Hb S/S
	C 型镰刀状贫血	Hb S/C
	S-beta 型地中海贫血	Hb S/β
其　他	听力障碍	HEAR
	囊性纤维化病	CF
	生物素酶缺陷症	BIOT
	半乳糖血症	GALT
	重度联合免疫缺陷病	SCID
	重症先天性心脏病	CCHD
有机酸代谢病	糖原贮积症Ⅱ型	Pompe
	黏多糖贮积症Ⅰ型	MPS-Ⅰ
	X 连锁肾上腺脑白质营养不良	X-ALD
	异戊酸血症	IVA
	戊二酸血症Ⅰ型	GA-Ⅰ
	3-羟基-3-甲基戊二酰辅酶 A 裂解酶缺乏症	HMG
	多种酰基辅酶 A 羧化缺乏症	MCD
	3-甲基巴豆酰辅酶 A 羧化酶缺乏症	3-MCC
	甲基丙二酸血症（变位酶脱辅酶缺陷）	MUT
	甲基丙二酸血症（钴胺素代谢缺陷）	CblA,B
	丙酸血症	PROP
	β 酮硫解酶缺乏症	BKT
脂肪酸代谢病	中链酰基辅酶 A 脱氢酶缺乏症	MCAD
	极长链酰基辅酶 A 脱氢酶缺乏症	VLCAD
	长链-3-羟酰辅酶 A 脱氢酶缺陷	LCHAD
	三功能蛋白质缺乏症	TFP
	肉碱摄取障碍症	CUD

（续表）

疾 病 名 称		缩　写
氨基酸代谢病	高苯丙氨酸血症	HPA
	枫糖尿症	MSUD
	同型胱氨酸尿症	HCYS
	瓜氨酸血症	CIT
	精氨酸琥珀酸血症	ASA
	酪氨酸血症 I 型	TYP-I

我国卫生部颁布的《新生儿疾病筛查管理办法》规定了全国新生儿疾病筛查病种包括 CH、PKU 两种新生儿遗传代谢病和听力障碍，国家卫计委根据需要对全国新生儿疾病筛查病种进行调整。省、自治区、直辖市人民政府卫生行政部门可以根据本行政区域的医疗资源、群众需求、疾病发生率等实际情况，增加本行政区域内新生儿疾病筛查病种。截至 2015 年，海南、广东、广西等 12 个省、区、市根据当地的疾病谱特点增加了 G6PD 缺乏症的筛查；湖南、江苏、山东、黑龙江等 14 个省将 CAH 列为新生儿疾病筛查的常规项目。

近几年来，上海、浙江、广东、北京、山东、广西、重庆、湖南等部分地区相继开展了 MSMS 扩展新生儿疾病筛查，进行新生儿氨基酸、有机酸及脂肪酸代谢性疾病的筛查，筛查阳性患儿得到及时的诊断和治疗。筛查疾病谱的扩大，进一步避免和防止残疾儿童的发生，对提高人口素质，推动国民经济发展有着重要作用。

8.2.3　主要的筛查病种及其应用

8.2.3.1　苯丙酮尿症

苯丙酮尿症（phenylketonuria，PKU）是由于苯丙氨酸羟化酶基因突变导致的一种常染色体隐性遗传病。苯丙氨酸羟化酶缺乏会导致苯丙氨酸代谢障碍，造成血中苯丙氨酸（phenylalanine，Phe）浓度剧增，该病因患儿尿中含大量苯丙酮酸而得名。过多的 Phe 在体内蓄积，影响中枢神经系统发育，导致智力发育落后，出现小头畸形、癫痫等神经系统症状。PKU 发病率有种族和地区差异，美国约为 7.1/10 万，德国约为 17.3/10 万，日本约为 1.3/10 万。我国统计近 2 000 万新生儿筛查数据，平均发病率为 8.5/10 万。

PKU 是第一个发现的可以在新生儿期早期诊断和治疗的先天性氨基酸代谢病，也是迄今为止世界各国都列入新生儿筛查的首选疾病之一。1962 年美国 Guthrie 教授发明了细菌抑制法，并在 2 年内进行了 400 000 例以上的检测，诊断出 39 例 PKU 患儿，自此新生儿 PKU 筛查在各国广泛开展。

血 Phe 是新生儿 PKU 筛查的指标，阳性切割值根据实验室及试剂盒而定，一般大于 120 μmol/L（2 mg/dL）为筛查阳性[6]。Phe 持续大于 120 μmol/L 为高苯丙氨酸血症

（hyperphenylalaninemia，HPA），根据病因可分为两大类：苯丙氨酸羟化酶（phenylalanine hydroxylase，PAH)缺乏和PAH的辅酶四氢生物蝶呤(tetrahydrobiopterin，BH4)缺乏。BH4缺乏症又称非典型PKU,患儿除了有典型的PKU临床表现,智能低下,头发、皮肤颜色浅淡,尿液汗液散发鼠臭味外,神经系统表现如四肢肌张力增高,阵发性角弓反张,顽固性惊厥发作等尤为突出。根据我国新生儿筛查和HPA鉴别诊断依据,85%～90%的HPA为PKU,10%～15%的HPA为BH4缺乏症。上述两类HPA的治疗方法不同,典型PKU主要以低Phe饮食治疗,而BH4缺乏症大多要给予BH4联合神经递质前质治疗,故所有HPA患儿须进行尿蝶呤谱分析、血二氢蝶啶还原酶活性测定,以鉴别诊断明确治疗方案。

对于正常蛋白质摄入情况下,血Phe持续大于$360 \mu mol/L$的PKU患儿应给予无苯丙氨酸饮食治疗,血Phe$\leqslant 360 \mu mol/L$需定期随访。一旦确诊应立即治疗,开始治疗的年龄越小,预后越好,新生儿期开始治疗的患儿智能发育可接近正常人。

治疗应在医生指导和家长配合下进行,定期随访和智能发育评估。婴儿一般保持血Phe浓度为$120\sim240 \mu mol/L$,1～12岁浓度控制在$120\sim360 \mu mol/L$,12岁以上可适当放宽,治疗至少持续到青春发育成熟期,提倡终身治疗。对成年女性PKU患者,若不控制饮食怀孕,后代会出现智能低下、小头畸形、先天性心脏病、出生低体重等,因此怀孕之前半年起应该严格控制血Phe浓度在$120\sim360 \mu mol/L$直至分娩,以避免HPA对胎儿的影响。

新生儿PKU筛查方法为测定滤纸干血片上的Phe浓度,早期采用BIA,由于是半定量测定法,存在一定局限性。目前多采用具有检出率高、假阳性率低等特点的荧光定量分析法,又称McCaman和Robins测定法。

近年来采用串联质谱法逐渐成为趋势,因该法检测Phe同时可得到酪氨酸（tyrosine，Tyr)浓度[7]。测定血Phe和Tyr及其比值能更有效地鉴别PKU和一过性或轻型HPA,有研究者报道通过应用串联质谱法筛查HPA可将假阳性数从荧光分析法的91例降为3例,再结合Phe与Tyr比值可进一步降至1例。

8.2.3.2　先天性甲状腺功能减低症

先天性甲状腺功能减低症(congenital hypothyroidism，CH)是儿科最常见的内分泌疾病之一。绝大多数是由于先天性甲状腺发育不全、异位或甲状腺素合成及功能障碍而导致甲状腺素(thyroxine，T4)减少,此病在新生儿期缺乏特异的症状,如果得不到及时的诊断和治疗,将会导致严重的体格发育障碍和智力低下,发生侏儒或痴呆。

世界各国和地区报道的发病率不一,美国1/3 139,韩国1/4 413,菲律宾1/4 834,新西兰1/4 680,新加坡1/2 500,中国香港1/2 834,中国台湾地区1/2 850,丹麦1/2 200。美国Bradford统计[8],在世界范围内,发展中国家平均患病率为1/3 800。我国在1985—2001年期间,共进行了5 524 019名新生儿CH筛查,检出CH患儿1 836例,其患病率为1/3 009[9]。近几年来,CH的发生率在我国有逐步上升的趋势,一方面是因为新生儿疾病筛查地域逐步扩大,从沿海地区扩展至内陆缺碘地区;另一方面估计为方法学的改进,暂时性 CH 发现逐步增多,可能原因大多是母亲自身有免疫性疾病,碘缺乏或碘暴露。

　　CH 虽然不是遗传性代谢病,但却被世界各国列入新生儿筛查的首选疾病之一。一方面是因为它的发病率较高;另一方面一旦早期诊断和治疗,新生儿即能健康地发育生长,且治疗药物便宜有效,实验室检测简单并足够准确,效果相当满意,故新生儿 CH 筛查是新生儿疾病筛查最成功的典范。

　　CH 可由甲状腺本身和发育异常所引起,也可由下丘脑或脑垂体的病变而造成。不论哪种病因导致 CH,血液中 T4 均减少。由于脑垂体-甲状腺生理调节功能,当 T4 减少后,由垂体前叶分泌的促甲状腺素(thyroid-stimulating hormone,TSH)就增加,且增高幅度较大。因此,检测滤纸干血片中 T4 或 TSH 浓度,可筛查新生儿中的 CH。

　　目前欧洲、日本、加拿大、美国等绝大多数国家和地区采用 TSH 筛查,该法能检测出原发性 CH,即因甲状腺缺如、异位、萎缩或者发育不良导致的 CH,而对于垂体或者下丘脑功能低下引起的中枢性 CH,TSH 延迟升高的 CH 等,因 TSH 在血中不升高,可能漏诊。以 T4 作为筛查指标,可及时发现延迟性 TSH 增高的患儿,但可能漏诊 T4 正常的亚临床 CH 和高 TSH 血症。在实践中发现,一些轻型 CH 患儿,其 T4 值正常或稍低,而 TSH 值已明显增高。还有一些所谓代偿性 CH 的患者,其 T4 值虽已恢复正常但 TSH 仍为高值,因此 TSH 的升高对反映甲低的情况远较 T4 的降低敏感。TSH-T4 联合筛查是较为理想的筛查方法,对各种原因造成的 CH 筛查敏感性和特异性分别达 98% 和 99%,但成本/效益过高,不被大多数筛查机构采用。

　　我国均采用 TSH 筛查。滤纸血片 TSH 浓度的阳性临界值一般为 $10\sim20~\mu IU/mL$ 全血,具体值根据每个实验室条件而定。大于临界值的样品为可疑或者阳性标本,应对原标本重复测定,仍为阳性者判为筛查阳性。筛查方法主要有酶联免疫吸附法(enzyme-linked immunosorbent assay,ELISA)、荧光酶免疫分析法(fluorescence enzyme immunoassay,FEIA)和时间分辨免疫荧光分析法(time-resolved fluorescence immunoassay,TRFIA)。

　　筛查阳性患儿要立即进行甲状腺功能检查,测定血清 TSH、游离甲状腺素(free thyroxine,FT4)、T4 等以明确诊断。确诊 CH 要给予左甲状腺素(L-T4)治疗,每天剂量 1 次口服。L-T4 初始治疗剂量为 $6\sim15~\mu g/(kg\cdot d)$,使 FT4 在 2 周内达到正常范围。在之后的随访中,L-T4 维持剂量必须个体化,根据血 FT4、TSH 浓度调整,血 FT4 应当维持在平均值至正常上限范围之内,并定期进行体格发育和智能发育的评估。对于甲状腺发育不良、异位者需要终身治疗。

8.2.3.3　先天性肾上腺皮质增生症

先天性肾上腺皮质增生症(congenital adrenal hyperplasia,CAH)是一组先天性常染色体隐性遗传性疾病。由于类固醇激素合成过程中某种酶的先天性缺陷,导致肾上腺皮质醇(cortisol)的合成受阻,经负反馈作用促使垂体分泌的促肾上腺皮质激素(adrenocorticotropin,ACTH)增加,导致肾上腺皮质增生。

　　95% 以上的 CAH 是由于先天性 21-羟化酶缺乏(21-hydroxylase deficiency,21-

OHD)所致,临床上分为经典型(失盐型、单纯男性化型)及非经典型。失盐型 21-OHD 后果严重,约占 75％,如未被及时诊断和治疗,在新生儿期往往出现不同程度的肾上腺皮质功能不足表现,如呕吐、腹泻、脱水、难以纠正的低钠高钾和代谢性酸中毒,出现休克、循环功能衰竭甚至急性死亡。单纯男性化型约占 25％,主要表现为雄激素增高的症状和体征,患病男婴通常不能被诊断,而女婴也往往要到出现两性畸形时才提示诊断。因此,一旦能在新生儿期及时做出诊断,并给予激素治疗,不但可使失盐型患儿免于生命危险,而且还能尽早对女性患儿不明确的生殖器做出判定并手术矫正。手术后以适当的皮质激素和性激素调控治疗,能获得较好的预后。对男性患儿,也可及时纠正过多的雄性激素紊乱,以预防假性早熟发生。因此,自 20 世纪 80 年代中期,许多发达国家已将本病列入新生儿筛查,我国也有 30 多家筛查中心开始此病的筛查。

由 21-OHD 引起的 CAH,最主要的激素变化是缺陷酶的前体 17-羟孕酮(17-hydroxyprogesterone,17-OHP)增加,堆积的 17-OHP 则被迫转向合成大量的雄激素,其中以失盐型更为明显。因此,17-OHP 是目前 21-OHD 的新生儿筛查及临床诊断随访的主要指标,主要采用 TRFIA 或 FEIA 进行检测。

由于 17-OHP 水平与新生儿出生孕周和体重等因素密切相关[10]。早产或低体重新生儿的 17-OHP 水平高于足月正常体重儿。母亲孕期使用螺内酯,出生后的新生儿如合并某些心、肺、脑疾病等也会引起 17-OHP 增高而导致假阳性。因此,可按不同出生孕周或体重设定相应阳性临界值。如以新生儿体重两级分类,凡体重≤2 200 g,17-OHP≥90 ng/mL;体重＞2 200 g,17-OHP≥40 ng/mL,即为阳性。也有新生儿体重四级分类来确定 17-OHP 的临界值,体重≤1 299 g,17-OHP≥165 ng/mL;体重＝1 300～1 699 g,17-OHP≥135 ng/mL;体重＝1 700～2 199 g,17-OHP≥90 ng/mL;体重≥2 200 g,17-OHP≥40 ng/mL,皆为阳性。我国目前尚无统一的 17-OHP 阳性临界值,大多采用试剂盒内提供的单一临界值(30 nmol/L),可导致早产或低体重儿筛查假阳性率升高。

大于临界值的样品为可疑或者筛查阳性,需召回采集静脉血标本,检测 17-OHP、ACTH、皮质醇、醛固酮、睾酮等,以明确诊断。一旦确诊,通过激素替代治疗,联合小儿泌尿外科、心理学和遗传学科等综合治疗,促使患儿正常生长及青春发育,提高生活质量[11]。

8.2.3.4　葡萄糖-6-磷酸脱氢酶缺乏症

葡萄糖-6-磷酸脱氢酶缺乏症(glucose-6-phosphate dehydrogenase deficiency,简称 G6PD 缺乏症)是一种较常见的 X 染色体不完全显性遗传病。由于 G6PD 酶的缺陷,红细胞抗氧化能力低下,受过氧化因子攻击时易发生溶血反应。患者在某些诱因如某些药物、食入蚕豆等情况下,发生急性溶血性贫血和高胆红素血症。新生儿 G6PD 缺乏症约 50％发生高胆红素血症,大多出生时无特殊,出生 2～3 d 后开始出现黄疸,黄疸进展快,多呈中重度黄疸,肝脾可肿大或不肿大,贫血不重,与黄疸程度不相平行,严重可导致胆红素脑病致智力低下或死亡。开展新生儿 G6PD 缺乏症筛查可及早发现患儿,进行早诊断、早防治。

G6PD 缺乏症呈世界性分布,全球罹患人数超过 4 亿人,国外主要高发于地中海沿岸、东南亚、印度等地区。我国为该病的高发地区,分布规律为"南高北低",尤以广东、广西、海南、云南、贵州、四川等地发病率高,高发地区报道多为 0.66%～6.30%[12]。

采用荧光法检测滤纸干血片上葡萄糖-6-磷酸脱氢酶的活性为新生儿 G6PD 缺乏症筛查方法[13]。由于 G6PD 缺乏症属 X 连锁不完全显性遗传,男性 G6PD 缺乏症仅存在活性显著缺乏的半合子,一般检测方法均易于检出;而杂合子的女性表现度范围很广,可从表现型正常到显著缺乏,故男女对象同时筛查统计的发病率不能准确反映 G6PD 缺乏症的真正发病率,同步检测其母和(或)父,对可疑 G6PD 缺乏症进行综合分析,是较为准确、敏感的方法。

G6PD 缺乏症目前尚无特殊治疗。对确诊患儿,应避免接触有关溶血的诱因,终生忌食蚕豆和蚕豆制品,忌服氧化型药物等,并做好遗传咨询。

8.2.3.5　枫糖尿症

枫糖尿症(maple syrup urine disease, MSUD)是一种较罕见的先天性氨基酸代谢病,呈常染色体隐性遗传,是由线粒体中支链 α-酮酸脱氢酶复合物缺陷,导致亮氨酸、异亮氨酸和缬氨酸等组成的支链氨基酸(branched-chain amino acids,BCAA)和支链 α-酮酸积聚在体内,对脑组织产生神经毒性作用,患儿尿中排出大量 α-酮-β-甲基戊酸,带有枫糖浆的特殊气味而得名。全世界新生儿发病率约为 1/185 000,但在某些近亲通婚率高的国家和地区,发病率可高达 1∶150[14]。

由严重的酸中毒造成的新生儿急性危象和持续性神经系统损害是其主要的临床特征,包括呕吐、抽搐、肌张力增高或降低,但尿中出现典型的枫糖浆气味在新生儿期间并不明显。由于患儿常于新生儿期死亡,因此迫切需要及早诊断和治疗。一旦确诊,应立即开始低支链氨基酸的饮食治疗,出现危象时可做腹膜透析。

日本、美国、德国、澳大利亚等国家已将 MSUD 列入新生儿筛查项目。以往采用 Guthrie 细菌抑制法筛查此病,目前已开始用液相色谱-串联质谱技术(LC-MSMS)来检测。患儿血中 BCAA 持续增高,如典型 MSUD,血中 BCAA 浓度总是正常者的 4 倍以上。尿中也呈现高浓度的支链氨基酸以及其他的 α-酮酸,尤其以酮体的出现为显著特征。新生儿暂时性血中 BCAA 浓度增高并不多见,其浓度通常不超过正常者的 2 倍,但少数轻型 MSUD 患儿血中 BCAA 浓度增高不明显而多呈假阴性,容易被漏诊。

由于 LC-MSMS 技术不能区分亮氨酸、异亮氨酸、别异亮氨酸和羟脯氨酸等同分异构体,别异亮氨酸是累积的异亮氨酸通过消旋作用而生成的 MSUD 患儿中特征性产物,正常人在经过 3～4 天饥饿后或有酮症酸中毒时其血中 BCAA 也会增高,但不会出现别异亮氨酸。有报道称,对于 BCAA 增高的标本,进一步检测别异亮氨酸、异亮氨酸和羟脯氨酸作为 MSUD 的二次筛查,可降低假阳性率,提高检出率[15]。

8.2.3.6　Citrin 蛋白缺乏症

Citrin 蛋白缺乏症(Citrin deficiency)是由于肝型线粒体内膜钙结合的天冬氨酸/谷氨酸载体蛋白-Citrin 蛋白缺乏所致的遗传代谢病,包括 Citrin 缺乏所致新生儿肝内胆汁淤积症(neonatal intrahepatic cholestasis caused by citrin deficiency，NICCD)和成年发作瓜氨酸血症Ⅱ型(adult onset type Ⅱ citrullinemia，CTLN2)，为常染色体隐性遗传。

患儿多于生后数月内发病，有不同程度黄疸，肝脾肿大，异常增加的脂质沉积在人体深部脂肪组织、肝及面颊，造成高脂血症、脂肪肝及虚胖圆脸。CTLN2表现为反复发作的高氨血症及神经精神症状，大部分患儿可通过用无乳糖配方奶和强化中链甘油三酯的治疗奶粉，症状在一岁内缓解，但有个别患者因感染或肝硬化等严重并发症而预后不良。日本对75例NICCD的研究显示[16]：73例至1岁时症状缓解；有2例发展成肝衰，1岁前行肝移植治疗，1例在16岁时成为CTLN2。推测经过十余年的无症状期，部分NICCD患者可因某种不明诱因发展成CTLN2。

串联质谱检测发现，瓜氨酸、蛋氨酸、酪氨酸、精氨酸、苏氨酸和苯丙氨酸增高可作为NICCD早期筛查和诊断指标，部分患者因新生儿筛查苯丙酮尿症和半乳糖血症呈现阳性而发现。

NICCD的确诊依赖基因诊断方法，即检测 SLC25A13 基因有无突变。SLC25A13 突变基因携带者频率日本为1/65、韩国为1/112。中国学者与日本学者合作从4 169名中国人(包括台湾地区)中查出携带者64人，以长江为界，北方为1/940，南方为61/3 229(1/53)，平均为1/65。这项研究初步说明中国人 SLC25A13 突变基因携带者频率南北方存在较大差别[17]。按携带者频率推算，亚洲东部应有近10万 Citrin 蛋白缺乏症患者，但对新生儿所做的筛查及在临床检出的患者远低于这一数字，可能与该病种尚缺乏认知有关。

8.2.3.7 甲基丙二酸血症

甲基丙二酸血症(methylmalonic acidemia，MMA)是一种常见的有机酸血症，属于常染色体隐性遗传病，根据酶缺陷类型分为甲基丙二酰辅酶A变位酶(methylmalonyl CoA mutase apoenzyme)缺陷或其辅酶腺苷钴胺素(adenosylcobalamin，Ado-Cbl)代谢缺陷所致，其中甲基钴胺素还是同型半胱氨酸合成蛋氨酸的辅酶。目前该病已发现7种亚型，cblC、cblD、cblF 3型由于同时导致腺苷钴胺素及甲基钴胺素活性降低或缺乏，蛋氨酸合成障碍，患者表现为甲基丙二酸血症合并同型半胱氨酸血症，成为合并型MMA；甲基丙二酰辅酶A变位酶缺陷型(mut⁰型、mut⁻型)及cblA、cblB型由于不影响甲基钴胺素活性，患者仅表现为甲基丙二酸血症，血同型半胱氨酸水平正常，称为单纯型MMA。其患病率美国为1/48 000；意大利为1/115 000；德国为1/169 000[18]；国内尚无确切数据报道，但合并型多于单纯型，其中尤以cblC型最多见。

MMA患儿临床表现各异，往往易于误诊，最常见的症状和体征是反复呕吐、嗜睡、惊厥、运动障碍、智力及肌张力低下。若不及时诊断、合理治疗，猝死率很高。存活者常遗留癫痫、智力低下等严重神经系统损害。治疗原则为减少代谢毒物的生成和加速其清除，主要方法包括限制某些饮食摄入以及通过药物、器官移植等方法进行治疗。预后主要取决于疾病类型、发病早晚以及治疗的依从性。近年来，MMA患儿预后明显改善，死亡率有所下降。Mut⁰型患儿一年生存率由20世纪70年代的65%上升到90年代的

90％，五年生存率也由33％上升到80％。患儿死亡年龄平均为2岁（5 d～15 岁），总死亡率为36％。

串联质谱及气相色谱质谱技术的应用，为临床诊断遗传代谢病提供了可靠、快速的方法。MSMS主要检测血中酰基肉碱及氨基酸，其中血丙酰肉碱（C3）水平增高，提示MMA和丙酸血症，结合C3/C2值增高可减少假阳性或假阴性，部分MMA患者在病情危重期间或营养不良等因素导致体内肉碱不足时，C3值可能正常，但C3/C2值增高可确诊。气相色谱质谱可检测尿中50余种有机酸，其中甲基丙二酸增高是诊断MMA较为特异的指标，但素食主义或其他疾病导致维生素B_{12}或叶酸摄入不足、吸收不良或转运障碍时，其尿甲基丙二酸水平也可增高。另外，临床上部分其他疾病患者代谢性酸中毒时可伴有尿甲基丙二酸继发性轻度增高，但血MSMS检测其C3及C3/C2值正常可排除。因此，联合应用串联质谱及气相色谱质谱检测，有助于MMA的诊断及鉴别诊断。有报道单纯型患者血C3、C3/C2值及尿甲基丙二酸水平增高更为显著，表明单纯型患者代谢紊乱程度更重，而合并型患者血蛋氨酸水平低于单纯型患者，提示血蛋氨酸水平可作为MMA诊断和类型鉴别的一个参考指标[19]。

8.2.3.8　戊二酸血症Ⅰ型

戊二酸血症Ⅰ型（glutaric acidemia type Ⅰ，GA-Ⅰ）是由于戊二酰辅酶A脱氢酶（glutaryl-CoA dehydrogenase，GDH）缺乏导致赖氨酸、羟赖氨酸及色氨酸代谢异常所致，为常染色体隐性遗传病。据报道，世界范围内新生儿患病率约为1/10 万[20]，患者多于出生后发病，最初表现为发育异常如头大畸形及发育延迟等，之后出现肌张力低下、进行性肌张力障碍及震颤等锥体外系的表现。患者常因轻微感染、饮食不适、免疫接种以及外科手术等刺激而诱发急性脑病发生，临床可表现为头痛、恶心、呕吐、癫痫发作甚至昏迷等。早期诊断和治疗可以预防急性脑病危象和神经系统并发症。治疗主要通过饮食及药物治疗维持代谢，避免神经系统并发症。

血LC-MSMS检测滤纸干血片上戊二酰基肉碱（glutaryl carnitine，C5DC）可作为新生儿GA-Ⅰ的筛查方法。对于C5DC升高的筛查阳性患儿，进一步采集尿液做有机酸检测，患者尿代谢产物戊二酸、3-羟基戊二酸以及戊烯二酸等大量蓄积即可诊断。值得注意的是，部分患者尿有机酸水平有时可表现正常，或部分尿代谢产物轻微升高的患儿在新生儿筛查时C5DC正常，可能造成漏诊，因此临床怀疑GA-Ⅰ时应进行多次检测。

8.2.3.9　原发性肉碱缺乏症

原发性肉碱缺乏症（primary carnitine deficiency，PCD）是由于肉碱转化为蛋白功能缺陷所致，属于常染色体隐性遗传病。在不同国家或地区，新生儿的患病率从1/40 000～1/120 000 不等，人群中杂合子的发生率为0.5％～1.0％[21]，在白种人中患病率仅次于中链酰基辅酶A脱氢酶缺乏症，是脂肪酸氧化代谢病的常见病种。

PCD是潜在的致死性疾病，临床表现个体差异大，既可表现为急性能量代谢障碍危象，甚至猝死；也可表现为心肌、骨骼肌、肝脏等组织的慢性进行性损害；PCD患儿还常出现胃肠道症状，如反复腹痛、腹泻、食欲下降、呕吐、胃食管反流等。另外，贫血、发育迟缓、反复感染、癫痫等也有报道。近几年,随着新生儿 PCD 筛查的开展,发现了一些发育良好、无症状的 PCD 患儿。PCD 患者平时应注意预防低血糖、避免饥饿、多餐饮食、避免长时间运动。患者需终生服用左旋肉碱,突然停药可使血浆肉碱浓度迅速下降,出现反复瑞氏综合征(Reye syndrome)样发作甚至猝死。对于无症状的 PCD 患者,补充左旋肉碱可有效预防发病及猝死。

利用 LC-MSMS 检测滤纸干血片的游离肉碱和其他酰基肉碱的水平,是目前 PCD 筛查、诊断及鉴别诊断的主要方法,一般游离肉碱可降至正常人群的 5% 以下,伴乙酰肉碱(C2)和其他酰基肉碱的降低,尿气相质谱分析无特征性改变。新生儿筛查或母乳喂养婴儿肉碱缺乏,需与母源性肉碱缺乏相鉴别。母源性肉碱缺乏是指母亲是 PCD 患者或其他原因导致自身肉碱缺乏,致其胎儿在宫内肉碱供应不足,且因母乳肉碱含量低,出生后从母乳中摄入肉碱不足,从而导致婴儿血游离肉碱及酰基肉碱水平降低。因此,新生儿或母乳喂养婴儿肉碱缺乏时须同时检测其母亲血的游离肉碱水平[22]。

8.2.3.10 中链酰基辅酶 A 脱氢酶缺乏症

中链酰基辅酶 A 脱氢酶缺乏症(medium chain acyl-CoA dehydrogenase deficiency,MCADD)是最常见的一种脂肪酸氧化缺陷症,由于中链酰基辅酶 A 脱氢酶(MCAD)功能缺陷,导致中链脂肪酸 β 氧化代谢障碍、能量生成减少和毒性代谢中间产物蓄积引起的疾病,呈常染色体隐性遗传病。

不同国家发病率差异大,白种人中常见。随着串联质谱技术的发展和应用,许多国家和地区已将此病列入新生儿疾病筛查项目。新生儿筛查结果显示美国宾夕法尼亚和东俄亥俄州的发病率(1/13 192)与西欧等国(1/6 000～1/22 222)接近[23]。MCADD 大多在出生后 3 个月至 3 岁之间发病,少部分在新生儿期或成人期发病,也有患者无症状。发病一般都有诱发因素,长时间饥饿状态是该病最常见的诱因,并发感染性疾病也是常见的诱因。发作时病情很严重,常见表现是低血糖、呕吐和肌无力,90% 的患者有低酮性低血糖发作,约 50% 的患者有呕吐和肌无力,24% 的患儿第一次发作即导致死亡,如得不到及时诊断和治疗,会导致神经系统后遗症,而有些患者终生可能无任何异常表现[24]。MCADD 一旦明确诊断,应积极补充高能量营养物质,避免饥饿。

利用 MSMS 检测滤纸干血片的己酰基肉碱(C6)、辛酰基肉碱(C8)和癸酰基肉碱(C10)等中链酰基肉碱升高,特别是 C8 显著升高是目前 MCADD 筛查和诊断的主要方法。当食用含中链甘油三酯的奶粉时,可导致 C6～C10 升高,另外继发性肉碱缺乏时,游离肉碱水平极低,而 C6～C10 升高不明显,要结合 C8/C10、C8/C2 等值来提高诊断的灵敏性和准确性。MCADD 患儿疾病发作时,尿中二羧酸(己酸、辛酸、癸酸)浓度增高;但病情稳定时,尿中二羧酸水平与正常人无区别,故尿气相质谱分析只适合于病情发作时检测,不适应于新生儿疾病筛查。

8.2.3.11 重症联合免疫缺陷症

重症联合免疫缺陷症(severe combined immunodeficiency,SCID)是原发性 T 细胞减少症中最常见的病种之一,是一种严重的联合免疫缺陷,是指 T 淋巴细胞缺失或功能异常,伴或不伴 B 淋巴细胞或自然杀伤细胞数量减少或功能缺陷,其免疫表型特点是严重 T 细胞减少。患儿一般在 2~7 月龄起病,早期临床表现不典型,缺乏特异性,可仅表现为局部激素治疗无效的难治性湿疹,也可表现为重症感染,并同时伴有生长发育停滞。感染的特点是临床表现重、不易治愈、反复或有条件致病菌感染,部分患儿出现持续性腹泻。感染谱广泛,包括细菌、病毒和真菌。在 3 个月之前能确诊且能接受干细胞移植治疗的患儿,治愈率可达 96%;在 3 个月之后确诊且尚未发生感染的患儿,接受干细胞移植治疗的治愈率可达 66%;如果没有接受及时的治疗,SCID 患儿一般会在一年之内死亡。

T 淋巴细胞在胸腺正常发育过程中的剪切重组过程形成 T 细胞受体(T-cell receptor,TCR)对于识别外源抗体非常重要。为了形成大量数目的 TCR,剪切过程在胸腺中完成,VDJ 剪接之后形成的 DNA 片段会形成一个 DNA 副产物——T 淋巴细胞受体基因切除环(T-cell receptor gene excision circles,TRECs)。TRECs 很稳定且在分裂过程中不会再复制,它们会逐步在细胞复制过程中被稀释。因此,TRECs 可反映外周血最新产生的 T 淋巴细胞数量,具有 100% 的灵敏度。

利用定量 PCR 法检测干血斑 DNA 中 TRECs 是 SCID 的筛查方法[25],也是目前新生儿筛查领域内唯一广泛使用基因检测方法的疾病。2010 年 5 月,美国医学遗传学会提议,将 SCID(原发性 T 细胞减少症的一种)作为第 30 种首要筛查病种(core panel)加入美国新生儿筛查计划推荐筛查病种。2010 年 8 月,美国加州率先在全州进行 SCID 新生儿筛查,至今已有 23 个州进行 SCID 新筛,覆盖全美约 2/3 的新生儿,每年查出 40~100个 SCID 患儿,发病率约为 1/50 000。台湾疾病防治中心也推荐新生儿在接种卡介苗前必须明确诊断是否为 SCID[26],以防止接种活疫苗后发生器官和功能的损害,甚至死亡等严重不良后果,以及可能造成的医疗纠纷。

8.3　筛查网络与管理

8.3.1　筛查程序

在新生儿疾病筛查的众多病种中,除听力筛查和重症先天性心脏病筛查使用小型检测仪器,通过耳声发射或脉搏氧饱和度检测等物理方法在新生儿床旁进行筛查外,其他疾病均需通过实验室检测完成[27]。

具体步骤为:采集出生 3 d 的新生儿足跟血制成滤纸干血片标本,经标本递送,至筛查实验室集中检测,根据检测结果进行代谢分析,判断代谢正常或代谢异常,并按照筛查疾病代谢特征进行代谢病分析,得到筛查阴性或筛查阳性结果。对于筛查阳性者,应立即召回做血清学、酶学或分子生物学等确诊试验,确诊患儿应进行及时干预。

因此,新生儿疾病筛查程序包括血片采集、送检、实验室检测、阳性病例确诊和治疗。涉及相关的接产机构(标本采集)、递送机构(标本递送)、检测机构(实验检测)和诊断随访机构(追访治疗)和相应人员组成的筛查网络。有效实施各环节的工作职责是新生儿疾病筛查工作开展的基础,而其中尤以检测机构,即筛查实验室检测质量最为关键。

8.3.2　筛查组织构架

美国在联邦政府层面,卫生部的相应机构负责指导和规范全国新生儿疾病筛查工作,其中卫生资源与服务管理局(Health Resources & Services Administration,HRSA)负责技术规范,疾病预防与控制中心(Centers for Disease Control and Prevention,CDC)负责质量控制,具体的组织实施由州政府负责。在英国,新生儿疾病筛查实行国家集中管理制度,卫生部是具体的管理机构。1996 年成立了国家筛查委员会,负责监督全国筛查项目的引入与执行、筛查的效果和质量评估等。国家出资建立的国家新生儿疾病筛查项目中心负责制定新生儿疾病筛查国家政策和标准,制定筛查指南,开展全国性质量控制和绩效管理项目;成立 17 个卫生部直属新生儿疾病筛查实验室,设在医院内,与新生儿疾病筛查项目中心紧密联系。在澳大利亚,新生儿疾病筛查由州政府负责组织实施,全国设立 5 个筛查中心集中检测。澳大利亚人类遗传学会和皇家医生学会共同制定的新生儿疾病筛查指南,为各州新生儿疾病筛查提供技术指导。

我国的新生儿疾病筛查由国家卫计委领导,负责制定全国新生儿疾病筛查政策与规划,成立新生儿疾病筛查专家委员会,制定筛查技术规范。各省市卫生行政部门根据当地实际情况,指定省一级医疗机构为新生儿疾病筛查实验室检测机构,负责全省新生儿疾病筛查的技术指导、质量控制、疾病诊治及信息资料管理等工作。因此,我国的筛查中心与筛查实验室均需通过卫生行政部门批准,全部设在公立医院内,筛查实验室年最低筛查标本为 3 万人次。我国的新生儿疾病筛查不同于多数西方国家,在欧美国家新生儿疾病筛查主要由医学遗传学会与儿科学会等学术团体推动,而我国主要是国家卫生部和各省(区、局)卫生行政部门主导与推动。欧美国家的筛查中心仅接受新生儿血标本的检测,即承担筛查实验室的职责,不承担可疑病例的召回和阳性病例的诊断与治疗、随访与评估等工作,而中国的新生儿疾病筛查中心则集宣传、筛查、诊治、随访、评估、管理于一体,是保证新生儿疾病筛查有效运行的核心。

8.3.3　筛查实验室设置要求

目前世界各国绝大多数国家都由政府预算拨款建立国家、省或地区性的大型实验室作为筛查实验室。一般以大都市为中心,辐射一定地区范围。一般情况下,300 万～500 万人口的行政区域建立一个筛查实验室。WHO 指南建议:为了保证筛查的有效性和降低成本,检测机构的年筛查量不应低于 3 万人次。我国《新生儿疾病筛查技术规范》明确筛查实验室年最低筛查标本为 3 万人次。若一个地区的筛查标本未达到 3 万,可先将采集标本送有资质的筛查实验室检测,同时加强健康教育,等达到 3 万标本量时再建立本地区的筛查中心。标本量过低,没有阳性病例的经验积累,容易造成漏筛或漏治现象出现。而标本的集中检测可降低成本,同时可加强对标本采集、实验检测和复查诊断等各步骤的统一监督。

8.3.4 筛查实验室的质量控制和管理

新生儿疾病筛查质量保证(quality assurance，QA)包括从新生儿血标本采集、递送、实验室检测、实验结果报告、筛查阳性患儿追访、诊断和治疗等整个过程的每个环节和步骤,涉及实验室、临床和教育等多部门和多环节的协作配合[28],涉及多位专业人员,任何一个环节出现纰漏,都将影响患者的检出和治疗效果。因此,对于筛查实验室的质量控制就要从实验前质量控制(标本采集、递送)、实验中质量控制和实验后质量控制(筛查阳性患儿召回、确诊和治疗)等多个步骤进行控制。实验室工作人员定期对采血人员进行业务培训,按实验室标准操作规程(Standard Operation Procedure，SOP)进行标本检测,做好每例新生儿信息和结果的记录,及时对筛查阳性结果进行复查和评价,并及时通知召回,保存被检标本5年以上以备复查等职责。

由于筛查的疾病在新生儿期无临床症状出现,实验室检查结果是疾病诊断的唯一依据,这个特点显著不同于一般临床检验项目。实验结果假阴性意味着漏诊可导致患者不可逆性身心健康的危害,而实验结果假阳性过多会造成召回率过高,给筛查对象带来不必要的麻烦。因此,实验中的质量控制尤为重要。除了严格按照SOP操作外,分析过程的室内质量控制、参加室间质量评价计划,是检测和监控实验室分析质量、保证实验室分析结果的重要措施。科学运用质评规则,对实验室测定结果的精密度以及准确度的改变进行监测,提高批间、批内标本检测结果的一致性。目前新生儿疾病筛查实验室质量控制项目主要有美国疾病预防与控制中心(Center for Disease Control and Prevention，CDC)的新生儿疾病筛查质量保证项目(Newborn Screening Quality Assurance Program)和国家卫计委临床检验中心(National Center for Clinical Laboratories，NCCL)新生儿疾病筛查室间质量评价计划(External Quality Assessment Programs in Neonatal Screening)。

8.3.5 筛查费用支付

美国新生儿疾病筛查、诊断与治疗费用,主要采用患者或第三方付费方式(财政收入或公共卫生专款、Medicaid资金、Title V妇幼保健服务专项经费等),目前美国仅有5个州提供免费筛查;英国新生儿疾病筛查是其最大的国家项目,其经费来自政府财政,由卫生部统一管理和分配;澳大利亚实行免费新生儿疾病筛查,费用全部由各州政府支付。

我国筛查费用和治疗费用依据不同省市、不同地区而有差异,如天津、北京、山东、杭州、海南昌江黎族等地区实现政府买单、免费筛查;上海、江苏部分地区和广东梅州则由医疗保险支付筛查费用;四川、安徽、贵州、湖南、福建部分地区等地筛查费用和治疗费用则由新型农村合作医疗支付;而宁夏回族自治区整合各项目、财政补助和新农合资金,在全国率先实施新生儿四项疾病(CH、PKU、CAH、G6PD)筛查和治疗的全免费,确保所有活产儿均能接受筛查,所有确诊患儿得以治疗。一些社会团体也不定期地资助患儿治疗和检测,如2015年中国出生缺陷干预救助基金会争取中央专项彩票公益金支持,开展贫困患儿46种遗传代谢病干预救助。我国其他大部分地区基本由个人支付。

8.4 实验室技术

8.4.1 筛查实验室常规技术及应用

筛查实验室常规检测技术遍及许多生命学科,包括微生物学技术,如 BIA 法;免疫学技术,如时间分辨免疫荧光分析法(time-resolved fluorescence immunoassay,Tr-FIA)、荧光酶免疫分析法(fluorescence enzyme immunoassay,FEIA)、酶联免疫吸附法(enzyme-linked immunosorbent assay,ELISA)等;生物化学技术,如定量酶法;生物物理学技术,如荧光分析法、串联质谱法等;分子遗传学技术,如荧光定量 PCR 方法等。目前我国大多数常规开展的四项疾病筛查中,CH 和 CAH 筛查方法有 Tr-FIA、FEIA 和 ELISA 法,以 Tr-FIA 为多,PKU 和 G6PD 筛查方法主要为荧光分析法。

8.4.2 液相串联质谱技术及应用

20 世纪 90 年代以来,国际新生儿疾病筛查发展趋势逐步提高到以串联质谱技术(tandem mass spectrometry,MSMS)为中心的遗传代谢病筛查。质谱技术主要是将被测物质分子电离成各种质荷比(m/z)不同的带电粒子,然后应用电磁学原理,使这些带电粒子按照 m/z 大小,在空间或时间上产生分离排列,通过测定离子峰的位置和强度,以此获得确定化合物的相对分子质量、分子式。串联质谱即两个质谱仪经一个碰撞室串联起来,一级质谱检测被测物质的 m/z,二级质谱检测被测物质经碰撞室打碎后碎片的 m/z,这样由被测物质的 m/z 及其碎片的 m/z 共同对一个物质进行定性,检测结果更特异。具有超敏性、高特异性、高选择性和快速检验的串联质谱技术,能在 2~3 min 内对一个标本进行数十种小分子物质的检测。通过对这些产物的分析,可以对 30 余种遗传性代谢病(包括氨基酸代谢紊乱、有机酸代谢紊乱和脂肪酸代谢紊乱性疾病)进行筛查和诊断。串联质谱技术不仅实现了"一种实验检测一种疾病"向"一种实验检测多种疾病"的转变,提高了检测的效率,同时使筛查过程中常见的假阳性或者假阴性的发生率显著降低,使新生儿疾病筛查在内容和质量上都提高到一个新的水平。MSMS 扩大新生儿遗传代谢病筛查病种见表 8-2。美国 34 种首选新生儿疾病筛查病种中,有 23 种疾病须通过该技术。

表 8-2　串联质谱新生儿遗传代谢病筛查病种

序列	疾　病	英　文	缩　写
1	高苯丙氨酸血症	hyperphenylalaninemia	HPA
2	枫糖尿病	maple syrup urine disease	MSUD
3	酪氨酸血症Ⅰ型	tyrosinemia type Ⅰ	TYR-1
4	高甲硫氨酸血症	hypermethioninemia	MET
5	同型半胱氨酸血症	homocystinuria	HCY
6	瓜氨酸血症Ⅰ型	citrullinemia type Ⅰ	CIT-1

（续表）

序列	疾　　病	英　　文	缩　写
7	瓜氨酸血症Ⅱ型（希特林蛋白缺乏症）	citrullinemia type Ⅱ（Citrin deficiency）	CIT-Ⅱ
8	非酮性高甘氨酸血症	nonketotichyperglycinemia	NKHG
9	甲基丙二酸血症（MUT）	methylmalonic acidemia（MUT）	MMA
10	甲基丙二酸血症（cbl A,B）	methylmalonic acidemia（cbl A,B）	cbl A,B
11	丙酸血症	propionic acidemia	PA
12	异戊酸血症	isovaleric acidemia	IVA
13	戊二酸血症Ⅰ型	glutaric acidemia type Ⅰ	GA-1
14	生物素缺乏症	biotin deficiency	BTD
15	全羧化酶合成酶缺乏症	holocarboxylase synthetase deficiency	HLCS
16	3-甲基巴豆酰辅酶 A 羧化酶缺乏症	3-methyl crotonyl-CoA carboxylase deficiency	MCC
17	3-甲基戊烯二酰辅酶 A 水解酶缺乏症	3-methylglutaconyl-CoA hydratase deficiency	3MGA
18	3-羟-3-甲基戊二酰辅酶 A 裂解酶缺乏症	3-hydroxy-3-methylglutaryl-CoA lyase deficiency	HMG
19	β-酮硫解酶缺乏症	β-keto thiolase deficiency	BKT
20	氨甲酰磷酸合成酶缺乏症	carbamyl phosphate synthase deficiency	CPS
21	鸟氨酸氨甲酰转移酶缺乏症	ornithine transcarbamylase deficiency	OTCD
22	精氨酸琥珀酸血症	argininosuccinic acidemia	ASA
23	精氨酸血症	argininemia	ARG
24	高鸟氨酸血症	hyperornithinemia	ORN
25	高血氨、高鸟氨酸及高同型瓜氨酸血症	hyperammonemia/ornithinemia/citrullinemia（ornithine transporter defect）	HHH
26	肉碱摄取障碍	carnitine uptake defect	CUD
27	短链酰基辅酶 A 脱氢酶缺乏症	short chain acyl CoA dehydrogenase deficiency	SCAD
28	中链酰基辅酶 A 脱氢酶缺乏症	medium chain acyl CoA dehydrogenase deficiency	MCAD
29	极长链酰基辅酶 A 脱氢酶缺乏症	very long chain acyl CoA dehydrogenase deficiency	VLCAD

（续表）

序列	疾　病	英　文	缩　写
30	乙基丙二酸脑病	ethylmalonic encephalopathy	EMA
31	中链/短链-3-羟酰基辅酶 A 脱氢酶缺乏症	medium/short chain hydroxyacyl CoA dehydrogenase deficiency	M/SCHAD
32	长链-3-羟酰基辅酶 A 脱氢酶缺乏症	long chain hydroxyacyl CoA dehydrogenase deficiency	LCHAD
33	多种酰基辅酶 A 脱氢酶缺乏症	multiple acyl CoA dehydrogenase deficiency	MADD
34	三功能蛋白缺乏症	trifunctional protein deficiency	TFP
35	肉碱棕榈酰转移酶-Ⅰ缺乏症	carnitine palmitoyltransferase deficiency type Ⅰ	CPT-Ⅰ
36	肉碱棕榈酰转移酶-Ⅱ缺乏症	carnitine palmitoyltransferase deficiency type Ⅱ	CPT-Ⅱ
37	肉碱/酰基肉碱移位酶缺乏症	carnitine/acylcarnitine translocase deficiency	CACT

8.4.3　分子遗传技术及应用

1981 年 McCabe 等首次证实可应用滤纸干血片标本进行分子水平诊断遗传缺陷病以来，该领域得到飞速发展。近年来应用基因诊断技术进行新生儿疾病筛查的疾病是 SCID[29]，采用实时荧光 PCR 方法检测新生儿滤纸干血片样本中 T 细胞重组切除环（T-cell recombination excision circles，TREC）含量。

该病发病率为 1/30 000～1/50 000，患儿免疫功能的严重缺失，表现为严重且反复的感染，包括反复皮肤化脓性感染、中耳炎、支气管炎、肺炎、脑脊髓膜炎、败血症等，如果不及时给予免疫重建治疗（如造血干细胞移植或基因治疗等），患儿通常在一岁以内死亡。通过新生儿疾病筛查可以及时发现患儿，并在出现感染或其他并发症前及时进行治疗。

美国新生儿 SCID 筛查数据显示，尽早发现并治疗可以使患儿的存活率从 40％提高到 90％。2010 年 5 月，SCID 作为第 30 种疾病纳入美国新生儿疾病筛查计划推荐筛查项目；2013 年，我国台湾疾病防治中心也推荐所有新生儿在接种卡介苗（Bacillus Calmette-Guérin vaccine，BCG）之前筛查 SCID。目前，台湾地区约 90％的新生儿接受 SCID 新生儿筛查。

CF 是第一个将基因诊断技术运用于新生儿疾病二级筛查的疾病，即通过免疫学技术检测滤纸干血片上的胰蛋白酶原进行筛查，对初筛阳性再应用 PCR 技术，从原有的滤纸干血片标本中萃取微量 DNA 加以扩增后检测 CFTR 基因的相应突变位点，以明确诊断，这样避免了第二次采集血样，缩短了诊断时间。

但由于许多 DNA 变异不明,表观遗传风险不明,以及分子检测技术本身的通量限制等原因[30],分子遗传技术是否可替代目前新生儿疾病筛查领域的生化物质检测仍在研究中。美国国立卫生院在 2013 财年给予 4 个研究团队共 500 万美元的资助,以研究新生儿的基因组测序是否能比目前的新生儿疾病筛查产生更多有用的医疗信息。

8.5 伦理学问题

8.5.1 筛查过程中的伦理

在筛查及治疗过程中,涉及个人信息、患儿病历资料及相关遗传性疾病等隐私问题,医务人员应遵照伦理学自主尊重原则,保守秘密;治疗是筛查的最终目的,忽视筛查后的治疗,达不到筛查目的,造成社会资源的浪费,不符合伦理学原则;除药物、饮食、智能干预治疗外,对患儿及其家庭的心理支持也逐渐受到重视。

关注新生儿疾病筛查工作中的伦理学问题,在有利、行善、公正、自主的伦理学原则上,为在新生儿疾病筛查所带来的利益和损失之间寻找最佳的平衡状态。

8.5.2 新病种新技术应用带来的伦理问题

新生儿疾病筛查在世界范围内推广,成为公共卫生保健的基本内容之一。传统的新生儿疾病筛查,如 PKU、CH 的筛查,能够有效预防疾病引起的智力发育落后,这已得到全世界认可。随着医学技术的不断创新,筛查技术方法及筛查病种都有显著的发展,但基因检测及新生儿疾病筛查病种的扩展所涉及的医学伦理问题也不容忽视[31],主要体现在:① 某些疾病在出生时通过筛查能够诊断,但是以目前的医疗水平尚无治疗及预防的方法,早期筛查确诊无益于疾病防治。② 遗传易感性筛查同样产生争议。多因素性遗传是由环境和遗传因素相互作用引发的复杂性疾病,部分阳性结果的儿童最终未必会发病,然而通过筛查,父母及阳性儿童将持续承受心理压力。③ 基因检测特别是测序揭示的健康信息不仅包括新生儿阶段的风险,可能涵盖成年甚至老年后才可能发病的风险,在检测报告中告知这些风险可能使父母承受巨大的精神负担。④ 某些无防治方法的罕见疾病筛查是有限医疗资源的浪费。开展大规模的筛查,其成本效益有待考证。⑤ 基因携带者的筛查。在理论上,此类筛查对其父母再生育具有指导意义。但是,通常家长及公众不能正确理解"携带者"的意义,隐性基因的健康携带者可能造成家长焦虑和社会歧视,从而影响异常基因携带者正常的学习及就业。因此,应谨慎而合理地选择筛查病种。

8.6 问题与展望

8.6.1 存在的问题

新生儿疾病筛查网络的建立和良好运行是实现筛查目的的有力保证。我国人口众多,各地新生儿疾病筛查规范化程度也不等。有的采血机构不愿送检标本,有的地区未经卫生行政部门审批建立多个筛查检测机构,甚至有的商业实验室也涉足新生儿遗传代谢病检测领域,将新生儿疾病筛查工作等同为医院检验科工作,只筛不治,纯粹以经济利益为导向。

另外,由于流动人口较多、交通不便及宣传告知不到位等,各地筛查阳性患儿复查率低,可能造成部分漏诊;在确诊患儿的长期随访管理中,经济发达地区患者的治疗依从性较好,欠发达地区因为治疗费用昂贵不能坚持治疗等;作为疾病治疗的特殊食品,奶粉蛋白粉等无法取得药品许可证(无法进入医疗机构)也无法进入医疗保险;罕见病药物无生产厂家等一系列问题,严重影响筛查目标的实施。

8.6.2 发展趋势

随着工作的开展、文化的提高和社会的需求,遗传代谢病筛查的发展趋势主要表现在筛查技术的更新、筛查实验室的自动化和信息化、筛查疾病的扩展及筛查全程管理精细化。

8.6.2.1 实验室流程的自动化和管理信息化提高

筛查实验室的集中化是国际新生儿疾病筛查的趋势,集中化标本检测不仅可以降低成本,大量节省实验室劳动力,同时也提高筛查实验室的效率和质量,使实验结果更有保证。德国过去有 20 个筛查检测机构,目前合并为 11 个;韩国由 70 个实验室合并为目前的 20 个,并将最终合并为 6 家;墨西哥从早期的 100 家实验室整合为目前的 40 家,将继续整合至每省一个;而埃及整个国家只设立一个筛查检测机构,每年对 220 万新生儿进行检测,是全球最大的新生儿疾病筛查实验室。

8.6.2.2 筛查疾病种类的扩展

随着检测技术、药物研发、干预手段和医疗保险体系的完善,新生儿疾病筛查的原则有所改变,即包括部分发病率较低的疾病,即使针对患儿没有有效治疗,只要对家庭和社会有益的疾病都可纳入筛查,筛查疾病病种会扩大。如溶酶体贮积病、脆性 X 综合征、新生儿 1 型糖尿病、新生儿进行性假肥大性肌营养不良和自闭症等疾病均在扩展研究中。

8.6.2.3 分子生物学技术的应用

分子诊断技术在过去短短 20 多年中,不管是在技术应用的广度,还是在深度方面都已取得了飞速的发展[32]。新生儿遗传代谢病筛查传统诊断依赖特殊的生化实验室检查,但是有时一个生化指标的改变涉及多种基因的病变。虽然目前主要仅用于初筛阳性患儿的确诊和鉴别诊断,但开发高通量低成本的基因诊断、遗传学筛查和预测性遗传学检查的技术平台,应用分子检测技术实现 DNA 水平上特定致病基因的分析和检测,达到对疾病进行特异性分子诊断的目的仍是新生儿疾病筛查发展的趋势。

8.6.2.4 筛查管理系统的精细化

随着实验室检测技术提高,越来越多的患有先天性疾病的孩子得到早期诊断。疾病的种类和人数的增加对新生儿疾病筛查管理系统提出了更高的要求[33]。应用信息整合系统将新生儿疾病筛查实验室数据快速整合到医疗机构和公共卫生管理机构中,有效提高系统管理效率成为国内外研究的重点。

对于初筛阳性的结果,医生如何与家长沟通,如何及时进行下一步诊断,确诊后家庭所面临的各种问题,患儿的长期治疗随访与支持,遗传咨询的相关问题也被细化与研究。此外,卫生管理部门逐渐加强新生儿疾病筛查系统的监督、资料的完整、各服务系统合作的评估、效益分析、相关知识的教育培训;争取国家政策及全社会的大力支持,将患儿治疗所需特殊食品,包括奶粉和食品纳入医疗保险范畴,减轻家庭的负担,使得确诊的每例患儿均得到及时治疗。

除了药物、饮食和智能干预治疗外,对患儿及家庭的心理支持也逐渐受到重视。筛查出的患儿从儿童到成年后的系统医疗保健也将逐步得到全社会的关注。

(田国力)

参考文献

［1］ Hoffmann G F, Lindner M, Loeber J G. 50 years of newborn screening. J Inherit Metab Dis, 2014, 37(2): 163-164.

［2］ Therrell B L, Padilla C D, Loeber J G, et al. Current status of newborn screening worldwide: 2015. Semin Perinatol, 2015, 39(3): 171-187.

［3］ 中华人民共和国卫生部.新生儿疾病筛查管理办法.中华儿科杂志,2009,47(9): 672-673.

［4］ 中华人民共和国国家卫生和计划生育委员会.新生儿疾病筛查技术规范(2010年版).卫妇社发〔2010〕96号,2010.

［5］ American College of Medical Genetics Newborn Screening Expert Group. Newborn screening: toward a uniform screening panel and system — executive summary. Pediatrics, 2006, 117(5): S296-S307.

［6］ 中华医学会儿科学分会内分泌遗传代谢学组,中华预防医学会出生缺陷预防与控制专业委员会新生儿筛查学组.高苯丙氨酸血症的诊治共识.中华儿科杂志,2014,52(6): 420-425.

［7］ 田国力,王燕敏,许洪平,等.串联质谱法和荧光法检测滤纸干血片苯丙氨酸的比较.检验医学,2016,31(9): 814-819.

［8］ Carmen P. Newborn screening program developments in the Asia Pacific region. 9th ISNS international meeting, Hague, Netherlands, Sep, 2016.

［9］ 顾学范,王治国.中国580万新生儿苯丙酮尿症和先天性甲状腺功能减低症的筛查.中华预防医学杂志,2004,38(2): 99-102.

［10］ van der Kamp H J, Oudshoorn C G, Elvers B H, et al. Cutoff levels of 17-alpha-hydroxyprogsterone in neonatal screening for congenital adrenal hyperplasia should be based on gestation age rather than on birth weight. J Clin Endocrinol Metab, 2005, 90(7): 3904-3907.

［11］ 中华医学会儿科学分会内分泌遗传代谢病学组.先天性肾上腺皮质增生症21-羟化酶缺陷诊治共识.中华儿科杂志,2016,54(8): 569-576.

［12］ Joseph Arain Y H, Bhutani V K. Prevention of kernicterus in South Asia: role of neonatal G6PD deficiency and its identification. Indian J Pediatr, 2014, 81(6): 599-607.

［13］ 郭静,许洪平,姚静,等.上海市新生儿葡萄糖-6-磷酸脱氢酶缺乏症筛查及临界值确立.上海交通大学学报(医学版),2015,35(4): 618-621.

［14］ Carleton S M, Peck D S, Grasela J, et al. DNA carrier testing and newborn screening for maple syrup urine disease in Old Order Mennonite Communities. Genet Test Mol Biomarkers, 2010, 14(2): 205-208.

[15] Oglesbee D, Sanders K A, Lacey J M, et al. Second-tier test for quantification of alloisoleucine and branched-chain amino acids in dried blood spots to improve newborn screening for maple syrup urine disease (MSUD). Clin Chem, 2008, 54(3): 542-549.

[16] Tamamori A, Okano Y, Ozaki H, et al. Neonatal intrahepatic cholestasis caused by citrin deficiency: severe hepatic dysfuction in all infant requiting liver transplantation. Eur J Pediatr, 2002, 161(11): 609-613.

[17] Lu Y B, Kobayashi K, Ushikai M, et al. Frequency and distribution in East Asia of 12 mutations identified in the SLC25A13 gene of Japanese patients with citrin deficiency. J Hum Genet, 2005, 50(7): 338-346.

[18] Deodato F, Boenzi S, Santorelli F M, et al. Methylmalonic and propionic aciduria. Am J Med Genet C Semin Med Genet, 2006, 142(2): 104-112.

[19] Weisfeld-Adams J D, Morrissey M A, Kirmse B M, et al. Newborn screening and early biochemical follow-up in combined methylmaonic aciduria and homocystinuria, cbl-C type, and utility of methionine as a secondary screening analyte. Mol Genet Metab, 2010, 99(2): 116-123.

[20] Kolker S, Christensen E, Leonard J V, et al. Guideline for the diagnosis and management of glutaryl-CoA dehydrogenase deficiency (glutaric aciduria type I). J Inherit Metab Dis, 2007, 30 (1): 5-22.

[21] Amat di San Filippo C, Taylor M R, Mestroni L, et al. Cardiomyopathy and carnitine deficiency. Mol Genet Metab, 2008, 94(2): 162-166.

[22] Schimmenti L A, Crombez E A, Schwahn B C, et al. Expanded newborn screening identifies maternal primary carnitine deficiency. Mol Genet Metab, 2007, 90(4): 441-445.

[23] Pollit R J, Leonard J V. Prospective surveillance study of medium chain acyl-CoA dehydrogenase deficiency in the UK. Arch Dis Child, 1998, 79(2): 116-119.

[24] Wickcken B, Carpenter K H, Hammond J. Neonatal symptom in medium chain acyl coenzyme A dehydrogenase deficiency. Arch Dis Child, 1993, 69 (3): 249-257.

[25] Jet van der Spek, Rolf H H Groenwold, Mirjam van der Burg, et al. TREC based newborn screening for severe combined immunodeficiency disease: a systematic review. J Clin Immunol, 2015, 35(4): 416-430.

[26] Chien Y H, Chiang S C, Chang K L, et al. Incidence of severe combined immunodeficiency through newborn screening in a Chinese population. J Formos Med Assoc, 2015, 114(1): 12-16.

[27] Sahai I, Marsden D. Newborn screening. Crit Rev Clin Lab Sci, 2009, 46(2): 55-82.

[28] Downs S M, van Dyck P C, Rinaldo P, et al. Improving newborn screening laboratory test ordering and result reporting using health information exchange. J Am Med Inform Assoc, 2010, 17(1): 13-18.

[29] Thomas C, Mirallie S, Pierres C, et al. Neonatal screening of severe combined immunodeficiencies. Arch Pediatr, 2015, 22: 646-652.

[30] Landau Y E, Lichter-Konecki U, Levy H L. Genomics in newborn screening. J Pediatr, 2014,

164(1): 14-19.

[31] Dhondt J L. Expanded newborn screening: social and ethical issues. J Inherit Metab Dis, 2010, 33(S2): 211-217.

[32] Caggana M, Jones E A, Shahied S I, et al. Newborn screening: from Guthrie to whole genome sequencing. Public Health Rep, 2013, 128(S2): 14-19.

[33] Merrick M T, Butt S M, Jent J F, et al. No follow-up after positive newborn screening: medical neglect? Child Maltreat, 2010, 15(4): 315-323.

第9章　常见遗传病及其分子诊断

目前,已知的遗传病有数千种之多,致病的分子机制各不相同。根据遗传病的发病机制主要分为染色体病、单基因病、多基因病、线粒体病、体细胞遗传病以及表观遗传修饰改变引起的疾病等不同的类型。其中,人群发病率高、分布范围广、临床危害严重的常见遗传病尤其令人瞩目。根据这些疾病的分子基础,人们有针对性地采用相应的分子诊断技术,在疾病诊断和预防中起到了非常重要的作用[1]。

9.1　常见染色体病

染色体疾病是由于染色体数目或结构异常而发生的疾病,即染色体数目异常和染色体结构异常。

9.1.1　染色体数目异常

染色体数目异常可分为非整倍体(aneuploid)和多倍体(polyploid)。非整倍体时染色体的数目不是单倍体(haploid)的整倍数,在数目上多或少于整倍体,如45或47条染色体。常见的非整倍体是某对染色体不是2条而是3条,称为三体综合征(trisomic syndrome),如13、18和21三体。如果某对染色体缺少1条,则称为单体综合征(monosomic syndrome)。多倍体时染色体数目是单倍体的整数倍,如三倍体(triploid)的69条,四倍体(tetraploid)的92条。多倍体患者很少见,可见于肿瘤细胞和流产胎儿。

染色体数目异常几乎全是减数分裂不分离(non disjunction)或分裂后期迟延(anaphase lag)的结果。在第一或第二次减数分裂时期,由于两条同源染色体未能分开,造成子代细胞染色体数目或多或少。

9.1.2　染色体结构异常

染色体局部片段发生异常称为染色体结构异常,常见的异常包括缺失、环状染色体、易位、重复、倒位和等臂染色体等。

9.1.2.1　染色体缺失

染色体局部丢失称为染色体缺失。染色体如果一处出现断裂,无着丝粒的一端常出现丢失,称为末端缺失。如果染色体两处断裂,可造成中间段的丢失。由于遗传基因随染色体断片而丢失,可造成个体出现严重的多发缺陷。

9.1.2.2　环状染色体

一条染色体的两端发生断裂,两侧末端片段丢失,断端相互连接,可形成环状染色体。

9.1.2.3　易位

当两条非同源染色体同时发生断裂时,断落片段由一条染色体移至另一条染色体的断端,形成易位染色体。易位可以是平衡性的,也可以是不平衡性的。

在易位发生过程中,可造成染色体缺失、基因断裂损伤或位置效应,由此产生表型异常,称为不平衡易位(unbalanced translocation)。没有遗传物质丢失且表型正常者,称为平衡性易位(balanced translocation)。这两种易位很难从常规染色体检查中区分。

9.1.2.4　重复

重复是指一条染色体的片段移至同源染色体的相应部位,造成同源染色体此片段重复。

9.1.2.5　倒位

倒位是指一条染色体两处断裂,中间的片段倒转 180°后,再与两断端连接起来,形成倒位。倒位可以发生在两臂间,也可发生在臂内。

9.1.2.6　等臂染色体

等臂染色体是着丝粒分裂异常所致。正常应是纵裂分开,如果横裂分开,短臂与短臂,或长臂与长臂相接,各形成等臂染色体。

由上可见,断裂是染色体结构重排或结构异常的重要前提。断裂本是常见的生理现象,减数分裂或有丝分裂中均可发生,用姐妹染色单体交换检查方法可查出。尽管断裂经常发生,但大部分可"自愈",并不引起可察觉的染色体结构变化。断裂后所致染色体结构畸变的具体原因和机制尚不很清楚,射线照射、病毒感染、药物和环境因素等可促使断裂发生。

染色体断裂引起疾病者称为染色体断裂综合征(chromosome breakage syndrome),如共济失调毛细血管扩张症(ataxia telangiectasia)、Bloom 综合征、着色性干皮症(xeroderma pigmentosa)和范科尼贫血(Fanconi anemia)等。

9.1.3　诊断方法的选择

9.1.3.1　染色体数目异常的检测

染色体数目异常的检测方法有传统的染色体核型分析(karyotyping);多色荧光原位杂交技术(multicolor in situ hybridization,M-FISH),包括染色体涂染(chromosome painting)和反转染色体涂染(reverse chromosome painting);光谱染色体自动核型分析(spectral karyotyping,SKY);深度测序等。

染色体涂染用全染色体或区域特异性探针,通过多彩色 FISH 使中期细胞特异染色体和间期核呈现不同荧光颜色的条带,常用于识别染色体重组、断裂点分布、鉴别染色体外核物质的起源。反转染色体涂染是用筛选出的畸变染色体与正常染色体杂交来分析畸变染色体的方法,它不仅能区分标志染色体的来源,而且能分辨间隙易位和复杂的标志染色体。

光谱染色体自动核型分析是一项显微图像处理技术,可同时分辨人类的 22 对染色体及 XY 性染色体,并以各种颜色呈现出来[2]。该方法结合傅立叶频谱、电荷耦合设备成像和光学显微方法,同时计量样本在可见光和近红外范围内所有点的发射频谱,因而可以使用多个荧光染料频谱重叠的探针。与一般荧光原位杂交不同的是,SKY 同时使用 24 种染色体的涂染探针,而杂交的靶 DNA 可以是疾病标本或细胞系的中期染色体。

此外,MLPA-微阵列芯片技术结合了 MLPA 和微阵列芯片的优点,在染色体数目异常的诊断中取得了较好的效果。我们针对五种易发非整倍体变异的染色体(13、18、21、X、Y)上几个关键基因位点设计探针,通过检测这些染色体上几个关键基因位点的拷贝数确定该染色体的数目。应用 MLPA-微阵列芯片技术对临床 DNA 样品进行检测。与此同时,还采用常规的染色体核型分析方法对上述样本进行双盲检测。对于两种方法检测结果有差异的样本采用 PCR 对特定基因进行验证。

在 161 例受检的外周血 DNA 样品和 12 例羊水细胞 DNA 样品中,采用 MLPA-微阵列芯片技术共检出 21 三体、XO(包括嵌合体)、XXY 等多种染色体异常。除 4 例探针未能覆盖突变区域的样本外,其余均与核型分析的结果完全吻合,符合率达 97.7%。另外,还检出了数例用常规染色体核型分析无法确诊的微小标记染色体[3]。

伴随基因组和后基因组时代的来临,第一代测序仪已经不能满足深度测序和重复测序等大规模核酸测序的需求,这就促使自 2005 年以来诞生了以 Roche/454 genome sequencer FLX system、Illumina/Hiseq 2000 和 ABI SOLiD System 等测序平台为标志的高通量测序技术。

高通量测序通过反复测定同一区域的 DNA 片段,可以检测包括点突变、基因拷贝数改变和基因重组(染色体移位)等在内的多种基因改变[4],目前在染色体疾病的产前检测方面得到越来越多的应用,全世界检测的平均准确率为 97%～98%。

9.1.3.2　染色体畸变的检测

染色体畸变可以通过传统细胞遗传学(FISH、M-FISH、CGH)和分子生物学方法(PFGE、Southern blotting、Northern blotting、fluorescence dosage analysis)进行检测。近年出现的以微阵列比较基因组杂交技术(array-based comparative genomic hybridization,array-CGH)为代表的基因芯片技术异军突起,有望取代其他检测方法。

array-CGH 技术结合了比较基因组杂交技术(CGH)和微阵列芯片技术(microarray)的优势,在分子遗传学中广泛应用于全基因组水平的拷贝数分析,具有高通量、高分辨率、高灵敏度、操作自动化等优势。用外周血、脐血、羊水、绒毛或流产组织中提取的 DNA 为标本,不仅能检出染色体的非整倍体、大片段的缺失和重复,而且可以发现核型分析等常规技术手段难以检出的因染色体微缺失、微重复、三倍体及杂合性缺失导致的多达 120 余种微缺失微重复综合征，以及目前临床上尚未定论的染色体微缺失。

（1）染色体芯片技术在染色体畸变诊断中的应用　染色体芯片分析（chromosomal microarray analysis，CMA）作为细胞遗传学检测手段中最新的一种，有经典的遗传学检测无法比拟的优势：① 能在全基因组范围内同时检测很多种因染色体失衡而导致的疾病；② 能同时检测到染色体的缺失和增加，并能准确地测定其大小；③ 能检测到 ≥10% 水平的嵌合体；④ 分辨率高，相比传统核型分析高出近千倍。染色体基因芯片分析检测平台及技术日益成熟，已经逐步应用于多种疾病的临床诊断和研究，为分子诊断平台的完善提供了重要的技术支持。

CMA 在先天性智力障碍、先天发育畸形、发育迟缓等疾病的分子诊断方面已代替了传统的核型分析成为主要的诊断方法，在产前诊断领域也得到了广泛的应用[5]。分子核型分析技术（molecular karyotype）除了可以对染色体重排异常进行精细定位外，还可对染色体拷贝数变异（copy number variation，CNV）、染色体组微小缺失、重复、不平衡易位等进行精确的检测。多数 array-CGH 芯片是针对有临床意义的染色体结构重排、微缺失或微重复以及染色体非整倍体性而设计的，通常在存在已知致病基因区域的微阵列密度高，而在其他区域覆盖密度低。通过 array-CGH 技术能够很好地检出 CNV，而 SNP array 除了能够检出 CNV 外，还能够检测出大多数的单亲二倍体（uniparental disomy，UPD）和三倍体，单亲二倍体可引起这些染色体或具有基因组印记的染色体区域出现异常表型。

哥伦比亚大学医学中心的研究人员进行了一项临床试验，研究人员用四年时间整理得到了大量临床数据，包括美国 29 个医疗中心的 4 406 位女性就诊者，涉及高龄妊娠、早期筛查中唐氏综合征风险较高、超声检查发现结构异常等多种情况。研究显示，芯片分析在识别普通染色体非整倍体现象时与核型分析一样有效，此外芯片还能够检测到核型分析无法检出的一些其他异常。对于超声检查发现胎儿生长或结构不正常的病例中有 6% 都可以通过芯片检测发现染色体的缺失或重复。对于高龄产妇或疾病筛查呈阳性的病例来说，核型分析正常时有 1.7% 可以经由芯片检测到异常[6]。

研究显示，芯片发现的染色体异常往往与临床问题有关。研究人员认为，芯片有望取代核型分析成为评价胎儿染色体异常的标准方法。*NEJM* 杂志上还发表了一项将染色体芯片用于死产样本检测的研究，研究人员同时采用核型分析进行对照。结果显示，532 例中有 87.4% 的样本通过芯片可以检测到异常，而标准的死产分析方法（包括核型分析）只有 70.5% 的样本能检出异常，此外，染色体芯片对非整倍体、病理性 CNV 改变等的检出效率也高于传统的方法（8.3% vs. 5.8%；$P = 0.007$）[7]。

CMA 结果的判断和解释是染色体芯片应用过程中最困难的一环。研究者可以通过参考各个临床检测中心的病例报道、病例分析、病例对照分析等资料，或查阅公共数据库，来区分良性 CNV 或可能良性 CNV、病理性 CNV 或可能病理性 CNV、检测结果临床意义不明（variant of uncertain significance，VOUS）。其中，公共数据库是目前使用最广泛的资源。比如人类孟德尔遗传数据库（online mendelian inheritance in man，OMIM）、国际公共病理性 CNV 数据库(database of chromosomal imbalance and phenotype in humans using ensembl resources，DECIPHER)、国际公共良性 CNV 数据库(database of genomic variants，DGVs)、人类遗传学细胞遗传学微阵列委员会在线数据库(international standard cytogenomic array consortium，ISCA)等，这些不断完善的数据库对规范和明确 CMA 结果的解释及遗传咨询起着重要作用。目前这些数据库尚缺乏统一的质量监管，如个别学者在数据上传中出现错误操作、参考人群不一致、对疾病表型描述的偏差等都可能影响数据的有效应用。

另外，由于对 CNV 的基础研究还在继续和深化，对 CNV 的临床解释可能随着科学研究的深入而改变，原本认为良性的 CNV 今后可能会被证实是致病的。类似这样的问题，在产前诊断中很可能导致法律的纠纷，因此 CMA 检测前患者充分的知情同意是至关重要的。

(2) CMA 技术应用的局限性　虽然 CMA 临床应用的优势非常明显，但也存在一定的缺点。比如，CMA 只能发现目标基因组相对正常基因组平均拷贝数的变化，不能检测平衡性易位、倒位、插入及其他拷贝数没有变化的染色体畸变，基因重组和点突变。近几年的研究认为 CMA 在产前诊断中尚不能取代传统的核型分析。同时，其在临床推广存在一定的技术难度：一方面，对临床医务工作者提出了更高的业务要求，即必须具备临床医学、分子遗传学、细胞遗传学、信息生物学、统计学等知识，而如何建立有效体制进行CMA 技术人员的培训和人才的储备将是关系这一技术能否良性发展的前提；另一方面，如何实现实验室结果和临床信息的有效衔接将是决定 CMA 检测平台能否顺利建立和开展的关键。目前，核型分析和 FISH 仍是进行染色体平衡重排识别和定位的金标准，因此两者还是基因诊断和产前诊断中不可或缺的技术手段。

此外，CGH 芯片不能检测三倍体(69、XXX 和 69、XXY)和四倍体异常。不过，利用CGH 芯片能检测 X 染色体三体、四体和一定比例的嵌合体，而 SNP 芯片可以检测多倍体异常。随着产前诊断中高分辨率 CMA 的广泛应用，在明显提高致病性 CNV 检出率的同时，也对产前诊断中 CMA 结果的解释、报告及遗传咨询等方面造成巨大的挑战。利用全球各个产前诊断中心 CMA 数据建立一个产前诊断 CNV 专用数据库可能是一个不可或缺的基础工程。同时，亟待在国内积极开展多中心、大样本的 CMA 临床研究以便建立符合我国国情的产前诊断行动指南。

从现有的技术看，CMA 仍无法检测真正的染色体平衡重排(如染色体平衡易位)，但是最近的数据也表明，高通量测序技术有可能用于对染色体平衡重排、基因突变及 CNV 的遗传研究和临床诊断。不过，NGS 的临床应用也有待于其技术成本的降低和生物信息学及临床遗传学数据库的发展。

目前，另一个限制 CMA 技术临床应用的因素是 VOUS。由于技术的局限性，CMA发现的基因组异常可能还无法确认其临床意义。在产前诊断中，可能需双亲进行进一步检测(如 FISH、MLPA、QF-PCR 等)以评估 VOUS 对胎儿的影响，这势必会增加双亲的经济负担及不必要的担忧。同时，家系调查并不一定能保证提供足够的信息，因为在父母双方及兄弟姐妹间特定的遗传学改变可能对表型产生不同的影响；在基因组中，其他基因的独立畸变也会对结果的解释造成困扰。当然，VOUS 并非仅在 CMA 检测中出现，常规染色体检测中的标记染色体现象或超声检查中的胎儿染色体非整倍体"软指标"异常，其临床意义都类似于 VOUS，需要进一步分析确定其病理意义或排除可疑。因此 VOUS 不应成为阻碍 CMA 临床应用的主要因素。

总而言之，在分子细胞遗传学水平上，尽管 CMA 存在一定的缺点和局限性，但因其具有其他技术不可比拟的优势，应用前景良好。虽然，CMA 在临床产前诊断的应用中会遇到一系列的问题，但是随着研究的深入及研究人员对这类问题的关注，特别是芯片成本的降低，CMA 的产前检测将会越来越规范化和模式化。

（任兆瑞）

9.2　单基因病

9.2.1　地中海贫血

9.2.1.1　概述

地中海贫血(thalassemia)简称地贫，是世界上最常见的人类单基因遗传性血液病，其分子特征是珠蛋白基因的缺失或突变，导致所编码的珠蛋白肽链合成减少或缺如，致使组成血红蛋白的珠蛋白链比例失衡，从而引起红细胞损伤和溶血的贫血性疾病[8]。根据受累珠蛋白基因的不同，地中海贫血可分为不同类型：α-珠蛋白基因表达缺乏和减少称为 α-地中海贫血(α-thalassemia)，简称 α-地贫[OMIM 141800]；β-珠蛋白基因表达缺乏和减少称为 β-地中海贫血(β-thalassemia)，简称 β-地贫[OMIM 141900]。

地贫在全球广为流行，主要分布在热带和亚热带疟疾高发地区，至少有 5 亿人携带血红蛋白变异基因，WHO 的人类遗传病计划将地贫列为在发展中国家开展人群预防的六大疾病之一。我国长江以南的广大地域为该病的高发区，人群中基因携带者检出率为 $1\% \sim 23\%$[9]，其中，尤以两广地区为甚，广西地贫携带率高达 23.98% (α-地贫 17.55%，β-地贫 6.43%)，广东地贫携带率为 11.07% (α-地贫 8.53%，β-地贫 2.54%)[10]。

α-地贫和 β-地贫属常染色体隐性遗传病，杂合子为地贫基因携带者，通常无临床表现，但血液学检查呈现小细胞低色素血象。重型 α-地中海贫血(Hb 巴茨胎儿水肿综合征)为致死性疾病，重型 β-地中海贫血患儿只能靠输血维持生命，缺乏正规治疗的患儿多在童年夭折，目前除造血干细胞移植外，尚无其他有效的治疗方法，通过遗传筛查和产前诊断，选择性淘汰严重受累胎儿是目前最有效的手段。

9.2.1.2　地中海贫血的诊断

(1) 临床诊断　根据临床贫血程度及血液学表型特征和家系谱分析完成。常规血液学测定呈现小细胞低色素血象是地贫特征性的表型，血红蛋白各组分的测定出现 HbA 水平降低和 HbA_2 水平变化(降低为 α-地贫，升高为 β-地贫)以及 HbF(胎儿血红蛋白)水平升高等是临床诊断该病的重要指标，为进一步实施基因诊断和产前诊断提供依据。

缺铁性贫血的血液学检测也会出现小细胞低色素血象，需要与地贫相鉴别。通过检测血清铁、铁蛋白和总铁结合力等可诊断缺铁性贫血，血红蛋白组分的分析有助于地贫的诊断。需要指出的是，地贫和缺铁性贫血在婴幼儿期常常会同时存在，在正规补铁治疗 2 个月后血色素仍无明显升高的情况下需高度警惕两种疾病的同时存在，在该病高发地区人群中进一步进行血红蛋白分析以及 α-地贫和 β-地贫的基因诊断尤为必要。

（2）基因诊断和产前诊断　基因诊断结果对于地贫的确诊是必需的，并可用于预测临床表型和病情进展；同时，基因诊断还是基因携带者确诊的检测指标和进行高风险胎儿产前诊断的有效手段。通过产前诊断预防受累重型胎儿出生是目前国际公认的有效对策，α-地贫和 β-地贫的产前诊断一般在妊娠早、中期，通过抽取高风险胎儿的绒毛、羊水或脐带血进行，基于家系成员 DNA 分析的基因诊断是 α-地贫和 β-地贫产前诊断的基本和常规手段。

9.2.1.3　地中海贫血的基因诊断

（1）中国人 α-地中海贫血的基因缺陷　主要包括 α-珠蛋白基因的缺失和 α-珠蛋白基因点突变。

α-珠蛋白基因的缺失：是引起 α-地贫最主要的分子病因。人类 α-珠蛋白基因位于 16 号染色体，每条染色体上有两个 α-珠蛋白基因座位，正常基因型为 αα/αα，若缺失 1 个 α-珠蛋白基因，称静止型 α-地贫，基因型为 αα/-α，临床上无症状且可无阳性血液学表型；如缺失 2 个 α-珠蛋白基因，称标准型 α-地贫，基因型为 αα/-- 或 -α/-α，临床上无贫血症状，但血液学检查可呈现平均红细胞体积（mean corpuscular volume，MCV）和平均红细胞血红蛋白（mean corpuscular hemoglobin，MCH）降低；如发生 3 个 α-珠蛋白基因缺失，则产生 HbH 病，基因型为 -α/--，α-珠蛋白肽链的合成受到较严重的影响，临床上表现出中间型地贫的症状，血色素含量多数为 70~100 g/L，并伴有肝脾肿大及轻度黄疸，血液学检查除有平均红细胞体积和平均红细胞血红蛋白的降低外，网织红细胞含量升高，并有 H 包涵体。血红蛋白电泳分析发现快速泳动的异常血红蛋白区带，是由过剩的 β-珠蛋白肽链聚合形成的 β-四聚体——HbH($β_4$)。如四个 α-珠蛋白基因全部缺失，基因型为 --/--，不能合成 α-珠蛋白肽链，临床上称为 Hb 巴茨胎儿水肿综合征，患病胎儿在出生前或产后半小时内即死亡。

如前面所介绍，多色探针熔解曲线分析技术可用于基因缺失的检测。在用于 α-珠蛋白基因缺失检测时，首先根据待检的基因缺失类型设计相应的引物组，使其同时能扩增野生型片段及基因缺失后的片段，随后设计可同时与野生型片段扩增产物和基因缺失后片段扩增产物同时进行杂交具有熔点差异的自淬灭探针，经不对称 PCR 扩增后，在多色荧光 PCR 仪上进行由低温到高温的熔解曲线分析，最后根据熔解曲线分析结果中未知样本与野生型对照在各检测通道的熔点（T_m）值的差异来判定待检测样本是否含有 α-珠蛋白基因缺失及缺失的类型。该技术将 α-珠蛋白基因大片段缺失的检测转化为简便的熔点变化来进行检测，整个检测非常简便、快速，无 PCR 后处理，检测通量高，且自动化前景强，非常适合临床使用。利用该技术，目前已可在两个双色荧光 PCR 体系中对 3

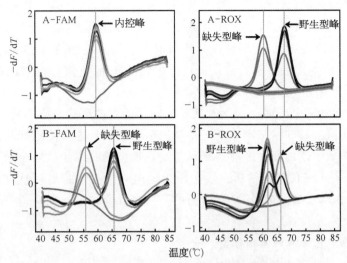

图 9-1　MMCA 技术用于 α-珠蛋白基因缺失检测

A-FAM 和 A-ROX 为 PCR 体系 A 在对应通道的检测结果；B-FAM 和 B-ROX 为 PCR 体系 B 在对应通道的检测结果。黑色线：正常人对照（αα/αα）；绿色线：右侧缺失型杂合子（αα/α⁻³·⁷）；红色线：右侧缺失型纯合子（α⁻³·⁷/α⁻³·⁷）；蓝色线：东南亚缺失型杂合子（αα/－－^{SEA}）；橙色线：东南亚缺失型纯合子（－－^{SEA}/－－^{SEA}）；紫色线：左侧缺失型杂合子（αα/α⁻⁴·²）；粉色线：东南亚缺失型和左侧缺失型双重杂合子（－－^{SEA}/α⁻⁴·²）；灰色线：阴性对照。（彩图见图版）

种（－－^{SEA}/、α⁻³·⁷/和 α⁻⁴·²/）中国人常见的 α-珠蛋白基因突变进行检测和基因分型。

α-珠蛋白基因点突变：除 α-珠蛋白基因的缺失是导致 α-地贫最主要的分子病因外，也发现一些 α-珠蛋白基因的点突变可引发 α-地贫，这类 α-地贫称为非缺失型 α-地贫。在中国已报道了 12 种非缺失型 α-地贫，最常见的突变类型有三种，即 Hb Constant Spring［HBA2：c.427T＞C］、Hb Quong Sze［HBA2：c.377T＞C］和 Hb Westmead［HBA2：c.369C＞G］[11]。

如前面所介绍，多色探针熔解曲线分析技术亦可用于 α-珠蛋白基因突变的检测。由于 α-珠蛋白基因包括 α1-珠蛋白基因和 α2-珠蛋白基因，这两个基因的序列高度相似，因此，将多色探针熔解曲线分析技术用于 α-珠蛋白基因突变检测时，首先需确认基因突变发生在 α-珠蛋白基因的位置及类型，并设计能特异扩增对应的 α-珠蛋白基因的引物，排除能扩增另一 α-珠蛋白基因而造成的干扰，随后再设计相应基因突变位点的检测探针。体系经优化调整后，经不对称 PCR 扩增后，在多色荧光 PCR 仪上进行由低温到高温的熔解曲线分析，最后根据熔解曲线分析结果中未知样本与野生型对照在各检测通道的熔点（T_m）值的差异来判定待检测样本是否含有 α-珠蛋白基因突变及突变的类型。与目前临床上常用的反向斑点杂交（reverse dot blot，RDB）技术相比，该检测体系无须 PCR 后处理，整个过程非常简便、快速，在单个 PCR 反应体系中可同时进行多种常见的 α-珠蛋白基因突变的同时检测，非常适合临床使用。利用该技术，目前已可在一个四色荧光 PCR 体系中对 6 种（c.91_93delGAG、c.95G＞A、c.179G＞A、c.369C＞G、c.377T＞C 和

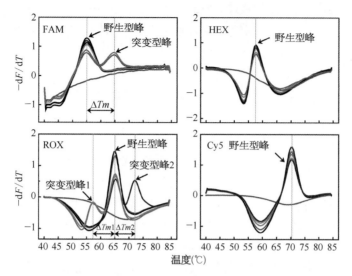

图 9-2　MMCA 技术用于 α-珠蛋白基因突变检测

FAM、HEX、ROX 和 Cy5 为对应通道的检测结果。黑色线：正常人对照；红色线：c.427T＞C 杂合突变型样本；橙色线：c.369C＞G 杂合突变型样本；蓝色线：c.377T＞C 杂合突变型样本；绿色线：c.369C＞G 和 c.427T＞C 双杂合突变型样本；灰色线：阴性对照。(彩图见图版)

c.427T＞C)中国人常见的 α2-珠蛋白基因突变进行检测和基因分型[12]。

(2) α-地中海贫血的基因诊断技术　前面已经述及，在中国人中引起 α-地贫的分子缺陷主要是 α-珠蛋白基因缺失，以及 HbCS、HbQS 和 HbWS 点突变等，这些分子缺陷之间相互组合，形成不同类型的 α-地贫类型，因此，在中国人中对 α-地贫进行基因诊断归根结底是要鉴定出 α-珠蛋白基因缺失数目或突变类型。Southern 印迹杂交、MLPA、特异性扩增缺失断裂区的 gap-PCR 和实时 PCR 技术是目前用于缺失型 α-地贫诊断的 4 种主要基因诊断方法，而 Southern 印迹杂交是诊断 α-珠蛋白基因缺失及其类型的金标准，目前已成熟的非同位素 Southern 印迹杂交技术可发展成为临床实验室诊断 α-地贫的基本技术，但由于 Southern 印迹杂交技术操作烦琐和耗时，目前主要用于研究目的的样品鉴定，难以作为临床诊断实验室的常规检测手段。gap-PCR，特别是近年来发展的一次可同时检测多种缺失类型 α-地贫的多重 gap-PCR 技术和实时 PCR 技术，简单实用，值得推广。非缺失型 α-地贫的诊断可采用反向点杂交技术和多色探针熔解曲线分析法，必要时可采用 DNA 测序等。

(3) 中国人 β-地中海贫血的分子缺陷　β-地贫除极少数是由于基因缺失引起以外，绝大多数是由于 β-珠蛋白基因点突变(包括单个碱基的取代、个别碱基的插入或缺失)所致。这些点突变分别导致转录受阻，mRNA 前体剪接加工错误，或合成不稳定的珠蛋白肽链等，这些分子缺陷最终使体内 β-珠蛋白肽链合成缺如(β⁰)或减少(β⁺)，引起与 α-珠蛋白肽链合成速率不平衡，出现溶血性贫血的表型。迄今为止，在中国人 β-地贫患者中已发现 50 种突变类型，其中 HBB：c.124_127 del TTCT、HBB：c.316＋654 C＞T、HBB：

c.52A＞T、HBB：c.-78A＞G、HBB：c.216_217 insA、HBB：c.79G＞A 和 HBB：c.92＋1G＞T 7 种突变占中国人所有 β-地贫基因的 90％以上，不过这些常见的 β-地贫基因的发生频率在各省市区以及不同民族之间存在差异性。我国是一个地域辽阔、人口约占世界 1/5 的多民族国家，根据不同地区、不同民族的 β-地贫基因类型和分布频率来制定相应的基因诊断和产前诊断策略以及遗传咨询等具有重要的意义[9,13]。

（4）β-地中海贫血的基因诊断技术　根据 β-地贫分子缺陷特点，当前对该病基因诊断主要是以检测点突变为主，并已经建立和发展了基于 PCR 技术的适合检测中国人常见 β-地贫突变的基因诊断方法。近年来由于技术的迅猛发展和价格的不断下降，DNA 测序越来越多地应用于未知突变类型的 β-地贫的基因诊断。

PCR 结合反向点杂交（reverse dot blot，RDB）技术：RDB 是当前我国对 β-地贫进行基因诊断和产前诊断的首选方法。根据 β-地贫已知突变位点的特异核苷酸序列合成一组等位基因特异性寡核苷酸（allele-specific oligonucleotide，ASO）探针（长度一般为 18～20 个碱基），将这一组生物素标记的 ASO 探针固定在杂交膜上，然后与 PCR 扩增的样品 β-珠蛋白基因 DNA 片段进行杂交，经过严格条件下的杂交和洗膜，通过抗生物素辣根过氧化酶（peroxidase，POD）催化底物显色而产生杂交信号，从而可以在 1 个杂交反应中同时分析同一样品中可能存在的多个点突变。该技术方便、快速、准确、实用，并有一定的检测通量，目前可对 17 种（c.124_127 del TTCT、c.316＋654 C＞T、c.52A＞T、c.216_217insA、c.-78A＞G、c.79G＞A、c.94delC、c.84_85insC、c.92＋1G＞T、c.130G＞T、c.-82C＞A、c.-79A＞G、c.-80T＞C、c.45_46insG、c.-11_-8delAAAC、c.2T＞G 和 c.92＋5G＞C）占中国人 β-地贫突变类型总数 99％的点突变做出明确的基因诊断。

对于 RDB 技术未能检测到突变类型但临床表型非常符合 β-地贫者，则可通过对全长 β-珠蛋白基因的测序来鉴定患者的突变类型。DNA 测序可出现三种结果：第一种是已报道过的罕见突变类型，且与表型相符，则可诊断被检测个体的 β-地贫表型由该种突变所致；第二种是过去尚未报道过的突变类型，此时需对突变序列进行功能分析，只有证明这种新发现的突变序列造成功能缺陷或障碍，才能确定此突变是导致 β-地贫表型的分子病因；第三种结果是未检测到基因突变或检测到的突变不能解释临床表型，则提示受检者 β-地贫表型可能为基因调控机制等其他原因所致，需由专门的研究机构或实验室进行深入的研究。

多色探针熔解曲线分析技术：多色探针熔解曲线分析技术利用荧光探针与匹配程度不同靶序列杂交形成双链杂交体熔点的差异，结合探针所标记荧光基团的类型，即可在单个 PCR 反应中实现对单个位点及多种突变的同时检测。在用于 β-珠蛋白基因突变检测时，首先根据已知的 β-地贫突变设计相应的自淬灭荧光探针，并设计对应的扩增引物，经不对称 PCR 扩增后，在多色荧光 PCR 仪上进行由低温到高温的熔解曲线分析，最后根据熔解曲线分析结果中未知样本与野生型对照在各检测通道的熔点（T_m）值的差异来判定待检测样本是否含有 β-地贫突变及突变的类型。该技术简便、快速、无 PCR 后处理、检测通量高，且自动化前景强，非常适合临床使用。利用该技术，目前已可对 24 种

（c.-140C＞T、c.-123A＞T、c.-78A＞G、c.-79A＞G、c.-80T＞C、c.-81A＞C、c.-82C＞A、c.45_46insG、c.48_49insG、c.52A＞T、c.79G＞A、c.91A＞G、c.92+1G＞T、c.92+5G＞C、c.84_85insC、c.113G＞A、c.［115delA；120G＞A］、c.216_217insT、c.216_217insA、c.130G＞T、c.315+2delT、c.124_127delTTCT、c.315+5G＞C 和 c.316_197C＞T）中国人 β-地贫突变进行检测和基因分型[14]。

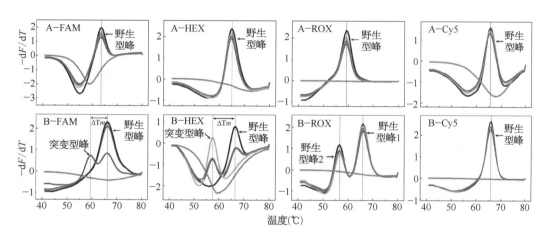

图 9-3 MMCA 技术用于 β-珠蛋白基因突变检测

A-FAM、A-HEX、A-ROX 和 A-Cy5 为 PCR 体系 A 在对应通道的检测结果；B-FAM、B-HEX、B-ROX 和 B-Cy5 为 PCR 体系 B 在对应通道的检测结果。黑色线：正常人对照；绿色线：c.124_127delTTCT 杂合突变型样本；蓝色线：c.124_127delTTCT 纯合突变型样本；红色线：c.124_127delTTCT 和 c.79G＞A 双杂合突变型样本；灰色线：阴性对照。（彩图见图版）

多重等位基因特异性 PCR 分析：这是 20 世纪 90 年代推出的一种简便、快速和可靠的检测 β-地贫突变的基因诊断技术，针对前述中国人发病频率最高的五种突变类型（c.124_127delTTCT、c.316+654 C＞T、c.52A＞T、c.216_217 insA 和 c.-79A＞G），设计和合成五组 PCR 引物，把突变基因与正常等位基因所不同的那一个或几个碱基设计在

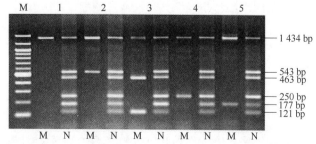

图 9-4 多重等位基因特异性 PCR 技术用于 β-珠蛋白基因突变检测

1：正常人；2：c.216_217 insA 杂合子；3：c.124_127delTTCT 双重杂合子；4：c.52A＞T 杂合子；5：c.316+654 C＞T 杂合子；M 代表突变引物扩增结果；N 代表正常引物扩增结果。

这些引物的3′端,通过适当的组合和调整,组成一个多重等位基因特异性PCR(MAPCR)体系,根据PCR产物中是否产生相应的特异长度扩增带,不但可以直接检测出被检样品是否具有这种突变,而且可以判断是该种突变的杂合子还是纯合子[15]。

HRM分析技术:针对上述中国人发病频率最高的五种突变类型我们设计了五对引物,每对引物PCR扩增产生的扩增子都小于200 bp(因为小片段的扩增子可增强检测的灵敏度和准确性),五对引物扩增所产生的五个扩增子涵盖所有中国人群中出现的β-地贫突变点。采用HRM技术对71个β-地贫相关样本进行了基因诊断[16]。结果显示,在71个β-地贫相关样本中,共检出56个杂合子(其中23个为c.124-127delTTCT,18个为c.316+654C>T,11个为c.52A>T,4个为c.-79A>G)、3个IVS-2-654C→T纯合子和6个双重杂合子(其中包括4个c.124-127delTTCT/c.316+654C>T,1个c.-79A>G/c.52A>T和1个c.316+654C>T/c.52A>T),与常规的基因诊断方法比较,准确性为100%。

上述结果证明HRM分析技术是一项高效的诊断β-地贫的方法,可以有效提高β-地贫特别是复合突变的基因诊断效率。

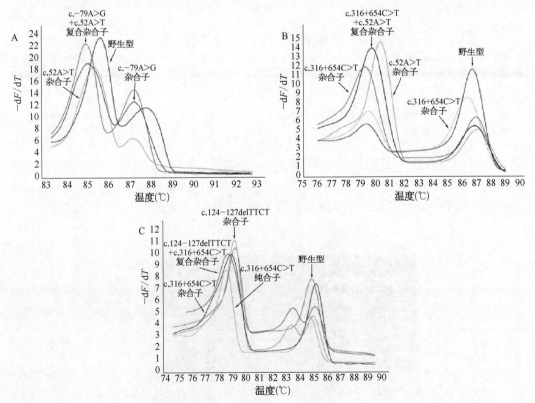

图9-5 HRM技术用于β-珠蛋白基因突变检测

A. 同时检测c.-79A>G和c.52A>T突变;B. 同时检测c.316+654C>T和c.52A>T突变;C. 同时检测c.124-127delTTCT和c.316+654C>T突变。(彩图见图版)

（5）中间型 β-地中海贫血　中间型地贫是指临床表型较重型患者为轻，病情较为良性的一种 β-地贫类型，约占 β-地贫病例总数的 10%。近年来的研究表明，中间型 β-地贫的发生主要由 β-地贫杂合子复合 α-珠蛋白基因增多、β-地贫纯合子复合 α-地贫、β⁰-地贫与 β⁺-地贫双重杂合子、β-地贫复合 HPFH 或 δβ-地贫和 β-地贫纯合子复合 KLF1 突变等原因所致。

由于导致中间型 β-地贫的分子基础较为复杂，因此对此类患者进行基因诊断时必须从多方面考虑，除了对 β-地贫的突变类型做出鉴定外，还需系统分析包括 α-珠蛋白基因突变和重复变异（拷贝数）、β-珠蛋白基因簇缺失，以及 KLF1 基因突变等，才能对中间型 β-地贫做出准确的基因诊断。

9.2.1.4　产前诊断的步骤

（1）对象　α-地贫产前诊断的主要对象是已生育过 Hb 巴茨水肿胎儿和（或）夫妻双方都是标准型 α-地贫个体（基因型为 αα/－－）的家庭。由于我国南方的 HbH 病为常见疾病，且该病的贫血程度有很大的差异，一般不威胁患儿的生命，故在医疗实践中，HbH 病胎儿高风险夫妇的产前诊断是一个涉及医学伦理和医疗风险的十分敏感的事件。在当事人强烈要求和有先证者病史和（或）基因诊断证明的情况下，可以考虑将 HbH 病高风险夫妇作为产前诊断对象。β-地贫产前诊断的重点对象是已生育过重型β-地贫患儿和（或）夫妻双方孕前检查明确为 β-地贫携带者的家庭。

产前诊断的前提是需对家庭成员特别是要求做产前诊断的夫妻双方的基因型有明确的基因诊断结果，并在遗传咨询基础上，当事人签署知情同意书的情况下实施。

（2）遗传咨询　遗传咨询是产前诊断必需的环节，所有地中海贫血产前诊断的申请者必须建立在遗传咨询的基础上。接诊医生或临床遗传咨询医师在遗传咨询过程中，应向要求产前诊断的孕妇和亲属提供诊断和胎儿有关的信息，包括遗传规律、胎儿出现各种基因型和罹患地贫的风险率、疾病的严重程度及其危害和预后；并详尽介绍产前诊断的方法、实施过程、成功率和局限性；以及尽量采用减少并发症的措施等。在遗传咨询中获得的任何信息没有当事人的同意，绝对不能透露给他人，已确保当事人的隐私权。

（3）签署知情同意书　产前诊断必须充分尊重孕妇及其亲属的意愿，保证孕妇和亲属的知情同意权。在签署书面知情同意书后，医务人员方可实施产前诊断。在知情同意书中应特别告知：目前所应用的基因诊断技术和手段；由于基因诊断技术的局限可能引起诊断信息的错误；对高风险胎儿进行产前诊断时，须说明原则上只有明确先证者和双亲的地贫突变类型的情况下，才能在技术上对家系中高风险胎儿进行实验诊断；书面告知申请者产前诊断风险，包括标本污染、新突变的发生及其他实验室风险；产前诊断的绒毛和羊水标本获取是一个有创过程，由于个体差异的存在，孕妇和胎儿可能面临不利后果。

申请者在充分了解上述风险后，签署知情同意书，书面陈述已理解各告知书说明的内容，愿意承担该诊断带来的风险，并书面提出产前诊断申请。

（4）技术程序　主要包括样品采集以及后续操作流程。

样品采集：进行产前诊断的样品需满足家系分析的要求，胎儿双亲和先证者一般采集外周血,胎儿取材可根据技术条件和求诊者要求采用绒毛、羊水或脐带血,这些材料用于提取进行产前分子诊断的 DNA。

操作流程:目前主张的具体步骤是(以孕期筛查为例): ① 在孕早、中期进行孕妇及其配偶的地贫表型筛查,若双方均为阳性携带者,尽快进行分子诊断确定基因型。② 在明确地贫基因型的情况下,于孕中期取羊水和双亲外周血进行基于家系分析的产前基因诊断,胎儿采样也可在孕 10～14 周取绒毛或于孕 17～23 周穿刺取脐血,并用前述的基因诊断技术对胎儿 DNA 标本进行突变类型的检测。③ 采用的技术方法与签署基因诊断的方法相同。④ 若产前诊断结果胎儿为重型地贫(Hb 巴茨水肿胎儿、β-地贫基因纯合子或复合杂合子),根据孕妇和亲属的意愿可尽快安排终止妊娠。⑤ 无论终止妊娠与否,胎儿或出生新生儿的血液样品应保留送检,以验证产前诊断的结果。终止妊娠的操作须在遗传咨询基础上,在当事人知情选择的前提下实施。

(5) 医学诊断报告　书面诊断报告应包括以下信息: ① 一般信息:受检者姓名、标本采集日期、实验室收到标本日期、实验室编号、标本编号、送检医师的姓名。② 检测结果:家系成员(双亲、先证者和胎儿)的基因型分析及其个体临床表型解释说明或遗传咨询意见。诊断报告的签发人应具有国家行业管理规定要求的资质。

(6) 携带者检测和人群筛查　由于地贫基因携带者多数为无症状个体,高风险夫妇或拟婚对象的发现只有通过血液学筛查和进一步的分子检测才能确定,故通过在高发区普通人群中进行大规模人群筛查可以主动发现地贫基因携带者,然后对高风险家庭实施产前诊断。目前外周血检查是发现携带者最有效的途径。所采集的新鲜外周血应在一个工作日内进行血液学检测,按临床常规采集抗凝血送检进行全血细胞分析和 Hb 分析,若发现 MCV 和 MCH 降低以及 HbA_2 含量变异则提示受检个体为地贫携带者的可能,必要时进一步进行 α-珠蛋白和 β-珠蛋白基因致病突变及其基因型分析。

(7) 婚育指导　可告知高风险夫妇咨询对象,他们也有避免生育重型 α-地贫患儿风险的其他选择,如避免妊娠、收养、采用他人正常精子或卵子供体完成妊娠、通过植入前遗传诊断(preimplantation genetic diagnosis,PGD)筛选含正常珠蛋白基因的胚胎完成妊娠等。

(黄淑帧,任兆瑞,黄秋英)

9.2.2　葡萄糖-6-磷酸脱氢酶缺乏症

葡萄糖-6-磷酸脱氢酶(glucose-6-phosphate dehydrogenase,G6PD)缺乏症是最常见的一种遗传性酶缺乏病,俗称蚕豆病。该病由于 *G6PD* 基因突变,导致酶活性或稳定性显著降低,红细胞内葡萄糖通过磷酸己糖旁路的代谢减弱,影响辅酶还原型烟酰胺腺嘌呤二核苷酸磷酸(reduced nicotinamide adenine dinucleotide phosphate,NADPH)的生成,继而造成谷胱甘肽(glutathione,GSH)的还原减少。红细胞因不能抵抗氧化损伤而遭受破坏,引起严重的急性溶血性贫血。在临床上主要表现为新生儿黄疸、慢性非球形细胞性溶血性贫血和药物诱导性溶血。患儿在接触某些特殊物质时,如服用氧化性药物(尤其是伯氨喹)和吃鲜蚕豆时最容易引起溶血。如不及时处理,可引起肝、肾或心功能衰竭,甚至死亡。

G6PD 缺乏症的分布是世界性的,几乎没有一个民族不存在这种缺陷。在全世界约有 4 亿人受累[17]。我国是本病的高发区之一,呈南高北低的分布特点,患病率为 0.2%～44.8%,不同地区发病情况差异极大。高发地区主要分布在长江以南各省,以海南、广东、广西、云南、贵州、四川等地为高,北方各省则较少见。蒋玮莹等通过对中国不同地区、不同民族中 *G6PD* 突变的研究发现,南北方各省 G6PD 缺乏症的发生率有明显的差异。傣族男性中有 17.4% 发现存在 G6PD 缺陷,而壮族中也达 14.1%。这两个民族主要生活在云南西双版纳、广西等地区。然而,他们对山东省内超过 2 000 例样本进行检测后竟然没有发现一例突变[18]。

对这种疾病分布的不平衡,有人提出恶性疟疾对杂合子有选择优势的假说,即认为 G6PD 缺乏的红细胞对恶性疟原虫有抵抗力,因而选择因素恶性疟疾对 G6PD 缺乏者及杂合子无效[19]。国内的研究同样证实,G6PD 缺乏症高发的广东、广西、云南等地同样是疟疾流行的区域。20 世纪 40 年代,西双版纳地区疟疾发生率曾经达到惊人的 60%,2001 年仍达 16.81/10 000[18]。

根据 WHO 的标准,按照 G6PD 酶以及临床表现可以将其分为以下五类:Ⅰ型:酶活性为 0,有慢性非球形细胞性溶血性贫血;Ⅱ型:酶活性 0～10%,当食用某些药物或蚕豆时会发生溶血性贫血;Ⅲ型:酶活性为 10%～60%,除了受到强烈的诱发,一般不会发生溶血性贫血;Ⅳ型:Ⅳ型又分为 a 和 b 两种,其中Ⅳa 的酶活性为 60%～100%;Ⅳb 的酶活性为 100%～150%;均不会发生溶血性贫血;Ⅴ型:酶活性过高(>200%),不会发生溶血性贫血。

G6PD 缺乏症是新生儿病理性黄疸的主要原因。比如,根据粤北地区的一项研究报道,2014 年 5 月至 2015 年 5 月之间共 740 例新生儿中,G6PD 筛查正常的新生儿病理性黄疸发生率为 8.77%,而 G6PD 缺乏症新生儿病理性黄疸发生率达 33.3%,两组之间差异显著[20]。

9.2.2.1 *G6PD* 基因突变

G6PD 基因位于 Xq28,由 13 个外显子及 12 个内含子组成,全长 20 114 bp[21]。G6PD 的相对分子质量为 55 000,一级结构由 515 个氨基酸残基组成;二级结构由 16 个 α螺旋和 15 个 β 折叠组成,而位于第 6 和第 10 外显子的 $NADP^+$ 结合区和 G6P 结合区是 *G6PD* 基因中非常重要的功能区;三级空间结构分析表明,每个 G6PD 亚基含 2 个结构域。

G6PD 缺乏症的分子基础是基因突变,随着 *G6PD* 基因结构的阐明及基因诊断技术的发展,人们不断发现新的突变类型。根据目前可以查阅到的最新文献,全世界已经报道 186 种突变,我国则至少已发现了 20 多种突变[22],其中 c.1376G>T、c.1388G>A 和 c.95A>G 这三种突变占 50% 以上,c.392G>T、c.871G>A、c.1024C>T 这三种突变占 20% 左右,其他稀少突变和未知突变占 20% 左右,表 9-1 中所列为我们对上海地区汉族

G6PD 缺乏症新生儿基因突变频率的分析[23]。该结果与先前的报道比较接近。

表 9-1　上海地区 G6PD 缺乏症患者中 G6PD 点突变频率的分析

核　酸　突　变	氨基酸残基的改变	杂合子	半合子	纯合子	总数	频率(%)
c.95A＞G	Arg 32 His	12	11	0	23	8.80
c.95A＞G/c.1311C＞T/IVS XI 93 t＞c	Arg 32 His	1	0	0	1	0.38
c.392G＞T	Gly 131 Val	4	5	0	9	3.50
c.406C＞T	Arg 136 Cys	1	2	0	3	1.20
c.406C＞T/c.1311C＞T/IVS XI 93 t＞c	Arg 136 Cys	1	1	0	2	0.77
c.487G＞A	Gly 163 Ser	1	2	0	3	1.20
c.487G＞A/c.1311C＞T/IVS XI 93 t＞c	Gly 163 Ser	1	0	0	1	0.38
c.517T＞C	Phe 173 Leu	1	1	0	2	0.77
c.835A＞T	Thr 279 Ser	1	1	0	2	0.77
c.871G＞A/c.1311C＞T/IVS XI 93 t＞c	Val 291 Met	11	7	2	20	7.70
c.1004C＞T	Ala 334 Phe	1	0	0	1	0.38
c.1004C＞T/IVS V 638（－t）	Ala 334 Phe	0	1	0	1	0.38
c.1004C＞T/c.1311C＞T/IVS XI 93 t＞c	Ala 334 Phe	1	1	0	2	0.77
c.1024C＞T	Leu 342 Phe	9	13	0	22	8.50
c.1024C＞T/c.1311C＞T/IVS XI 93 t＞c	Leu 342 Phe	2	0	0	2	0.77
c.1311C＞T/IVS XI 93 t＞c	—	1	0	0	1	0.77
c.1340G＞T	Gly 447 Val	1	1	0	2	0.77
c.1360C＞T/c.1311C＞T/IVS XI 93 t＞c	Arg 454 Cys	1	1	0	2	0.77
G1376T	Arg 459 Leu	31	34	2	67	25.80
c.1376G＞T/c.1311C＞T/IVS XI 93 t＞c	Arg 459 Leu	6	0	0	6	2.30
G1388A	Arg 463 His	28	36	0	64	24.60
c.1388G＞A/c.1311C＞T/IVS XI 93 t＞c	Arg 463 His	2	0	0	2	0.77

（续表）

核 酸 突 变	氨基酸残基的改变	杂合子	半合子	纯合子	总数	频率（%）
c.95A＞G/c.1388G＞A	Arg 32 His/ Arg 463 His	0	1	0	1	0.38
c. 871G ＞ A/c. 1376G ＞ T/ c.1311C＞T/IVS XI 93 t＞c	Val 291 Met/ Arg 459 Leu	1	0	0	1	0.38
未知突变	未知	—	—	—	20	7.70

G6PD 基因突变多为编码区中单个碱基替换的错义突变，具有种族和地区异质性。目前尚未发现整个基因或大片段基因的缺失，也未见无义突变、移码突变及启动子区的突变。除外显子 1 外，基因突变遍及其余外显子，且存在复合突变。

9.2.2.2 *G6PD* 基因突变的异质性

G6PD 基因突变的一个重要特征是在不同种族和不同人群中存在明显的异质性，每个种族或人群中存在特征性的突变热点，而这些热点突变在其他种族或人群中发生的比率非常低，甚至检不出类似的突变。

比如，蒋玮莹等在研究中发现，虽然汉族、傣族、壮族等 12 个民族中 G6PD 缺乏症的发生率有很大差异，但是突变热点却比较集中，c.1376G＞T、c.1388G＞A、c.95A＞G、c.392G＞T、c.1024C＞T 和 c.1311C＞T 是最主要的突变位点[18]，笔者的研究结果与此类似[23]。

在非洲人群中的研究显示，c.202G＞A 和 c.376A＞G 是最常见的突变，但是在中国人群的研究中几乎从未发现过这两个突变。同样，中国人群中 c.1376G＞T 和 c.1388G＞A 的突变占比达到 50% 左右，但是非洲和欧洲人群中却未见报道，相反倒是另外一个 c.1376G＞C 突变曾在欧洲人中有检出[24]。更有甚者，c.1376G＞T 和 c.1388G＞A 这两个突变在印度人中亦未发现，印度人中最主要的突变是 c.563C＞T（占 60.4%），其次是 c.949G＞A（24.5%）和 c.131 C＞G（13.3%）[25-26]。

9.2.2.3 G6PD 缺乏症的基因诊断

由于 G6PD 缺乏症的突变类型以点突变为主，因此目前对其进行基因诊断主要采用直接检测点突变的一些方法。比如，由于不同人群中存在 *G6PD* 突变热点，因此可采用 HRM、多色探针熔解曲线分析等技术进行突变分析。对于上述方法未检出突变者，可采用 *G6PD* 基因扩增片段的直接测序来鉴定突变。

（1）多色探针熔解曲线分析技术　多色探针熔解曲线分析技术可用于 *G6PD* 基因突变的检测。笔者将该技术用于 *G6PD* 基因突变检测时，首先根据待检测突变在基因上所处的位置及类型设计相应的自淬灭探针，再根据各探针的位置设计相应的引物对，尽量使邻近位置的探针采用相同的引物对，以减少在同一管内引物对的数目，从而减少引物之间的相互干扰，提高扩增效率和熔解曲线的信噪比。

体系经优化调整后，经不对称 PCR 扩增后，在多色荧光 PCR 仪上进行由低温到高温的熔解曲线分析,最后根据熔解曲线分析结果中未知样本与野生型对照在各检测通道的熔点(T_m)值的差异来判定待检测样本是否含有 *G6PD* 基因突变及突变的类型。

值得注意的是,*G6PD* 基因位于 X 染色体上,女性有两条 X 染色体,男性只有一条染色体,故男性样本凡检测出突变,均为半合子。利用该技术,目前已可在两个四色荧光 PCR 体系中对 16 种(c.95A>G、c.383T>C、c.392G>T、c.487G>A、c.493A>G、c.517T>C、c.519C>T、c.592C>T、c.871G>A、c.1004C>A、c.1024C>T、c.1360C>T、c.1376G>T、c.1381G>A、c.1387C>T 和 c.1388G>A)中国人常见的 *G6PD* 基因突变进行检测和基因分型[27]。

(2) HRM 技术　HRM 技术是根据扩增片段序列不同会造成熔解曲线的变化来判断是否存在突变,该方法实验流程简单、价格低廉,因此同样可以用于 G6PD 缺乏症的突变筛查。比如,笔者从上海市儿童医院下属的上海市新生儿筛查中心收集了 260 例 G6PD 缺乏症患儿及受累的父母样本,同时采用 57 例健康体检儿童的样本作为对照。针对中国人群中已报道的 *G6PD* 基因中 21 个突变位点或多态性位点,共设计了 12 对引物并对患者 DNA 样本进行快速 PCR,然后采用 HRM 技术检测 PCR 产物中单个位点的差异,以确定其基因突变类型。同时采用 DNA 测序的方法验证实验的结果(图 9-7)。

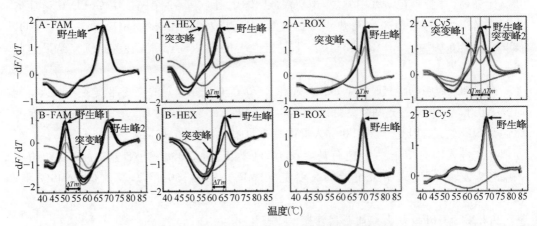

图 9-6　MMCA 技术用于 *G6PD* 基因突变检测

A-FAM、A-HEX、A-ROX 和 A-Cy5 为 PCR 体系 A 在对应通道的检测结果;B-FAM、B-HEX、B-ROX 和 B-Cy5 为 PCR 体系 B 在对应通道的检测结果。黑色线:正常人对照;绿色线:c.1388G>A 杂合突变型样本;橙色线:c.1376G>T 杂合突变型样本;紫色线:c.487G>A 杂合突变型样本;蓝色线:c.1024C>T 和 c.95A>G 双杂合突变型样本;红色线:c.871G>A 纯合突变型样本;灰色线:阴性对照。(彩图见图版)

实验结果显示 HRM 技术具有很高的灵敏度,可以非常准确地区分 *G6PD* 基因的不同点突变,并能很好地分辨野生型、杂合子及纯合子。260 例 G6PD 缺乏症样本中共有 240 例检出 15 个不同位点的突变,检出率达 92.3%。在 12 对引物中有 5 对可以同时鉴定 2 个以上的突变,其中一对引物可以同时检测 c.1376G>T、c.1388G>A 和 IVS XI 93t>c 三种中国人群中最常见的突变或多态性位点。此外,在检测样本中发现了两种新突变,其中 c.1340G>T 是首次报道,而 c.406C>T 则是在中国人群中首次发现[23]。上述实验结果

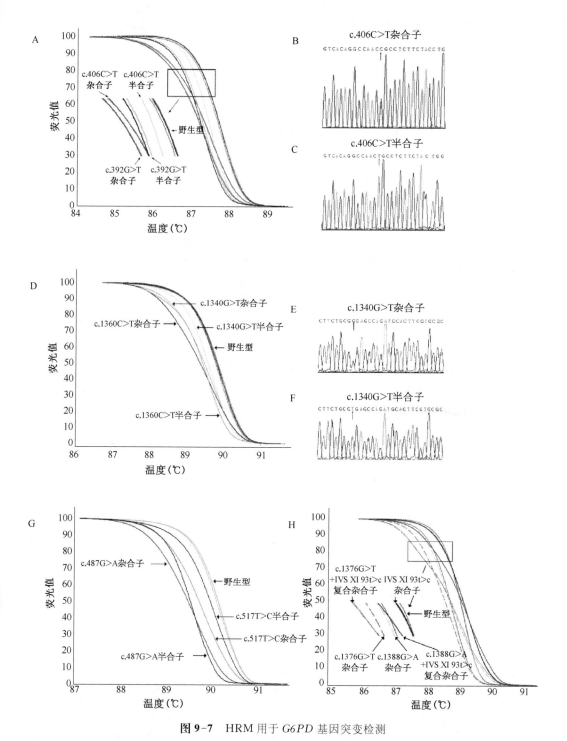

图 9-7 HRM 用于 *G6PD* 基因突变检测

A-C：c.406C＞T 的 HRM 鉴定和 DNA 测序验证；D-F：c.1340G＞T 的 HRM 鉴定和 DNA 测序验证；G：HRM 分析中采用一对引物同时检测c.487G＞A 和 c.517T＞C 两个位点的突变；H：HRM 分析中采用一对引物同时检测 c.1376G＞T、c.1388G＞A 和 IVS XI 93t＞c 三种中国人群中最常见的突变或多态性位点。(彩图见图版)

表明,HRM 技术具有更高的灵敏度和检测效率,非常适合 *G6PD* 基因点突变的诊断,同时亦可用于特定区域未知点突变的筛查。

(颜景斌,黄秋英)

9.2.3　假肥大性肌营养不良

迪谢内肌营养不良(Duchenne muscular dystrophy,DMD,OMIN ♯310200)是神经肌肉系统中最常见的 X 连锁隐性遗传病。患者绝大多数为男性个体,国外报道,DMD 发病率为活产男婴的 1/3 500。通常在 4～5 岁时发病,主要临床特征是骨骼肌的进行性无力、萎缩和腓肠肌的假性肥大及血清肌酶显著增高。肌电图表现为肌源性损害,肌肉收缩时动作电位波幅降低、间隙缩短,单个运动单位的范围和纤维密度减少,多项电位中度增加。肌肉活检可见肌纤维横切面变圆、直径大小不一,肌纤维萎缩变性,脂肪及结缔组织增生。患者血清学指标中磷酸肌酸激酶(creatine phosphate kinase,CPK)明显升高(后期升高不明显),并伴有肌红蛋白(myoglobin,Mb)、丙酮酸激酶(pyruvate kinase,PK)活性升高,醛缩酶和谷草转氨酶也可增高,尿中肌酸增加,肌酐减少。本病可累及心肌和心脏传导系统,出现心电图异常改变。该病预后不良,通常在 20 岁左右因呼吸和心力衰竭死亡。

与 DMD 的临床表现相似但预后较好的称为贝克肌营养不良(Becker muscular dystrophy,BMD,OMIN ♯300376),发病率约为 1/30 000。BMD 症状较轻,患者寿命较长,且有生育能力,一般以 12 岁能否行走来区分 DMD 和 BMD。

进行性肌营养不良的致病基因是位于 X 染色体 Xp21.2 区的 *DMD* 基因(也称抗肌萎缩蛋白基因,*dystrophin*)。*DMD* 基因是目前已发现的最大人类基因之一。该基因的总长约 2 300 kb[28],含 79 个外显子,cDNA 全长 13 974 bp。编码相对分子质量为427 000,含有 3 685 个氨基酸残基的肌细胞膜骨架蛋白,该蛋白质与糖蛋白结合形成复合体后发挥稳定细胞膜的作用。

而在 DMD/BMD 患者中,由于缺乏抗肌萎缩蛋白,故细胞膜变得不稳定,导致肌细胞坏死。*DMD* 基因的部分缺失或重复是导致 DMD 和 BMD 发生的最主要病因。目前对 DMD/BMD 尚无有效的治疗方法,因此应用简便、准确的方法检测致病基因携带者及提供产前基因诊断就成为预防与减少发病的有效途径。

9.2.3.1　DMD/BMD 基因诊断技术的发展

20 世纪 80 年代中期,科学家从人类 X 染色体 Xp21 区中分离得到一系列基因组探针,并对这个区域的限制性片段长度多态性(restriction fragment length polymorphism,RFLP)进行了大量的研究,因此 RFLP 连锁分析是那一时期对 DMD 和 BMD 进行基因诊断的主要途径[29]。

随着 *DMD* 基因全长 cDNA 探针的应用,人们发现 *DMD* 基因的部分缺失是导致DMD 和 BMD 最主要的分子病因,并发现了缺失的热点,因而针对这些热点的多重 PCR技术应运而生,逐渐发展成为对相关患者进行基因诊断的主要技术[30]。此外,RT-PCR

的分析技术也逐渐引入 DMD 和 BMD 的基因诊断中,用于对外显子缺失、mRNA 拼接异常的检测[31]。

由于基因内的短串联重复序列(CA)ₙ多态性的发现,基于 PCR 技术的多态性连锁分析也成为对非缺失型 DMD 和 BMD 患者进行基因诊断以及检测携带者的有效手段。

2002 年,多重连接探针扩增(multiplex ligation-dependent probes assay,MLPA)技术的出现成为 DMD 基因诊断史上具有标志性的事件。该技术因其灵敏、准确和高效等优点,已成为临床基因诊断 *DMD* 基因片段缺失或重复最主要的技术手段,MLPA 商业化的基因诊断试剂盒已广泛应用于临床实践,取得了很好的效果[32]。

虽然,DMD 基因诊断技术日益丰富、完善,但是由于该基因庞大、突变类型繁多,常规的基因诊断技术很难对所有患者都进行准确的基因诊断,总有数量不少的患者无法检出突变,对该疾病的诊断和预防带来了很大的困扰。近年来,以高通量 DNA 测序技术为代表的新一代基因诊断技术发展迅速,已经能够在全基因组水平进行准确的分子诊断,因此人们开始考虑采用这些技术进行 DMD 的基因诊断。目前高通量测序技术已应用于 DMD 基因突变的检测,对缺失型和非缺失型的 DMD 患者均能进行有效的基因诊断[33]。

9.2.3.2 基因缺失/重复的检测

Southern 印迹法是检测基因缺失/重复的经典方法,但操作较为复杂,且费时。PCR 技术的应用使得缺失突变的检测变得更简便、直观,目前 DMD/BMD 的临床基因诊断主要采用多重外显子 PCR 扩增法和 MLPA 技术,可以对 *DMD* 基因的 79 个外显子进行缺失/重复分析。此外,还有各种定量检测基因片段缺失的方法可供选择,如定量 PCR(quantitative - PCR,Q - PCR)、多重可扩增探针杂交(multiplex amplifiable probe hybridization,MAPH)等。

其中,MLPA-微阵列芯片技术对于 DMD 的诊断具有很好的效果。我们针对 *DMD* 基因 79 个外显子设计和合成 MLPA 探针,每个外显子各设计两条探针,用以提高诊断的精确性;同时设计多对特异于 X、Y 等染色体上基因的探针作为内参照。通过检测 *DMD* 基因中每一个外显子的拷贝数来确定患者是否有基因片段缺失或(和)重复,并以单个外显子的 PCR 扩增对 MLPA-微阵列芯片实验结果进行验证。

在 249 个受检 DNA 样品中,163 个为外显子缺失,13 个为外显子重复,另有 5 个样品是既有外显子缺失又有外显子重复的复杂重排,剩余的 68 个样品则未检出异常,缺失和重复的总检出率为 72.7%。有趣的是,有 1 个样品存在外显子 9-16、外显子 31-32 和外显子 38-42 三处不连续的重复。对先前用常规基因诊断方法未检出异常而用 MLPA-微阵列芯片技术检测出缺失的 42 个样品,我们进一步采用 PCR 法对逐个外显子进行片段缺失的验证,结果显示 40 个与 MLPA-微阵列芯片技术的结果完全相符,符合率达 95.2%[34],见表 9-2。

表 9-2　DMD 样品分析结果比较

样　品	先前的分析结果	MLPA-微阵列芯片分析结果
患者	244	
未检出突变	131	65
检出突变	113	179
缺失	113	162
重复	0	12
复杂重排	0	5
携带者	5	
未检出突变	4	3
检出突变	1	2
缺失	1	1
重复	0	1
复杂重排	0	0

联合应用上述各种 DNA 分析手段，对于 DMD 患者基因缺失/重复的综合检测能力达到 98％。用芯片杂交技术替代电泳来分析 MLPA 的检测结果，可以克服电泳分析受片段的长度限制，提高了单次检测的效率。

9.2.3.3　非缺失型的检测

对于非缺失型 DMD 突变，应用 dHPLC 或 HRM 可以筛查出突变所在的扩增片段，然后通过 PCR 产物直接测序，确定突变细节。还可应用 PCR 方法扩增 DMD 基因内和两端的短串联重复序列（short tandem repeats，STR），并在家系中做遗传连锁分析对DMD 进行基因诊断、产前诊断以及杂合子和携带者的检测。

9.2.3.4　高通量测序技术在 DMD 基因诊断中的应用

近年来，人们通过特定序列芯片捕获和高通量测序技术结合已经可以对染色体上特定的区域进行高通量、精确的测序。以 DMD 基因为例，过去由于 Sanger 测序技术上的限制无法对全长基因进行测序，使得基因诊断过程中留下了较多的空白点。现在，可以通过芯片捕获的方法来获得 DMD 基因的全长序列或全外显子序列，然后应用高通量测序技术对这些序列进行深度测序，从而一次性获取待检样本中该基因缺失、重复或点突变的信息，极大地提高了 DMD 基因诊断的效率和准确性。目前国内外已有多家公司和研究机构开展了相关的研究工作，有些产品已经推向了市场。相信用不了多久，高通量测序技术将在 DMD 基因诊断中发挥重要的作用，并深刻地改变 DMD 基因诊断的流程。

9.2.3.5　DMD 的产前诊断

（1）产前诊断对象　已生育过 DMD 患儿，或有 DMD 家族史的孕妇需要对有风险的胎儿进行产前诊断。在妊娠的早期或中期,通过胎儿材料的 DNA 分析,针对性地检测胎儿是否存在与先证者相同的基因缺陷。因此,产前诊断的前提是事先要进行先证者的分析,确定其基因突变的细节及在该家系中实行产前诊断的途径和策略。

(2) 产前基因诊断的策略　首先进行胎儿性别鉴定,如为女性胎儿,通常就不再进行后续的基因分析;对于先证者为缺失或重复型病例,男性胎儿的 DNA 样品采用多重外显子 PCR 扩增法或 MLPA 对缺失型病例进行检测;对于先证者为非缺失或重复型病例,目前可采用 STR 连锁分析法,确定母亲传递给患儿的 DMD 基因标记,根据胎儿是否遗传到这一标记,从而对风险胎儿做出产前诊断。如果先证者已明确了基因点突变类型,可以应用 dHPLC 或 HRM 以及测序技术对胎儿做出产前基因诊断。

(3) 产前诊断的标本　在孕 10～12 周可采集绒毛标本,应避免母体组织的污染。在孕 18～22 周可抽取羊水标本。基因诊断实验室在接收羊水标本时,应与申请人一起对标本外观进行检查,包括浑浊度、颜色、悬浮物等,并同时签字认可。

(4) 产前诊断的步骤　主要包括以下三步:获取知情同意书、胎儿性别检测和基因诊断。

获取知情同意书:所有 DMD/BMD 产前诊断的申请者必须签署知情同意书。在知情同意书中应特别告知:① 目前应用的基因诊断技术和手段只能对约 60% 的 DMD/BMD 患者做出诊断;② 由于 DMD 基因庞大,重组率较高,可能引起诊断信息的错误;③ 若需对高风险胎儿进行产前诊断,需说明只有当先证者的突变情况通过分子遗传学检查确定下来后,才能在技术上对家系中高风险胎儿进行实验诊断;④ 书面告知申请者产前诊断风险,包括标本污染、新突变的发生及其他实验室风险;⑤ 产前诊断的绒毛和羊水标本获取是一个有创过程,由于个体差异的存在,孕妇可能面临不利后果。申请者在充分了解上述风险后,签署上述知情同意书,书面陈述已理解各告知书说明的内容,愿意承担该诊断带来的风险,并书面提出产前诊断申请。

胎儿性别检测:如果胎儿为男性,则继续对胎儿进行 DNA 分析,确定胎儿是否获得突变等位基因。如果是女性胎儿,一般可以停止基因诊断。

基因诊断:如果胎儿被鉴定为男性,且排除了标本的母源污染后需进行基因分析。为了保证产前诊断的准确性,应该采用两种不同的诊断技术独立进行基因分析。① 如果对先证者和家系已完成了预先的基因分析,则针对性地选择检测位点。缺失型突变:多重外显子 PCR + MLPA;重复型突变:连锁分析 + MLPA;点突变:连锁分析 + 突变点检测(HRM、dHPLC 或测序)。② 如果没有进行过预先分析的家系,可以试用下列诊断程序:首先采用多重外显子 PCR 技术检测是否存在缺失型突变,同时用其他方法(如 MLPA)做相应的验证。如果为"非缺失型"突变,在时间充裕时,应进行 DNA 测序。必须注意,在对胎儿 DNA 样品进行基因分析的同时,应对先证者采用同样的技术进行分析。

然而,DMD 基因庞大,基因内重组率高达 13% 以上。在对非缺失型病例进行产前诊断或进行家族性病例携带者检测时,要注意检测重组事件。应在基因两端各选取一个多态性位点,与基因内至少一点多态性位点进行三点联合分析。一旦检测到染色体互换,对于胎儿基因型的推断就要考虑其可靠性。可以进一步分析外祖父的血样,确定致病基因来源的同时,确定孕妇的两个基因的单体型,从而判断染色体互换是发生在先证者,还是发生在胎儿。一般是发生了互换的基因携带变异的可能性最大。最稳妥的策略是鉴定先证者的突变细节,然后对胎儿进行甄别。

9.2.3.6 产前诊断结果的验证

产前诊断的胎儿出生后,需留取脐带血分别进行血清肌酶生化测定和 DNA 分析,验证产前诊断结果的准确性。胎儿如被引产,胎儿标本应保留送检,以验证产前诊断的结果。

9.2.3.7 质量控制

进行产前诊断实验的人员需经系统的培训并取得相应的技术资质。由妇产科家系分析在产前诊断中是必不可少的,应防止仅对胎儿单个样品进行产前诊断。基因诊断时必须严格设置突变阳性、阴性和反应体系对照。检测产前诊断样品时,每份标本至少进行两次独立的分析,或采用两种不同的技术来检测同一份样品。严防母源性污染,应常规使用 21 号染色体上的 STR 标记检测,既可以排除胎儿 21 三体的可能,又可以帮助确认是否存在母源污染。防止 PCR 实验的污染,对于所有的 PCR 程序,必须认真确保模板 DNA 和试剂不被外源性 DNA 和 PCR 产物污染。建立产前诊断样品的运送、接收登记和保存制度,样品保存至少 5 年,严格避免不同个体样品间的误判,并保证满足必要的样品核查的需要。最后需要说明的是终止妊娠的操作须在遗传咨询基础上,当事人知情选择的前提下实施。

9.2.3.8 遗传咨询

(1)新生突变与生殖腺嵌合 DMD 病例中,新生突变常见,这是 DMD 的另外一个特点,表现为没有家族史、散发性。严格的新生突变是指发生在减数分裂过程中的差错,再次发生的可能性不高。但 *DMD* 基因中存在高度重复的结构,决定了该基因不仅在减数分裂过程中易发生差错,而且在有丝分裂的过程中也发生差错,不仅在女性的两条 X 染色体之间发生,在男性的一条 X 染色体内也可以发生。

在临床分析中,即使母亲外周血的分析结果显示为多态性杂合情况,也难以判断一个散发病例是严格意义上的新生突变还是生殖腺嵌合或体细胞嵌合。当母亲为生殖腺嵌合时,再次生育的风险取决于突变卵母细胞所占的比例,虽然可以排除患儿的姨母是携带者的可能,但患者的姐妹是否为携带者,需要同时分析患者、患者父母及姐妹的 DNA 方能确定,判断的依据如同家族性病例。由于这种不确定性,在临床实践中对于散发病例的再次妊娠都应该提供产前诊断。

(2)突变基因的亲源分析 在散发病例中,有些突变可能来自外祖父,也可能来自更上一辈的女性祖先。以前我们注意到上辈女性来源的突变,而忽视了父源突变。在遗传咨询时应该分析患者突变基因的亲源,如果为外祖父来源的突变,则姨母的携带者身份不能轻易排除。

（3）女性携带者患病风险　DMD 为 X 连锁隐性遗传病，女性携带者一般不患病，但由于女性的 X 染色体存在莱昂化（Lyonization）现象，有少数携带者会因不幸的莱昂化而得病。由于杂合子女性个体的组织中还有一些细胞是正常的（缺陷基因所在的 X 染色体失活），因而相对于男性患者来说，症状要轻。

（任兆瑞，黄淑帧）

9.2.4　脊肌萎缩症

脊肌萎缩症（spinal muscular atrophy，SMA）即进行性近端型脊髓性肌肉萎缩症，是一种以脊髓前角运动神经元变性为特征的疾病。临床上主要表现为进行性、对称性肌无力和肌萎缩。

脊髓性肌萎缩症于 1891 年由 Guido Werdnig 首次报告，其临床表现变异较大，发病年龄从出生至数十岁，运动障碍从不能抬头至可独立行走，生存时间从数月至成年。1992 年，脊髓性肌萎缩国际协作会议根据脊髓性肌萎缩症的临床表型共将其分为 4 型。

脊髓性肌萎缩症 I 型（Werdnig-Hoffman 病，OMIM 253300）：严重型。患儿出生后 6 个月内发病，全身性严重肌无力及肌张力减低，无倚托不能坐，通常在 2 岁前死亡，是所有临床分型中最严重的一型。

脊髓性肌萎缩症 II 型（OMIM 253550）：中间型。患儿出生后 6～18 个月发病，能坐但无法站立和行走，生存期超过 2 岁，生存时间主要取决于呼吸肌受麻痹的程度。

脊髓性肌萎缩症 III 型（Kugelburg-Welander 病，OMIM 253400）：多于出生 18 个月后发病。患儿能够独立行走，病情进展缓慢，可生存至成年。

脊髓性肌萎缩症 IV 型（OMIM 271150）：成年型。临床表现较轻，发病和进展隐匿，生存时间与正常人无异，患者可出现行走困难[35-37]。

脊肌萎缩症为常染色体隐性遗传，发病率为 1/6 000～1/10 000，是婴幼儿期最常见的致死性遗传病。SMA 已知的候选基因包括运动神经元生存（survival motor neuron，SMN）基因、神经元凋亡抑制蛋白（neuronal apoptosis inhibitory protein，NAIP）基因、编码转录因子 TF11H 亚单位 P44 基因（BTF2p44）和 H4F5 基因等。目前研究表明，在 SMA 相关基因中，SMN 基因为致病基因，其他三个基因均为修饰基因。SMN 基因位于染色体 5q11-5q13，在该区域 500 kb 范围内的端粒侧和着丝粒侧的重复单元中各有 1 个拷贝（图 9-8），即 SMN1（SMNt）和 SMN2（SMNc），两者高度同源（只有 5 个碱基不同，其中 2 个碱基位于外显子 7 和外显子 8 中，另外 3 个位于第 6、7 内含子）。SMN1 与 SMN2 的编码序列仅相差一个碱基，即外显子 7 中 840C（SMN1）＞T（SMN2）的转换。此突变虽然为同义突变，不改变 SMN 蛋白的氨基酸组成，但减弱了 SMN2 基因外显子剪接增强子（exon splicing enhancer，ESE）活性，使得 SMN2 基因产生不含外显子 7、功能不全且迅速降解的转录产物（SMN7）。SMN 基因的终止密码子位于外显子 7 的 3′端，外显子 8 在转录后会被剪切掉，并不翻译，它的存在与否并不影响 SMN 蛋白的功能，因此有学者认为 SMN1 基因外显子 8 并不是疾病发生的影响因素。5%～

10％的正常人同源缺失 *SMN2* 基因,因此普遍认为 *SMN2* 基因不是运动神经元生存所必需的[35,38-39]。

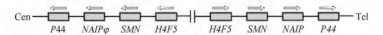

图 9-8　*SMN* 基因座位区相关致病基因的排列方式

⟹ 为转录方向;Cen:着丝粒侧;Tel:端粒侧。

9.2.4.1　SMA 基因突变

约 95％的 SMA 患者是由 *SMN1* 基因(OMIM 600354)外显子 7 纯合缺失所致;5％的患者 *SMN1* 基因外显子 7 杂合缺失,这些患者中往往同时存在 *SMN1* 基因序列的微小突变,如单碱基突变、单碱基或者微小片段的缺失等,导致 *SMN1* 基因转录和翻译的移码、提前终止或者剪切位点发生改变。也有极少数报道存在 *SMN1* 基因复合杂合突变导致的 SMA 患者。迄今为止,国内外报道的 *SMN1* 基因点突变有 40 余种,其中以错义和无义突变类型为主,小部分为小缺失、小插入、剪接突变。欧美人群的 *SMN1* 基因突变主要集中在外显子 3 和外显子 6,影响 SMN 蛋白的 Tudor 结构域和 P 结构域,分别干扰与剪接体 Sm 蛋白和 profilin 蛋白的结合,从而影响 pre-mRNA 的正确剪接。p. Ser8LysfsX23、p. Val19GlyfsX21、p. Leu228X 和 p. Tyr277Cys 目前只有在中国人群中的突变报道,其中 p. Ser8LysfsX23 和 p. Leu228X 在中国人群中相对常见[40-42]。

9.2.4.2　SMA 的基因诊断

目前 SMA 的分子诊断方法主要针对 *SMN1* 基因第 7、8 外显子纯合缺失的检测,常用的方法有 PCR-RFLP 分析、变性高效液相色谱(denaturing high-performance liquid chromatography,DHPLC)、实时荧光定量 PCR、MLPA 技术、等位基因特异性 PCR (allele specific PCR,AS-PCR)等。微小突变则一般采用 RT-PCR 和克隆测序的方法进行检测[40-43]。

(1) AS-PCR 检测 *SMN1* 基因外显子 7 突变情况　AS-PCR 技术是一种相对定量的实验室技术,是根据胎儿 *SMN1* 外显子 7 和内对照基因峰下面积比值与正常对照 *SMN1* 外显子 7 和内对照基因峰下面积比值相比,得到待测标本是否为携带者或患者。

PCR 扩增:PCR 分别扩增 *SMN1* 外显子 7 及内参基因序列,PCR 引物见表 9-3。

表 9-3　AS-PCR 扩增引物序列

引 物 名 称	引 物 序 列	备 注
Exon7-F	5′-TTTATTTTCCTTACAGGGTTTC-3′	FAM 荧光标记
Exon7-R	5′-GTGAAAGTATGTTTCTTCCACGTA-3′	

（续表）

引 物 名 称	引 物 序 列	备 注
内对照-F	5'-AGAAGGAATCGGGGTGAGAT-3'	FAM 荧光标记
内对照-R	5'-GGAAGAAAAGGAGGGTGGAG-3'	

AB 3101 毛细管电泳：PCR 产物经 ABI Genetic Analyzer 3130 测序仪毛细管电泳分离，Genemapper ID Software V3.2 计算分离峰形图中单个 PCR 产物峰面积，分别记录 *SMN1* 外显子 7 及内对照基因峰下面积，同时计算出对照及待检样本 *SMN1* 外显子 7 峰下面积与内对照基因峰下面积之比，后将待检样本得到的峰面积比值与正常对照样本的峰面积相比，即可根据最后的比值得出待测样本是否为正常、患者或携带者。在 AS-PCR 中，每批实验均设置正常对照、患者对照、空白对照。

AS-PCR 结果及分析：分别将待检者 *SMN1* 外显子 7 与内对照基因峰下面积比值与正常对照 *SMN1* 外显子 7 与内对照基因峰下面积比值相比，得到待检者是否为携带者、患者，其中 *SMN1* 外显子 7 峰约在 300 bp 位置，内对照基因峰约在 400 bp 位置。如以下病例（图 9-9），根据峰下面积比值，得出待检样本为 SMA 携带者。峰下面积的数据计算见表 9-4。

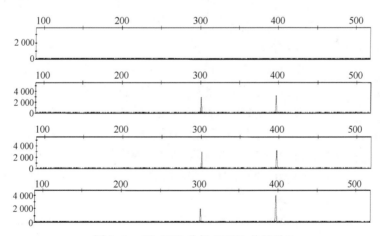

图 9-9 AS-PCR 分析 *SMN1* 外显子 7

表 9-4 AS-PCR 结果的计算

	峰 下 面 积		外显子 7/内参（内比值）	比值比 样本/正常对照	结 论
	外显子 7	内参			
空白对照	0	0			
正常对照	37 812	46 310	0.816 5	1	正 常
患者对照	0	45 849	0	0	患 者
待检样本	26 743	64 730	0.413 15	0.506	携带者

（2）PCR-RFLP 检测 *SMN1* 外显子 7、8 突变情况　PCR-RFLP 是利用 *SMN1* 与 *SMN2* 在碱基序列上存在的差异（即 *SMN2* 的外显子 7、8 分别存在 *Dra* I 和 *Dde* I 酶切位点，而 *SMN1* 却无此酶切位点）来对待检者是否为 SMA 患者进行判断。但需注意，本方法尚不能有效判断 SMA 携带者，因此不建议利用此方法进行 SMA 携带者分析。在 PCR-RFLP 技术中，每批次检测均需设立正常对照、患者对照以保证检测结果的准确性。

PCR 扩增：*SMN1* 外显子 7、8 序列：PCR 分别扩增 SMN1 外显子 7、8 序列，引物序列见表 9-5。

表 9-5　*SMN1* 外显子 7、8 的 PCR 扩增引物序列

引 物 名 称	引 物 序 列
Exon7-F	5′-AGACTATCAACTTAATTTCTGATCA-3′
Exon7-R	5′-CCTTCCTTCTTTTTGATTTTGTTT-3′
Exon8-F	5′-GTAATAACCAATGCAATGTGAA-3′
Exon8-R	5′-CTACAACACCCTTCTCACAG-3′

SMN1 外显子 7、8 的 PCR 扩增产物酶切：利用 *Dra* I 内切酶酶切正常对照组、患者对照组和待检者 *SMN1* 外显子 7 的 PCR 扩增产物，利用 *Dde* I 内切酶酶切 *SMN1* 外显子 8 的 PCR 扩增产物，将酶切样本置于 37℃ 水浴消化过夜。

（3）PCR-RFLP 检测 *SMN1* 外显子 7、8 结果分析　正常对照 *SMN* 基因外显子 7 的 PCR 产物经 *Dra* I 酶切后，出现 190 bp（SMN1）和 165 bp（SMN2 被酶切片段）条带，患者对照 *SMN* 基因外显子 7 的 PCR 产物经 *Dra* I 酶切后只有 165 bp 条带。正常对照 *SMN* 基因外显子 8 的 PCR 产物经 *Dde* I 酶切后，均出现 188 bp（SMN1）和 125 bp（SMN2 被酶切片段）条带，患者对照 *SMN* 基因外显子 8 的 PCR 产物酶切后只有 125 bp 条带，如图 9-10 所示。以此来判断待检者 SMN1 外显子 7、8 是否纯合缺失。

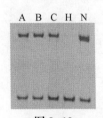

图 9-10
PCR-RFLP
检测结果

A、B、C 为待检样本，H 为 SMA 患者样本，N 为正常对照。

（4）MLPA 检测 *SMN1* 基因外显子 7、8 突变情况　MLPA 试剂盒 SALSA P060（MRC-Holland 公司）检测先证者、可能携带者夫妇及胎儿 *SMN1* 基因外显子 7、8 突变情况。MLPA 检测试剂盒 P021 同样可检测 *SMN* 基因外显子 7、8 的突变情况，可根据各实验室具体情况进行选择。

MLPA 基因检测技术作为一种灵敏度较高的相对定量技术，广泛用于 SMA 患者和携带者的检测（图 9-11，图 9-12）。MLPA 检测试剂盒 P060 可检测 *SMN1* 和 *SMN2* 基因外显子 7、8 的缺失，可对大部分的 SMA 患者或携带者进行检测。以正常男性或女性标本为对照对家系 *SMN1* 进行 MLPA 分析，判断待测样本情况。此外，有部分正常人存在 *SMN2* 基因外显子 7、8 纯合缺失的情况。

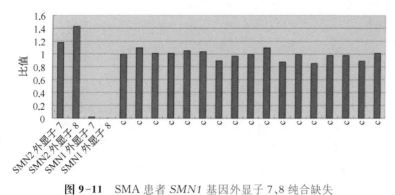

图9-11 SMA患者*SMN1*基因外显子7、8纯合缺失

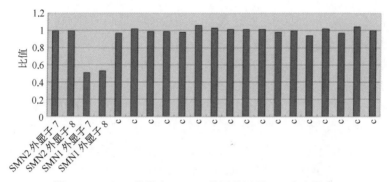

图9-12 SMA携带者*SMN1*基因外显子7、8杂合缺失

（侯巧芳）

9.2.5 多囊肾

多囊肾（polycystic kidney disease，PKD）是引起慢性肾功能衰竭的遗传性疾病，在肾脏中出现多个充满液体的囊肿，肾脏的结构和功能往往受累，这种囊肿还可能累及其他器官。根据遗传方式的不同，PKD又可分为常染色体显性遗传多囊肾病（autosomal dominant polycystic kidney disease，ADPKD）和常染色体隐性遗传多囊肾病（autosomal recessive polycystic kidney disease，ARPKD）。PKD患者的囊肿往往表现出持续性的不断形成和增大，大约50%的ADPKD患者最终发展为终末期肾病。

囊肿的发生发展机制，推测为肾上皮细胞携带一个从父母遗传而来的致病基因突变，如果同时存在一个体细胞致病基因自发突变，常常导致多囊蛋白功能丧失，引起细胞周期调控和细胞代谢的异常，从而引起PKD。该学说称为"二次打击学说"[44]，是当前最为广泛接受的ADPKD致病机制学说。PKD主要由位于常染色体16p3.3区的*PKD1*基因，以及位于常染色体4q21区的*PKD2*两个基因突变致病，其中*PKD1*基因突变约占全部病因的85%，而*PKD2*基因突变约占全部病因的15%[45]。通常*PKD1*变异的患者临床表型要严重得多，因此对*PKD1*基因变异的诊断对于ADPKD患者病变类型的准确划分意义重大。可以明确 ADPKD 患者的基因分型,对于患者治疗方案的制定、治疗的及时准确以及预后的评判均十分重要。

与 ADPKD 相比,ARPKD 则是一种相对罕见、主要发生于婴幼儿的隐性遗传性多囊肾疾病,由 *PKHD1* 基因突变引起,其在活婴中的发病率为 1/20 000。ARPKD 主要是对胎儿、新生儿及儿童产生严重的影响。ARPKD 可造成胎儿重度的多囊肾表型,如胆道缺陷、羊水过少等。大约一半的 ARPKD 新生儿出生后因羊水过少造成肺发育不良而呼吸功能不全死亡。尽管相对罕见,在人群中携带有该基因突变的杂合子比例却达 1︰70[46]。基因型-表型分析表明,双等位基因均含有截短突变的患儿大多在围产期和新生儿期即死亡,提示完全缺失该基因产物可致患儿生长发育受到严重影响。

9.2.5.1　多囊肾基因突变

多囊肾相关的基因目前已经发现的有多囊肾病基因 1(*PKD1*)、多囊肾病基因 2(*PKD2*)及多囊肾病基因 3(*Tg737*)。这些基因均可引起成人常染色体显性遗传多囊肾病。其中症状最为严重的为 *PKD1* 基因突变,约占 PKD 患者的 85%。1985 年 Reodesr 首次将 *PKD1* 基因定位于 16 号染色体短臂 1 区 3 带 3 亚带(16p13.3)。目前已经检测出的突变位点分布情况表明,*PKD1* 基因没有明显的突变热点,即基因的每个位点都可以发生突变。这些突变均会造成多囊蛋白结构异常,进而影响多囊复合体的功能,细胞周期调控和细胞代谢受到影响,最终导致多囊肾的发生。*PKD1* 基因由 46 个外显子组成,长度为 52 kb,其编码的 mNRA 长度为 14 kb,其产物多囊蛋白 PC1 为膜蛋白,参与多囊肾的发病机制。人类的 *PKD1* 内含子 21 和 22 存在多嘧啶区,其中内含子 21 是迄今为止在人类基因组中发现的最长的多嘧啶区,长 2.5 kb,多嘧啶区的存在可能引起三螺旋体的形成,从而使突变容易发生。

PKD1 基因与多囊肾的致病关系明确以后,研究人员随后发现,ADPKD 家族中,16 号染色体和突变基因之间的连锁关系得以明确排除,这说明可能有更多的基因能引起 ADPKD 疾病。1995 年欧洲多囊肾病协作组将 *PKD2* 定位于第 4 号染色体长臂 2 区 2 带到 2 区 3 带(4q22-23),并在 1996 年将其克隆。其基因长度为 68 kb,由 15 个外显子组成,占 ADPKD 发病的 15%,其转录的 mRNA 约 2.9 kb。*PKD2* 表达产物为多囊蛋白 2(PC2),由 968 个氨基酸组成,相对分子质量 110 000,同 PC1 一样也是一种膜蛋白。1994 年和 1995 年 Soml 以及 Almeida 分别报道了既不与 16 号染色体也不与 4 号染色体连锁的两个家族,也就是说,ADPKD 可能有另一种形式的存在,这一基因被称为 *PKD3*。目前 *PKD3* 尚未被定位,约占 ADPKD 患者的 1%[47]。不同致病基因所导致的 ADPKD 临床表现也存在很大差异,*PKD1* 基因突变患者临床症状典型,进入终末期肾衰的平均年龄为 66 岁,而 *PKD2* 基因突变患者则为 71.5 岁。

9.2.5.2　多囊肾的基因诊断

目前对多囊肾的基因诊断主要采用直接检测点突变的一些方法,如对于基因突变型未知者,可采用多囊肾基因扩增片段的直接测序来鉴定突变。常用的方法包括以下三种。

(1) DNA 限制性片段长度多态性分析　ADPKD 患者由于突变造成丢失(或获得)

某个限制性内切酶的作用位点,利用此限制性内切酶的酶切作用,可以产生与正常基因片段不同大小的片段。进一步通过对家系中发病个体与正常个体的比较分析,从而判断是否为致病突变。

(2)基因连锁分析 位于同一条染色体上的两个位点在减数分裂的过程中发生交换与重组,重组率越高,两个位点一起遗传给后代的机会就越少,覆盖密度适当的遗传标记物的出现,挖掘出与致病基因紧密连锁的某一标记物,可以得到致病基因在染色体上的准确位置。

(3)直接序列测定 应用一代测序对 PCR 产物直接测序,能确定突变的位置和性质,是所有检测方法中最为精确的直接检测方法。*ADPKD* 基因没有突变热点,直接利用一代测序查找单个突变显然费时费力。随着二代测序的蓬勃发展,利用二代测序技术对 ADPKD 的致病基因进行检测,随后利用一代测序对获得的突变位点进行验证,已经得到了越来越广泛的应用。

比如,笔者所在单位的门诊女患者,16 岁,临床表现为多囊肾病。通过靶向序列捕获和二代测序检测发现,在患儿外周血 DNA 中检出 *PKD1* 基因 c.9044G>A 的杂合突变,其父亲在该位点亦为杂合子,母亲无变异。*PKD1* 基因突变会导致多囊肾病,且呈常染色体显性遗传。检测结果符合遗传规律。该突变位点的致病性尚未见文献报道,临床意义未明,但软件预测其为有害突变。一代测序结果如图 9-13 所示,结果与二代测序一致。

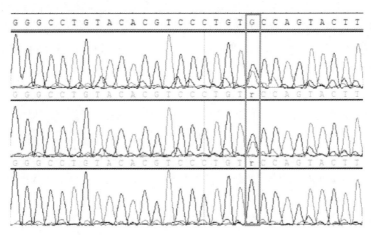

图 9-13 多囊肾患者及其父母的 DNA 测序结果

从上到下分别为患者、父亲及母亲的测序结果,结果表明患者及其父亲 *PKD1* 基因 c.9044G>A 的杂合突变,母亲无变异。

(*廖世秀,颜景斌*)

9.2.6 苯丙酮尿症

9.2.6.1 概述

苯丙酮尿症(phenylketonuria,PKU)是一种常染色体隐性遗传病,根据病因分为经典型和非经典型两大类。其中经典型是由于苯丙氨酸羟化酶（phenylalanine hydroxylase，PAH）缺乏引起的，而非经典型则是由 PAH 的辅酶四氢生物蝶呤（tetrahydrobiopterin，BH4）缺乏造成。本节主要介绍经典型 PKU。

1934 年，挪威科学家 Foiling 等在患者尿中发现含有大量苯丙酮酸，因此该病被命名为苯丙酮尿症。1947 年 Jervis 等通过苯丙氨酸负荷实验证实 PKU 发病的生化基础是肝脏中的苯丙氨酸代谢障碍。

正常情况下人体内的苯丙氨酸可以在 PAH 的催化作用下转变为酪氨酸，再经过酪氨酸途径代谢为黑色素及肾上腺素等。PAH 活性下降或者缺乏将造成苯丙氨酸不能转化为酪氨酸，导致血液、组织中的苯丙氨酸及其旁路代谢产物的堆积及酪氨酸、多巴、肾上腺素、黑色素等生理活性物质的合成障碍，最终导致患儿出现一系列的临床症状。

PKU 的发病率有种族和地区差异。根据我国 1985 至 2001 年间出生的 58 万余例新生儿筛查资料，PKU 在我国的发病率为 1/11 144[48]。北方地区的发病率高于南方地区，主要集中在河北、山西、山东、江苏、辽宁、黑龙江等省。根据文献报道，我国每年约有 1 700 名 PKU 新生儿患者，PKU 患者可达 6 万～7 万[49]，如果不能进行有效的早期诊断和治疗将会给社会和家庭带来沉重的精神和经济负担。

1953 年，德国的 Biekd 等首先报道采用低 Phe 奶治疗 PKU 获得成功，1963 年 Guthrie 等发明了 PKU 的新生儿筛查方法。随着新生儿疾病筛查和低 Phe 奶治疗方法的成熟，PKU 成为少数治疗效果比较好的遗传代谢病，只要能早期诊断、及时治疗就可以达到良好的效果，甚至完全治愈，因此对新生儿疾病筛查阳性的患儿进行 PKU 的基因诊断非常必要。

9.2.6.2　PKU 的分子基础

1983 年 Woo 等克隆了定位于第 12 号染色体的苯丙氨酸羟化酶基因，为 PKU 基因诊断和产前诊断奠定了分子基础[50]。*PAH* 基因定位于染色体 12q23.2，所在区域的长度大约为 1.5 Mb。*PAH* 基因全长 171 266 bp，由 13 个外显子和 12 个内含子组成，转录产物长 1 353 bp。mRNA 翻译形成含有 451 个氨基酸的酶单体，单体再聚合成有功能的 PAH[51]。

自从 1983 年克隆了 *PAH* 基因后，全世界范围内已经发现了 500 多种突变类型。很多研究表明，在不同地区和种族人群之间 *PAH* 基因的突变位点及其分布有较大的差异，如欧美白种人 PKU 患者中的常见突变是位于外显子 12 的 R408W 和位于内含子 12 的 IVS12＋1G＞A[52-53]。日本人中的常见突变按发生频率排列分别是 R413P（30.5％）、R241C（10.1％）、IVS4nt-1 g＞a（8.9％）、R111X（7.9％）、R243Q（5.4％）和 E6nt-96 a＞g（4.7％）[54]，中国台湾地区最常见的突变也是 R241C，达 36％[55]。

中国大陆人群中常见突变位点则是 R243Q、E6nt-96 a＞g、V399V、R241C、Y356＊、IVS4nt-1 g＞a 和 R413P[56]。中国人群常见突变位点与亚洲邻国的常见突变位点相似，与其他地区有明显差异，显示了 *PAH* 基因突变的种族特异性。

9.2.6.3 PKU 的基因诊断

(1) PCR-RFLP 分析　PCR-RFLP 分析技术简便、快速、直观、重复性好,是较早应用于 PKU 基因诊断的分子生物学方法。1985 年,笔者实验室与 Woo 等合作,在阐明了中国人群 PAH 基因的限制酶位点多态性的基础上,应用 RFLP 连锁分析法完成了国内首例 PKU 的产前基因诊断[57-58]。随后 Woo 的实验室继续与本实验室和中国医学科学院基础医学研究所合作,系统地分析和鉴定了中国人以及东方人种中导致 PKU 的基因突变情况[59],为 PKU 的基因诊断和产前诊断奠定了基础。

(2) 多色探针熔解曲线分析　采用多色探针熔解曲线分析技术进行 PAH 基因突变的检测前,首先需确定待检的基因突变类型及其在基因中的位置,并设计相应的自淬灭荧光探针,尽量让同一条荧光探针能覆盖多个突变位点;随后设计相应的引物对,尽量让临近的探针使用一对引物,以减少多重 PCR 的引物对,并对引物及探针进行分组,确认每组所采用的引物和探针;经体系优化调整后,进行 PCR 扩增和熔解曲线分析,根据熔解曲线分析结果中未知样本与野生型对照在各检测通道的熔点(T_m)值的差异来判定待检测样本是否含有 PAH 基因突变及突变的类型。

利用该技术,目前已可在三个四色荧光 PCR 体系中对 48 种(c.158G＞A、c.193A＞G、c.194T＞C、c.194T＞G、c.208-210delTCT、c.331C＞T、c.442-1G＞A、c.472C＞T、c.473G＞A、c.482T＞C、c.498C＞G、c.526C＞T、c.609C＞A、c.611A＞G、c.617A＞G、c.716G＞A、c.721C＞T、c.722delG、c.722G＞A、c.727C＞T、c.728G＞A、c.739G＞C、c.740G＞T、c.753_754delTC、c.755G＞A、7 c.55G＞C、c.764T＞C、c.781C＞T、c.782G＞A、c.782G＞C、c.838G＞A、c.842C＞T、c.842+1G＞A、c.842+2T＞A、c.1066-1G＞T、c.1066T＞G、c.1068C＞A、c.1197A＞T、c.1199G＞C、c.1199G＞A、c.1199+1G＞C、c.1222C＞T、c.1223G＞A、c.1237C＞G、c.1238G＞C、c.1243G＞A、c.1289T＞C 和 c.1301C＞A)PAH 基因突变进行检测和基因分型,突变类型的检测覆盖率大于 85％。目前对 PAH 基因突变一般都采用直接测序法,对 PAH 基因的多个外显子同时进行测序,与直接测序法相比,该技术更简便、快速、无 PCR 后处理、检测成本低、检测通量高,更适合 PAH 基因突变的临床筛查和检测(图 9-14)。

(3) MLPA 分析　MLPA 是目前用于 PAH 基因大片段缺失或重复检测的常用方法。2006 年 Desviat 等首次将 MLPA 技术应用于 PKU 患者中 PAH 基因外显子缺失的检测。通过对 22 名 PKU 患者的 PAH 基因分析,确定了该基因的 2 个大片段缺失(3 号外显子 3 中 6.6 kb 的缺失和外显子 5 中 1.8 kb 的缺失)[60]。后续的报道显示,通过 MLPA 分析发现,西方人群中最主要的 31 种 PAH 基因大片段缺失的频率约为 3％[61],中国人群中的研究显示 PAH 基因缺失的频率也在 3％左右[62]。

(颜景斌,黄淑帧,黄秋英)

9.2.7　血友病甲

血友病是一组遗传性凝血活酶生成障碍所致的出血性疾病,是由于血液中某些凝血

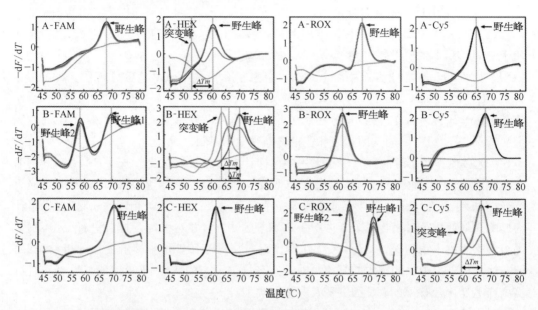

图 9-14　MMCA 技术用于苯丙氨酸羟化酶基因突变检测

A-FAM、A-HEX、A-ROX 和 A-Cy5 为 PCR 体系 A 在对应通道的检测结果；B-FAM、B-HEX、B-ROX 和 B-Cy5 为 PCR 体系 B 在对应通道的检测结果；C-FAM、C-HEX、C-ROX 和 C-Cy5 为 PCR 体系 C 在对应通道的检测结果。黑色线：正常人对照；绿色线：c.331C＞T 杂合突变型样本；蓝色线：c.721C＞T 纯合突变型样本；红色线：c.728G＞A 和 c.1068C＞A 双杂合突变型样本；灰色线：阴性对照。（彩图见图版）

因子缺乏而导致的凝血功能障碍，包括血友病甲（血友病 A，又称因子Ⅷ缺乏症）、血友病乙（血友病 B，又称 PTC 缺乏症、因子Ⅸ缺乏症）、因子Ⅺ缺乏症（又称血友病丙或 PTA 缺乏症）。前两者为 X 染色体连锁隐性遗传，后者为常染色体不完全隐性遗传。血友病的特点是早年发病，多有家族史；其症状一般为产生外伤不易愈合或反复出血，肌肉、各关节、软组织及内脏出血引起血肿；手术后出血不止甚至自发出血，严重时甚至可因颅内出血而死亡[63-64]。

血友病中发病率最高的是由于 *hFVIII* 基因缺陷导致的血友病甲（hemophilia A，HA）。HA 患者约占血友病总数的 80%～85%，其发病率无明显种族和地区差异，在男性人群中 HA 的发病率约为 1/5 000，女性患者极其罕见[65-66]。按照症状的轻重，血友病甲可分为重型（凝血因子活性＜1 IU/dL）、中型（凝血因子活性为 1～5 IU/dL）和轻型（凝血因子活性为 5～40 IU/dL）[67]。

9.2.7.1　*hFVIII* 基因及其蛋白的结构和功能

hFVIII 基因位于 Xq28，全长 186 kb，仅 mRNA 的长度就长达 9 kb，编码 2 351 个氨基酸，相对分子质量很大。*hFVIII* 基因共有 26 个外显子，每个外显子的长度差异非常大，从 69 bp（外显子 5）到 3.1 kb（外显子 14）不等[68-69]。

hFVIII 主要在肝脏中合成，根据序列内部的同源性，将其一级结构划分为三个 A 区（分别由 336 个、337 个和 329 个氨基酸组成）、两个 C 区（分别由 153 个和 160 个氨基酸）

和一个大的 B 区(980 个氨基酸),各区的排列顺序为 A1-A2-B-A3-C1-C2[70]。蛋白质经糖基化、二硫键形成、酪氨酸残基硫酸化、蛋白质折叠等加工后分泌到循环系统中时,是由两条链以 Ca^{2+} 连接组成,即 A1-A2-B 或 A1-A2 结构域所组成的重链及由 A3-C1-C2 构成的轻链,因 B 区断裂位点不同导致重链相对分子质量为 90 000~200 000,轻链相对分子质量则为 80 000。科学家认为 B 区是非必需片段[70-71],目前不确定其主要功能。

成熟的 hFVIII 需要与血管内皮细胞分泌的假血管性血友病因子(vWF)结合,才能避免在血浆中随时被降解而相对稳定地存在[72]。活化时,重链删除残余的 B 区,A1 和 A2 断裂并与脱离了 vWF 的轻链组合为活化的三聚体 A1/A2/A3-C1-C2。在凝血途径中,活化的 hFVIII 与活化的 hFIX 结合,激活因子 X,形成内外源凝血途径中不可或缺的凝血酶原复合物。

9.2.7.2 血友病甲中 *hFVIII* 的突变类型

HA 具有广泛的异质性,到目前为止已报道的导致 HA 的 *hFVIII* 基因变异共有 2 015 种[73]。然而与 β-地贫不同,上述这些 *FVIII* 基因的突变不存在种族和群体特异性,甚至每一个 HA 家庭就可能携带一种新的突变类型。特别是有 40%~50% 重型 HA 患者的 *hFVIII* 基因一直找不到点突变。直到 1993 年,Lakich 和 Naylor 等阐明这类 HA 是由 *hFVIII* 基因内含子 22 倒位这一共同分子缺陷引起的[74-75]。这一研究成为 HA 致病的分子机制中最重要的进展。

(1) *hFVIII* 基因内含子 22 倒位模型[77-78]　内含子 22 是 *hFVIII* 基因中最大的内含子(约 32 kb)。更有意思的是,该内含子中竟然还存在另外两个基因。在内含子 22 的 5′端,外显子 22 下游约 10 kb 处有 1 个 CpG 岛,它作为双向启动子,向相反的方向启动两个基因的转录:*FVIII* 相关基因 A 和 *FVIII* 相关基因 B(factor VIII associated genes A and B,*FVIII A/FVIII B*)。其中 *FVIII A* 基因长 1.8 kb,无内含子,完全巢居在内含子 22 中,其转录方向与 *hFVIII* 基因相反。而在 *hFVIII* 基因上游约 500 kb 处,还有两个可转录的 *FVIII A* 基因拷贝。*FVIII B* 基因的转录方向与 *FVIII A* 基因一致。它的 5′端第 1 个外显子位于内含子 22 内,编码 8 个氨基酸。而这个外显子通过剪接再与 *hFVIII* 基因的外显子 23-26 相连,并保持 *hFVIII* 基因的开放阅读框不变。

Lakich 等提出的内含子 22 倒位模型具体内容是:位于内含子 22 内的 *FVIII A* 基因拷贝与同一染色体上两个上游拷贝之一发生同源重组。如果上游 *FVIII A* 基因拷贝的方向与内含子 22 内拷贝的相反,那么同源序列的错配及 1 次交换将在该染色体中引入 1 个倒位。倒位把 *hFVIII* 基因分为相距约 500 kb、方向相反的两个部分:外显子 23-26 位于原处,而外显子 1-22 连同完整的启动子被倒至上游,*hFVIII* 基因的完整性遭到破坏,从而导致重型 HA。

(2) *hFVIII* 基因内含子 1 倒位　除了最常见的内含子 22 倒位外,还有 2%~3% 的重型 HA 患者中存在内含子 1 倒位[76]。上海瑞金医院对 300 例血友病甲的先证者检测发现,中国人群中内含子 1 倒位的发生率为 5%[77]。引起倒位的原因在于 *hFVIII* 基因内含子 1 中有约 1 kb 的序列在 *hFVIII* 基因上游约 140 kb 处存在方向相反的同源序列,它们之间可能发生同源重组。内含子 1 的倒位会产生两种不同类型的嵌合 mRNA,其中一种包括 *hFVIII* 基因外显子 1 及 *VBP1* 基因的外显子 2-6,而另外一种则包括几乎全部的 *BRCC3* 基因(最后一个外显子除外)和 *hFVIII* 基因的外显子 2-26[78]。

(3) 其他类型的突变　*hFVIII* 基因很大,而且突变发生没有明显的热点。根据最新的数据库资料显示,点突变共有 1 341 种,分布于整个基因的编码区,不过突变也有一些高发区,比如在 CpG 位点,由于 C 容易被甲基化并脱氨基形成 T。

此外,*hFVIII* 基因还存在大量的插入、缺失等变异[73]。其中插入共有 34 种,大多为 1~2 bp 的插入。缺失 468 种,包括大片段缺失(>50 bp)和小片段缺失(≤50 bp),大部分小片段缺失会导致移码突变。

9.2.7.3　血友病甲的基因诊断

(1) 内含子 22 倒位分析　内含子 22 倒位会改变包含交换点的两个限制性片段长度,因此 Southern 印迹分析不仅可以研究倒位发生的机制,也可用于基因诊断(图 9-16)[79]。笔者单位在 20 世纪 90 年代就在国内率先应用 Southern 印迹分析对 36 个无亲缘关系的中国 HA 家系(其中先证者为重型的家系 23 个)进行了基因诊断,结果表明重型家系中 52.2%(12/23)具有内含子 22 倒位,其中绝大多数为远端倒位(10/12);而在 13 个非重型家系中均未检出倒位[80]。这些结果表明内含子 22 倒位也是中国人重型 HA 患者的重要分子缺陷,其发生的比例与其他国家和地区类似。

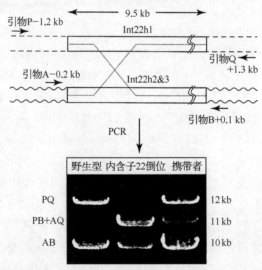

图 9-15　长片段 PCR 鉴定 *hFVIII* 内含子 22 倒位[81]

Southern 印迹分析虽然能够准确地进行内含子 22 倒位,但是该方法存在操作复杂、耗时长、使用 DNA 量大等不足,现在已逐渐被长片段 PCR 和倒位 PCR 所取代。以长片段 PCR 为例,正常人 DNA 经 PCR 扩增后,会得到 12 kb 和 10 kb 两个条带;当有 *hFVIII* 内含子 22 倒位时,会出现 11 kb 和 10 kb 两个条带;因此,如果结果中出现 11 kb

及 10 kb 两个条带即可诊断为 *hFVIII* 基因内含子 22 倒位；而携带者的 PCR 产物中将有 11 kb、12 kb 及 10 kb 三个条带[81]。

长片段 PCR 虽然使用方便，但是由于扩增片段较长，对于实验室技术要求较高。2005 年 Rossetti 等首次报道通过倒位 PCR（inverse PCR）技术来诊断 *hFVIII* 内含子 22 倒位[82]。该方法首先对样本进行酶切，然后再通过连接和 PCR 扩增来进行诊断。与长片段 PCR 相比，倒位 PCR 扩增的片段仅为 559 bp 和 487 bp，大大减小了扩增难度，具体结果如图 9-16 所示。

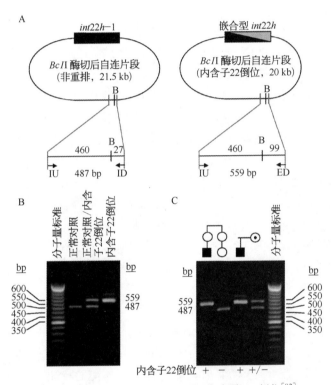

图 9-16 倒位 PCR 鉴定 *hFVIII* 内含子 22 倒位[82]

A. hFVIII 内含子 22 倒位对酶切图谱的影响；B. 正常对照、倒位杂合子及倒位
纯合子的 PCR 产物酶切图谱；C. 患者家系中不同个体的 PCR 产物酶切图谱。

（2）血友病甲基因诊断流程 由于血友病甲的基因变异构成与其他遗传病有比较明显的区别，因此必须按照其特点来制定规范化的基因诊断流程。Goodeve 等建立了英国血友病甲患者基因诊断的规范化流程[83]，具体过程如下：对于重型 HA，首先采用长片段 PCR 或倒位 PCR 等方法对内含子 22 或内含子 1 进行倒位分析；如果未检出异常，则采用 DNA 测序对 *hFVIII* 基因的 26 个外显子进行检测；如果还未检出异常，则采用 MLPA 等方法进行缺失/重复的检测。对于中型和轻型 HA，首先采用 DNA 测序对 *hFVIII* 基因的 26 个外显子以及内含子-外显子交界区进行检测；如果未检出异常，则采用 MLPA 等方法进行缺失/重复的检测。

　　此外,由于 $hFVIII$ 基因比较庞大且结构复杂,直接诊断费时费力,因此可以采用连锁分析的方法进行血友病甲的间接诊断。上海瑞金医院王鸿利研究组针对 $hFVIII$ 基因内、外的 6 个位点(DXS15、DXS9901、G6PD、DXS1073、F8Civs13 和 DXS1108),并结合性别位点,采用多色荧光 PCR 的方法对血友病甲携带者和家系样本进行了基因诊断和产前基因诊断,取得了较好效果[84]。

(颜景斌,黄淑帧)

9.2.8　血友病乙

　　血友病乙是一种性连锁隐性遗传病,其发病机制是位于 X 染色体上的人凝血因子 IX(human coagulation factor IX,$hFIX$)基因发生了突变,导致血浆中该凝血因子含量或活性大幅下降,从而使得内源性凝血途径受到阻碍,无法进行正常的凝血。

　　在人体内源性凝血途径中,活化的 hFIX(IXa)和 FVIII、磷脂、钙离子相互作用,形成一种复合物,它能使因子 X 转变成活化的因子 X(Xa),促进凝血酶生成,从而在凝血过程中起重要作用。因此,hFIX 的缺乏或缺陷所引起的血友病乙患者也与 HA 相似,在临床上亦以创伤性出血不止为特点,其轻重分型也与 HA 相似,但重型血友病乙患者较 HA 为少,而轻型较多,因此出血倾向似较 HA 为轻。此外,女性携带者也可有出血症状。

　　血友病乙在男性中的发病率为 1/30 000,而女性中则非常罕见。按照症状的轻重可分为重型(凝血因子活性<1 IU/dL)、中型(凝血因子活性为 1～5 IU/dL)和轻型(凝血因子活性为 5～40 IU/dL),大约 1/3 的患者属于轻型血友病乙患者[67]。免疫实验发现许多患者体内存在的 hFIX 凝血活性远低于其抗原水平[85],这证明导致疾病的原因很大程度上是由于 hFIX 的凝血活性被大大降低了。

　　1952 年 Aggeler 等率先报道一个 16 岁的白种人男子由于缺乏一种未知的血浆促凝血酶原激酶组分[血浆凝血激酶(plasma thromboplastin component,PTC)]而导致血友病样疾病[86]。同年 Biggs 等也报道一个名叫 Christmas 的 5 岁男孩患有同样的疾病,而其他患者也均来自同一个家系[87],具有典型的 X 连锁疾病的特征。到 20 世纪 60 年代前期连锁分析显示,导致血友病甲和血友病乙的并不是一对等位基因,而是由两个并不相关的基因控制。1983 年 Chance 等使用克隆的 $hFIX$ cDNA 探针进行原位杂交首次证明 $hFIX$ 基因位于 Xq27 至染色体末端这一区域中[88],从而完成了该基因的精确定位。由此可见,该病的遗传方式与 HA 相同,呈 X 连锁遗传。

9.2.8.1　$hFIX$ 基因及其蛋白质的结构和功能

　　在 1982 至 1983 年间 $hFIX$ 基因的克隆工作分别被几家研究机构独立完成[89-90]。到目前为止,$hFIX$ 基因及其蛋白质的结构和功能已经研究得非常清楚。$hFIX$ 基因位于 Xq27.1,基因全长约 33.5 kb,由 8 个外显子和 7 个内含子组成,mRNA 全长 2 804 bp[91,92]。基因的 5′调控区域不含 TATA 盒和起始元件,因此存在多个转录起始位点,其中翻译起始位点上游-29 位是最主要的一个,在此区域内另外还存在 3 个转录起始位点。基因的 3′非翻译区长约 1.4 kb,在 poly A 前 15 nt 处存在一个典型的加尾信号

AATAAA[93]。该基因编码的蛋白质在肝脏中合成并进行了糖基化修饰,成熟蛋白质总长为 415 个氨基酸,相对分子质量约 57 000[94],具有丝氨酸蛋白酶的活性。前体蛋白质 N 端的信号肽长度目前报道不一,有 46、41 和 39 个氨基酸等多种说法,其中大多数人认为 39 个氨基酸的可能性较大[95]。

  hFIX 基因的 8 个外显子共编码蛋白质的 6 个主要结构域。外显子 1 编码信号肽,可引导合成的蛋白质分泌至血液中;外显子 2 和 3 编码前肽和 GLA 结构域,后者包含 12 个羧基谷氨酸残基,这一修饰对于蛋白质的正确折叠及其与 Ca^{2+} 的结合十分重要;外显子 4 编码表皮生长因子样结构域-1(epithelial growth factor-like domain,EGF-1),该结构域可与 Ca^{2+} 紧密结合;外显子 5 编码表皮生长因子样结构域-2(EGF-2);外显子 6 则编码活化结构域,凝血过程中在因子 XIa、VIIa 和组织因子的作用下,FIX 将在第 221 位组氨酸、第 269 位精氨酸和第 365 位丝氨酸处被切断,形成轻链和重链,完成 FIX 向有活性的 FIXa 的转变;外显子 7 和 8 编码催化结构域,该区域与其他丝氨酸蛋白酶非常同源,在催化因子 X 向因子 Xa 的转化中起着十分重要的作用[96]。

  自 *hFIX* 基因克隆成功以来,对血友病乙的分子生物学研究取得了巨大的进展,不仅阐明了 *hFIX* 基因的结构和碱基序列(图 9-17),而且各种基因诊断技术已有效地应用于血友病乙的产前诊断和携带者检测[97],对该病的基因治疗也取得了重大的突破,从而对整个医学领域产生了重大的影响。

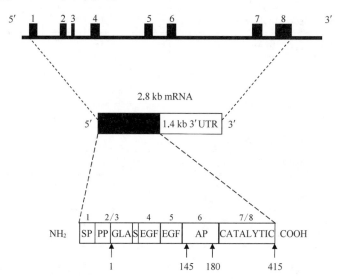

图 9-17 *hFIX* 基因及其编码的蛋白质的结构示意图

SP:信号肽;PP:前肽;GLA:羧基化结构域;S:疏水性结构域;EGF:表皮生长因子样结构域;AP:活化肽;CATALYTIC:催化结构域。

9.2.8.2 血友病乙中 *hFIX* 的突变类型

  在对血友病乙分子机制的研究中,人们发现了多个 *hFIX* 基因的突变型。1990 年 Giannelli 等建立了血友病乙突变数据库。到目前为止,在 *hFIX* 基因所有的区域均发现了突变位点,共计 1 095 种不同类型的突变[98]。从报道的突变产生位点看 *hFIX* 基因中除 poly A 外其他区域均有突变发生,其中外显子 1、6 和 7 中突变较少发生,这可能是由于它们编码的氨基酸在蛋白质行使功能时所起的作用不大。而外显子 4 和 8 由于主要编码与 Ca^{2+} 结合的 EFG 结构域及催化结构域,因此突变发生的频率较高,其中外显子 8 是 *hFIX* 基因中最大的一个外显子,几乎一半的突变发生在这里。12 个 γ-羧基谷氨酸残基中有 7 个存在突变体,成熟 hFIX 中的 22 个半胱氨酸则均被检出有碱基替换发生,这些数据充分说明它们对于 hFIX 功能的正常行使非常重要。

(1) 奠基者效应(founder effects)造成的突变　重型血友病乙患者由于病情严重,寿命及生育能力均受到很大的影响,因此这些突变类型很难遗传下来。而引发轻型血友病乙的突变类型则可在人群中长期存在,从而使得这些突变的频率大大上升。例如,美国的血友病乙患者有 1/3 是由 60 Gly→Ser、248 Arg→Gln,296 Thr→Met 和 397 Ile→Thr 四种氨基酸替换引起的[99],而 *hFIX* 基因所有的突变型中发生频率最高的 31008 C→T 也是由奠基者效应引起的[100]。表 9-6 中详细列出了由奠基者效应所引起的几种主要突变[101]。

表 9-6　几种由奠基者效应引起的 *hFIX* 基因突变型

突　　变	总　数	比　例
美国白人		
10430 G→A at CpG 60 Gly→Ser	42/482	8.7
30864 G→A at CpG 248 Arg→Gln	22/482	4.6
31008 C→T at CpG 296 Thr→Met	53/482	11
31311 T→C 397 Ile→Thr	46/482	9.5
墨西哥西班牙裔		
30864 G→A at CpG 248 Arg→Gln	4/62	6.5
31008 C→T at CpG 296 Thr→Met	7/62	11
瑞典人/法国人		
20414 G→A 145 Arg→His	14/147	9.5
30150 G→A 233 Ala→Thr	18/147	12

(2) 调控区的突变　有一类发生在 *hFIX* 基因 5′调控区的突变较为特殊,1970 年 Veltkamp 在研究血友病 B Leyden 时发现这些患者在青春期之前血浆中 hFIX 的活性只有正常人的 1%左右,而发育成熟后 hFIX 的活性则达到了 60%,血友病的临床症状完全消失[102],这一结果提示发育过程中会产生对 hFIX 表达起重要影响的因子。1988 年 Reitsma 首次证实血友病 B Leyden 的发病原因是 *hFIX* 基因的-20 位发生 T→A 突变[103],表明该突变会造成基因表达由组成型向激素依赖型转变。Renjnen 等研究后发现-20 位的突变破坏了肝核因子-4(hepatocyte nuclear factor-4,HNF-4)的结合位点。

HNF-4 属于类固醇激素受体超家族,它与启动子结合后可以反式激活 *hFIX* 基因,当该结合位点被破坏后 HNF-4 只能在类固醇激素存在的情况下对启动子起作用[104]。随后,在其他研究中又陆续发现了多个类似的启动子区域突变,这些突变产生的机制完全一致,但导致的临床症状却有很大的差异。大多数启动子区突变患者发育前的 hFIX 活性水平很低[105],而-6 位 G→A 的患者症状却相对较轻[106],其中的具体机制目前仍不清楚。

除此之外,启动子区还有一种与上述情况完全不同的突变。当-26 位发生 G→C 突变后无论患者是否已经发育成熟,其 hFIX 的活性均很低。研究发现,HNF-4 主要结合在-34 到 - 10 区域[104],而-26 位的突变不仅破坏了 HNF-4 的结合位点,也一同破坏了与 HNF-4 结合位点相重叠的雄激素效应元件(androgen response element,ARE)[107],使得患者即使发育成熟也不能产生足够量的 hFIX。

(3)编码区的突变 信号肽是分泌型蛋白质所必需的,它能够使合成的蛋白质及时转运到需要的位置。其中前肽的-30 位 Ile→Asn 和 - 19 位 Cys→Arg 将改变信号肽的疏水核,导致 hFIX 无法从肝细胞中分泌出来[108]。正常情况下前肽的 - 18 和 - 19 位之间存在一个剪切位点,信号肽将在这里被切断,而-4 位 Arg→Glu、Arg→Gln 和 - 1 位 Arg→Ser 将使信号肽无法切除,从而改变整个蛋白质的折叠,使其丧失活性[109-110]。

hFIX 蛋白有 GLA 结构域、EFG 结构域、活化结构域和催化结构域等多个主要功能区域,现在在这些区域中均已发现突变位点,突变会造成蛋白质构象改变、与其他因子结合能力下降和催化活性降低等严重后果。由于突变位点非常多,在此不再详细列举。

(4)内含子剪切位点的突变 内含子中的剪切位点对于转录后形成有功能的 mRNA 至关重要,而剪切位点的突变则是造成人类遗传性疾病的一个重要原因[111]。*hFIX* 基因中也存在剪切位点的突变,Ketterling 等曾对此进行过深入的研究和分析。他们的研究结果发现破坏正常剪切位点的突变共有 42 个,发生的频率为 9%,与编码区中的突变频率相似。其中引起重型血友病的比例为 81%,而所有 *hFIX* 突变类型中这一比例为 55%,说明剪切位点突变造成的后果十分严重。对所有 104 个独立的剪切点突变分析后发现它们总共可以分为 GT 供体突变、AG 受体突变、其他与剪切供体相关的保守碱基突变、产生新 AG 受体或影响其他受体序列和产生新的剪接供体五种不同突变类型,具体的发生频率见表 9-7。

表 9-7 不同剪切位点突变类型的发生频率

突 变 类 型	突 变 数 量	发生频率(%)
GT 供体突变	32	30.8
AG 受体突变	31	29.8
其他与剪切供体相关的保守碱基突变	22	21.2
产生新 AG 受体或影响其他受体序列	11	10.6
产生新的剪接供体	8	7.7

　　（5）几种较为特殊的突变　Chu 等研究发现一名 49 岁的高加索男子中存在 - 10 位 Ala→Thr 的突变，一般情况下他体内的 hFIX 活性与正常人没有区别，但当使用了 Warfarin 这种药物后 hFIX 活性由 100％急剧下降到只有不足 1％[112]。Oldenburg 也发现当存在 - 10 位 Ala→Val 突变时，患者对香豆素治疗十分敏感，给药后 hFIX 活性迅速下降到 1％～3％，但撤药后又会马上恢复正常[113]。hFIX 的前肽中存在谷氨酸羧基化酶的识别位点，可以催化成熟蛋白质 N 端谷氨酸的羧基化，而患者的上述突变则破坏了羧化酶识别位点。致病机制研究证明这种突变会造成前肽与羧化酶之间的亲和力下降，从而使患者对某些药物的敏感程度显著上升。

　　另外，Drost 还发现了一个在拉美人群中存在的 *hFIX* 基因突变热点，其中包括 17747 位 G→A 和 G→C 两种突变[114]。统计分析表明，这两种突变的发生频率在拉美人群中明显高于其他人群（$P = 0.01$），是一种人群特异性的突变类型。

9.2.8.3　血友病乙的基因诊断

　　如前所述，*hFIX* 基因突变的种类繁多，几乎每个血友病乙的家庭均可能具有不同的突变类型。因此，基因突变的直接测序是进行基因诊断的金标准，随着 DNA 测序技术尤其是高通量测序技术的不断完善和应用，血友病乙的基因诊断已经成为一项常规的工作。当然，为了减少基因诊断尤其是产前诊断过程中可能产生的差错，*hFIX* 基因内 DNA 多态性的连锁分析仍不失为对血友病乙进行基因诊断、产前诊断和携带者检测的有效途径，可以将其与 DNA 测序联合应用，进一步提高基因诊断的准确性。

　　上海瑞金医院王鸿利研究组采用多重荧光 PCR 的方法，通过对 *hFIX* 基因外的 6 个多态位点（DXS8094、DXS1211、DXS1192、DXS102、DXS8013、DXS1227）的检测，来进行血友病乙携带者和家系样本的基因诊断和产前基因诊断，通过对上述多态性位点的分析，累积识别能力达到 99.99％[115]。

　　2010 年，Mitchell 等建立了英国血友病乙患者基因诊断的规范化流程[116]。由于血友病乙患者以点突变为主，因此在该流程中，他们推荐首选 HRM 作为突变筛查的方法，同时采用 DNA 测序来最终验证突变。血友病乙患者中还有少数为 DNA 片段的缺失和重复[97]，如果未检出点突变，可采用 MLPA 或者 qPCR 来检测是否存在缺失或重复。该流程中特别指出，对于新发现的突变是否致病一定要谨慎对待，尤其是仅造成单个氨基酸改变的错义突变。

（颜景斌，曾凡一）

9.3　多基因病

9.3.1　孤独症

　　孤独症（autism）又称自闭症或孤独性障碍（autistic disorder，AD），是广泛性发育障碍（pervasive developmental disorder，PDD）的代表性疾病，也是遗传和环境共同作用的结果[118]。流行病学调查显示，遗传因素在 AD 的发病中起到非常重要的作用。双生子研究发现，同卵双生共患 AD 的概率为 60％～80％，异卵双生的共患率为 3％～10％。家族聚集性研究显示,同胞患 AD 的概率为 3%～5%,是群体中 AD 患病率的 50～100 倍。根据同卵双生、异卵双生共患的差异以及患者同胞再患的危险度推断,AD 的遗传度在90%以上[119]。

孤独症的遗传学变异有以下四类:单基因突变、染色体异常、拷贝数变异、多基因变异。大量孤独症患者独立存在于一个家庭,提示孤独症的遗传因素主要来自生殖细胞减数分裂过程中的基因变异。到目前为止,两个主要数据库 AGD(http://wren.bcf.ku.edu/)和 GAD(http://geneticassociationdb.nih.gov/)收纳了超过 500 个候选基因,其中很大一部分基因均作用于神经突触和神经信号传递过程,但还没有一个确定的孤独症特异致病基因。除遗传因素外,环境因素如药物(丙戊酸钠)、感染、重金属、杀虫剂等也可能通过缺氧、应激等反应造成基因变异或突变,影响脑的正常发育,导致孤独症。

目前比较明确的孤独症易感基因包括染色体结构域解旋酶 DNA 结合蛋白 8 (chromodomain helicase DNA-binding protein 8,*CHD8*)、剑蛋白 p60 亚基 2(katanin p60 ATPase-containing subunit A-like 2,*KATNAL2*)、轴突导向因子 G1(Netrin G1,*NTNG1*)、N-甲基-D-天冬氨酸受体 2B(glutamate receptor, ionotropic,N-methyl Daspartate2B,*GRIN2B*)、粘连蛋白 3(laminin,gamma3,*LAMC3*)、Ⅰ型电压依赖性钠通道(sodium channel,voltage-gated,type Ⅰ,alpha subunit,*SCN1A*)和Ⅱ型电压依赖性钠通道(sodium channel,voltage-gated type Ⅱ,alpha subunit,*SCN2A*)[119]。

9.3.2 精神分裂症

精神分裂症(schizophrenia,Sch)是严重且常见的精神障碍之一,具有易复发、慢性化的特点,严重影响患者的社会功能。基于流行病学研究,目前公认精神分裂症是典型的复杂遗传病,病因受遗传因素和环境因素的共同影响,家系研究、双生子研究及其他相关研究结果表明,精神分裂症的遗传度达 70%～90%[120]。

精神疾病具有不完全外显、基因多效性、多致病基因共同作用、遗传异质性等特点。目前报道较多的与精神分裂症相关的基因有儿茶酚氧位甲基转移酶基因(*COMT*)、5-羟色胺 2c 受体基因(*5-HTR2c*)、多巴胺受体亚单位基因(*DRD*)、谷氨酸 N-甲基-D 天冬氨酸受体亚单位基因(*NMDAR*)、短棒菌素结合蛋白基因(*DTNBP*)、神经调节蛋白基因(*NRG*)、酪氨酸激酶跨膜受体基因(*ErbB*)、精神分裂症断裂基因(*DISC*)、G 蛋白信号转导调节子 4 基因(*RGS4*)等。有学者认为,精神分裂症是上千个基因位点许多风险等位基因累积作用的结果。

也有学者认为,可能是一些"罕见变异"增加了疾病风险,甚至有致病作用。此外,罕见拷贝数变异在精神分裂症患者中的比例(15%)远远高于健康对照(5%),并且早发性精神分裂症患者(20%)中罕见拷贝数变异的频率更大。有报道认为,1q21.1、15q11.2、15q13.3、16p11.2、16p13.1、22q11 以及 NRXN1 等染色体区域和基因的拷贝数变异与精神分裂症显著相关[121]。

9.3.3　先天性哮喘

先天性哮喘(congenital asthma)是一种气道的慢性炎症性疾病,是由环境因素和遗传因素相互作用而形成的多基因遗传病,遗传度为 48%~79%[122]。

哮喘的重要特征是存在气道高反应性。对人和动物的研究表明,一些遗传因子控制着气道对环境刺激的反应。目前,对哮喘的相关基因尚未完全明确,但有研究表明可能存在有哮喘特异基因、IgE 调节基因和特异性免疫反应基因。通过定位克隆策略找到的哮喘易感基因有 8 个,分别是 *OPN3*、*DPP10*、*CYFIP2*、*HLA - G*、*GPRA*、*SFRS8*、*PHF11* 和 *ADAM33*[123]。这些基因表达产物对呼吸道上皮屏障和淋巴细胞功能具有重要的调节作用,使机体容易发生哮喘。通过候选基因策略找到的哮喘易感基因众多,主要分为四类[123]:① 与固有免疫和免疫调节相关的基因,如模式识别受体和细胞外受体基因 *CD14*,Toll 样受体基因 *TLR2*、*TLR4*、*TLR6* 和 *TLR10* 等;细胞内受体基因,如核苷酸结合寡聚结构域基因 *NOD1*、*NOD2* 等;② 与 Th2 细胞分化和作用功能相关的基因,如 *IL - 4*、*IL - 13*、*IL - 5*、*IL - 5RA*、*IL - 4RA* 等;③ 与呼吸上皮生物功能和黏膜免疫相关的基因,如趋化因子基因 *CCL5*、*CCL11*、*CCL24* 和 *CCL6* 等;④ 与肺功能、呼吸道重塑和疾病严重性相关的基因,如 β2 肾上腺素受体 *ADRB2*、*TNF* 等。

9.3.4　先天性巨结肠

先天性巨结肠症(hirschsprung disease,HD)又称肠无神经节细胞症(aganglionosis),是一种神经嵴细胞源性疾病和多基因遗传病。患儿在胚胎发育过程中神经嵴细胞迁移障碍,肠神经发育出现停顿,肠壁肌间神经丛的神经节细胞缺失,以致受累肠段异常收缩,其近端结肠代偿性扩张与肥厚,形成巨结肠。临床表现为完全性或不完全性肠梗阻症状,是新生儿低位肠梗阻的常见原因之一,发病率占存活新生儿的 1/5 000[124]。

先天性巨结肠的发病是由于遗传与环境因素的联合致病作用,遗传度为 80%[125]。HD 可散发,也可呈家族性遗传。70% 的病例为单发 HD,也可合并其他综合征,如唐氏综合征(Down syndrome)、Waardenburg 综合征、劳-穆-比综合征(Laurence - Moon - Biedl syndrome)、多发性内分泌腺瘤 2A 型、先天性中枢性肺换气不足综合征[125]。

HD 在遗传学上有三个特点:突变外显率通常低;突变外显率和表达存在性别差异;突变外显率取决于无神经节细胞肠段的范围。至今,已经研究证实 9 个与 HD 有关的候选基因[126],它们是 *RET*、*GDNF*、*EDNRB*、*EDN3*、*SOX10*、*ECE - 1*、*ZFHX1B*、*PMX2b* 和 *Neurturin*。这些基因的作用均围绕 RET 信号通路和内皮素信号通路展开,参与信号通路网络的组成或修饰核心基因,它们的异常将引起信号转导的异常,影响神经嵴细胞的分化、增生以及移行,导致 HD 的发生。

9.3.5　2 型糖尿病

2 型糖尿病(type 2 diabetes mellitus,T2DM)作为一种常见的具有明显异质性的多基因复杂性疾病,目前认为其发生为遗传因素和环境因素共同作用的结果,其中遗传度约为 75%[127]。

T2DM 患者一级亲属成员都存在不同程度的胰岛素分泌缺陷,而胰岛素抵抗不明显,提示影响胰岛素分泌的基因突变可能是个体发生 T2DM 的关键易患因素。随着全基因组关联研究技术和 Meta 分析的发展,许多 T2DM 的易感基因得到确定,这其中绝大部分正是与胰岛素分泌有关的基因,其中对致病贡献较高的易感基因如下[128-129]。

(1) 影响胰岛素合成的基因 核转录因子 7 类似物 2(transcription factor 7-like 2,*TCF7L2*)、肝细胞核转录因子(hepatocyte nuclear factor,包括 *HNF1β*、*HNF-1α*、*HNF-4α*)、干细胞表达的同源基因(haematopoietic expressed homeobox,*HHEX*)以及胰岛素降解酶基因(insulin degrading enzyme,*IDE*)、胰岛素样生长因子 2 mRNA 结合蛋白 2 基因(recombinant insulin like growth factor 2 mRNA binding protein 2,*IGF2BP2*)。

(2) 影响胰岛 β 细胞敏感性的易感基因 膜电位控制钾离子通道亚单位基因(*KCNQ1*)和 ATP 依赖的钾离子通道亚单位基因(*KCNJ11*)。

(3) 影响胰岛素颗粒运输的基因 Wolfram 综合征基因(*WFS1*)、蛋白锌转运体 8 基因(solute carrier family 30 zinc transport,member 8,*SLC30A8*)、细胞周期相关蛋白基因(cell division cycle 123 homolog,*CDC123*)、钙调蛋白激酶(calcium/calmodulin-dependent protein kinase 1D,*CAMK1D*)、半胱氨酸蛋白酶基因(cystein protease calpain 10,*CAPN10*)。

9.3.6 先天性唇腭裂

先天性唇腭裂可分为综合征性唇腭裂(syndromic cleft lip with or without cleft palate,SCL/P)和非综合征性唇腭裂(nonsyndromic cleft lip with or without cleft palate,NSCL/P),为人类最常见的出生后颅面缺陷和先天畸形之一,可单独发生或伴发染色体或基因表达异常及外源致畸因素导致的发育缺陷综合征。先天性唇腭裂以非综合征型为主,世界范围内发病率为 1‰～2‰,是一种多基因复杂异质性疾病,由基因和环境因素共同作用引起,遗传度大约为 76%[130]。

到目前为止,根据候选基因关联研究及动物模型等的研究所确定的候选基因可多达 357 个,其中研究最多的候选基因主要有以下八个[131]:*ABCA4*、*MTHFR*、*IRF6*、*ZNF-533*、*SUMO1*、*MSX1*、*FOXE1* 和 *CRISPLD2*。近十年来陆续报道的相关候选基因及重要信号通路涉及转化生长因子-β 超家族、成纤维细胞生长因子、血小板源性生长因子、Shh 信号通路、Wnt 信号通路、BMP 信号通路以及包括干扰素调节因子-6、P63 等在内的细胞转录因子等[131]。

9.3.7 冠心病

冠心病(coronary artery disease,CAD)是一种复杂的多基因遗传病,其原因包括环境因素、遗传因素以及两者之间的相互作用,遗传度为 40%～60%,并且存在性别差异[132]。

目前已证实多个基因和冠心病相关,主要有血脂代谢调节基因[脂蛋白 A5 基因(*APOA5*)和载脂蛋白 E 基因(*ApoE*)]、RAS 系统基因[血管紧张素-1 转换酶基因(*ACE-1*)和血管紧张素Ⅱ受体 1 基因(*AT1R*)]、凝血及纤溶系统基因[血浆纤维蛋白原基因(*Fg*)和凝血因子Ⅶ基因(*FⅦ*)]、炎症细胞因子调节基因[C-反应蛋白基因(*CRP*)和肿瘤坏死因子-α 基因(*TNF-α*)][133]。

此外,已经有 50 多个与 CAD 相关的易感位点被发现与验证,虽然诱发每个基因的风险变异的概率很小,但在人口中的发生频率是十分常见的。

9.3.8　原发性高血压

作为一种多基因疾病,原发性高血压(primary hypertension,PH)受遗传因素及环境因素的共同作用。环境因素亦可通过作用于不同的遗传背景而产生不同的表型,遗传因素在原发性高血压发生及发展中具有重要作用,理论上认为 PH 遗传度为 50%～60%[134]。

目前已发现 200 多个基因组区域存在影响血压变化的基因变异,这些基因主要在肾脏中表达并调控盐和水的代谢,与血压调节密切相关的主要候选基因如下[135-136]:① 肾素-血管紧张素-醛固酮系统(RASS)中的血管紧张素原基因(angiotensinogen,*AGT*)、血管紧张素转化酶基因(angiotensin converting enzyme,*ACE*)、血管紧张素受体基因(angiotensin receptor,*ATR*)和醛固酮合成酶基因(aldosterone synthase,*CYP11B2*);② 上皮钠通道基因(epithelia sodium channel,*ENaC*);③ 茶酚胺肾上腺素能系统中的 β2 肾上腺素能受体基因(β2-adrenergic receptor,*β2-AR*)和 G-蛋白;④ 影响脂蛋白代谢的基因:脂蛋白脂酶基因(lipoprotein lipase,*LPL*)、载脂蛋白 B 基因(apolipoprotein B,*ApoB*)和载脂蛋白 E 基因(*ApoE*)。

9.3.9　先天性心脏病

先天性心脏病(congenital heart disease,CHD)简称先心病,是最常见的出生缺陷。各型先心病的遗传度约为 35%[137]。单基因遗传所致的先天性心脏病约占 3%,染色体畸变占 4%～5%,多基因遗传则占 90% 以上[137]。一部分心脏畸形和多个基因缺陷有关,另外一部分和单个基因缺陷有关。前者可引起除心脏畸形外的其他脏器畸形,后者可引发心脏的单方面畸形。

目前发现的与 CHD 相关的易感基因主要有 8 种[138-139]:① T-box 转录因子家族:TBX1 和 TBX2 亚家族,其中与心脏发育有关的基因主要是 TBX1 亚家族中的 *TBX1*、*TBX18*、*TBX20* 和 TBX2 亚家族中的 *TBX2*、*TBX3*、*TBX5*。② GATA 家族:含有锌指结构的一组转录因子,是维持心血管发育的关键转录因子之一,包括 6 种亚型,其在进化过程中高度保守。其中 *GATA-4*、*5*、*6* 对大量心脏基因表达的直接调节非常重要。③ Homebox 基因家族:*NKX2.5* 基因属于 Homebox 基因家族,是心脏前体细胞分化的最早期标志之一,参与心脏发育的各个过程。④ 有学者研究认为,若孕母体内存在 *CRELD1* 基因突变,其子代发生 CHD 的概率会大大地增加。⑤ *CRELD2* 和 *CRELD1* 这两种基因在结构和功能上都非常相似,所以也有学者认为 *CRELD2* 也是 CHD 的发病候选基因。⑥ BMP4 的水平和心脏畸形的严重程度呈负相关。⑦ 胶原纤维Ⅵ基因位于人类 21 号染色体上,而 21 号染色体与人类 CHD 密切相关,所以胶原纤维Ⅵ基因可能也与 CHD 的发生相关。⑧ 笔者近期发现 *WDR62* 是 CHD 易感基因。

(马　端,马　竞)

9.4　线粒体病

mtDNA 突变引起的线粒体疾病常累及多个器官和系统,多表现出神经和肌肉的病变,受累个体表现为一系列的临床综合征,如线粒体脑肌病(mitochondrial encephalomyopathy,ME)、卡恩斯-塞尔综合征(Kearns-Sayre syndrome,KSS)、慢性进行性眼外肌麻痹(chronic progressive external ophthalmoplegia,CPEO)、肌阵挛性癫痫伴破碎红纤维病(myoclonic epilepsy with ragged red fibers,MERRF)、神经衰弱伴共济失调和色素性视网膜炎(neuropathy, ataxia, retinitis pigmentosa and ptosis,NARP)和亚急性坏死性脑脊髓病(Leigh syndrome,LS),部分线粒体疾病仅累及单个器官,如莱伯遗传性视神经病变(Leber hereditary optic neuropathy,LHON)。

9.4.1　线粒体脑肌病

线粒体脑肌病伴有乳酸血症和中风样发作(mitochondrial encephalopathy with lactic acidosis and stroke-like episodes,MELAS)是最常见的母系遗传线粒体疾病[140]。其母多有糖尿病,耳聋,心电图异常和呼吸链复合体Ⅰ、Ⅲ、Ⅳ活性缺陷。婴儿期正常,3～11 岁起病,神经系统受累为主。突发卒中、偏瘫、偏盲和(或)皮质盲、偏头痛、反复癫痫发作和呕吐。可有糖尿病、感音神经性耳聋痴呆和身材矮小等症状。患者因异常线粒体不能代谢丙酮酸,导致安静状态下血和脑脊液中乳酸和丙酮酸浓度升高,最小运动试验和口服葡萄糖乳酸刺激试验(＋＋＋)。头颅 CT 和 MRI 检查,早期可见与主要脑血管分布不相应的脑软化灶和多发性类梗死灶(长 T1,长 T2 信号),后部半球的大脑皮质(如枕叶)多见,晚期有脑萎缩、脑室扩大和基底节钙化。肌活检中,可在光镜下用改良的 Gomeri 三色和琥珀酸脱氢酶(succinate dehydrogenase,SDH)染色,显示破碎红纤维(ragged red fiber,RRF);用细胞色素氧化酶(cytochrome oxidase,COX)染色,肌膜浆下可见大量正常和异形线粒体。大约 80% 的 MELAS 是由线粒体基因组 $tRNA^{Leu(UUR)}$ 基因的 m.3243A＞G 碱基置换引起,该位点是转录终止子的结合部位,进化上高度保守,突变导致 $tRNA^{Leu(UUR)}$ 基因结构异常,转录终止因子不能结合,rRNA 和 mRNA 合成的比例也发生改变。此外,线粒体内蛋白质的胺酰化修饰程度下降,线粒体膜的通透性改变。这些病理变化与线粒体中蛋白质合成障碍有关。m.3243A＞G 突变可能因突变所在 tRNA 空间结构发生改变,使其无法与密码子正确配对,从而导致蛋白质合成障碍。少数患者为 tRNA$^{Leu(UUR)}$ 基因 3271、3252 或 3291 位碱基的点突变或线粒体复合体 I 亚基 ND5 基因突变 m.13513G＞A(MT-ND5)引起。

m.3243A＞G 异胞质性程度与疾病严重程度呈正相关。肌组织中 m.3243A＞G 突变型 mtDNA 达 40％～50％时，出现慢性进行性眼外肌麻痹、肌病和耳聋；达 90％时，可出现复发性休克、痴呆、癫痫、共济失调等。

MELAS 诊断需要对患者做全面体检，包括对发育迟缓的评估、听力检测、眼部检查、神经系统检查(脑电图、脑部 MRI)以及心血管功能评估。实验室诊断包括生化检测和肌肉活检与酶学分析。MELAS 的分子诊断主要检测三个主要突变位点(m.3243A＞G、m.3271T＞C 和 m.3252A＞G)。

(李　伟，陈　茜)

9.4.2　莱伯遗传性视神经病变

莱伯遗传性视神经病变(LHON)是一种罕见的眼部线粒体疾病，发病年龄为 7～75 岁，在欧洲人群中的发病率约为 1/40 000，男性多于女性[141]。

LHON 临床上一般可分临床前期、急性期和亚急性期、慢性萎缩期。其特征呈无痛性视神经病变，急性期视力可急剧下降至仅见指数。视力虽不同程度减退，大多数在 0.1 左右，很少有全盲者。视力可以自行恢复，特别是见于儿童期发病。急性期视盘充血，盘周有毛细血管扩张及神经纤维肿胀，视盘可出现视网膜动静脉不同程度迂曲扩张。视野异常以中心暗点和旁中心暗点最多见，色觉障碍常见为后天获得性，如果病情好转，色觉障碍也随之好转，常以红绿色盲多见。早期视网膜受累，其后继发视神经病变，称为视神经网膜病。视觉诱发电位(visual evoked potential，VEP)检查有助于了解视功能状况，对亚临床或隐匿性病例更有特殊诊断价值。

LHON 家系成员可表现出其他的神经异常，如外周神经病变、头痛、偏头痛、智力障碍、震颤、癫痫、耳聋脊髓后柱受累、小脑性共济失调运动失调、肌张力障碍、膀胱无力征等，其他尚可见心脏传导障碍。在 LHON 家系中可见有类似多发性硬化的脱髓鞘疾病。

LHON 的诊断主要基于眼科学检查，包括眼底检查、视野图、电生理和神经成像等。虽然 LHON 突变会影响线粒体呼吸链复合体 I，但是体外生化检测中未见呼吸链缺陷的并不能排除 LHON。根据患者的临床表现和眼科相关检查的结果，分子诊断可以提供最终的诊断。1988 年，Wallace 等首次发现 mtDNA *ND4* m.11778G＞A 突变与 LHON 有关。到目前为止已报道 50 多个与 LHON 相关的 mtDNA 突变(http://www.mitomap.org/)，这些突变可分为原发突变(primary pathogenic mutation)和继发突变(secondary associated mutation)。原发突变是 LHON 发病过程中必需的，仅发生在 LHON 家系中，此类突变往往造成显著的线粒体功能障碍。原发性突变目前已发现 13 个，均位于编码呼吸链复合体 I 亚基的基因上，其中三个原发位点[*MT-ND4* m.11778G＞A(OMIM＊516003)、*MT-ND1* m.3460G＞A(OMIM＊516000)和 *MT-ND6* m.14484T＞C

（OMIM＊516006）]突变占 90％以上。m.11778G＞A 突变通常引起严重的视力丧失，几乎不能恢复；m.14484T＞C 突变长期来看视力结局最好；m.3460G＞A 为中间表型。但是，这三个原发突变的频率在世界范围内的不同地区和种族人群中存在差异，m.11778G＞A 是最为常见的突变位点，在北欧人群中约 70％的患者是由该突变位点引起。由于奠基者效应，在魁北克法裔加拿大人群中，m.14484T＞C 是最常见的突变，但是该突变位点在英国和斯堪的纳维亚半岛人群中相对少见。在亚洲人群中，引起 LHON 的原发突变仍然以 m.11778G＞A 为主。大约 10％的 LHON 患者不存在上述常见的三个原发突变，但是在这些散发家系中进一步确认突变位点较为困难，需要在更多的独立家系中予以证实。继发突变与原发突变协同作用而影响 LHON 的发病，这类突变在 LHON 家系中存在，也在正常人群中以低于 LHON 患者的频率出现。在欧美人群中，m.4216T＞C、m.4917A＞G、m.9804G＞A、m.13708G＞A、m.15257G＞A、m.15812G＞A 和 m.7444G＞A 等继发突变与 LHON 发病具有明显的相关性，而且往往与原发突变或者其他继发突变共同作用影响 LHON 的外显率和表现度。$MT-ND1$ m.3394T＞C、m.3635G＞A、m.3866T＞C、m.11696G＞A，$MT-ND5$ m.12811T＞C，$MT-ND6$ m.14502T＞C，$tRNA^{Met}$ m.4435A＞G，$tRNA^{Glu}$ m.14693A＞G，$tRNA^{Thr}$ m.15951A＞G 等为中国人群中 LHON 相关的继发突变。

根据中国人群 LHON 的线粒体突变频谱筛查三个原发突变（包括 $MT-ND4$ m.11778G＞A、$MT-ND1$ m.3460G＞A、$MT-ND6$ m.14484T＞C）以及其他继发突变（包括 $MT-ND1$ m.3394T＞C、m.3635G＞A、m.3866T＞C，$MT-ND4$ m.11696G＞A，$MT-ND6$ m.14502T＞C，$tRNA^{Met}$ m.4435A＞G，$tRNA^{Glu}$ m.14693A＞G 和 $tRNA^{Thr}$ m.15951A＞G 等），可以对 LHON 进行基因诊断。

（李　伟，陈　茜）

9.4.3　氨基糖苷类药物性耳聋

氨基糖苷类药物性耳聋是指由于使用氨基糖苷类抗生素（aminoglycoside antibiotics，AmAn）而导致的耳聋。常规剂量 AmAn 造成的耳聋具有母系遗传的倾向，这些患者可能具有线粒体 12S rRNA 基因 m.1555A＞G 突变和 m.1494C＞T 突变。m.1555A＞G 突变和 m.1494C＞T 突变会在 12S rRNA 高度保守的 A 位形成新的 1494C-G1555 或 1494U-A1555 碱基对。这些改变使得 12S rRNA 在二级结构上与细菌的 16S rRNA 的相应区域的二级结构更加相似，因此，由于 m.1494C＞T 和 m.1555A＞G 突变在 12S rRNA 形成 U-A 和 G-C 配对使得氨基糖苷类抗生素的结合更加容易。携带 m.1494C＞T 和 m.1555A＞G 突变的细胞生化特征是线粒体蛋白合成异常，进而细胞呼吸功能出现异常，细胞内外离子浓度失衡，最终导致毛细胞变性死亡，临床特征主要表现为双耳对称性高频听力损害[142]。

AmAn 所致听力损害一旦发生，不可恢复。临床上线粒体 12S rRNA 的 m.1555A＞G 和 m.1494C＞T 突变可以检测氨基糖苷类抗生素高敏个体，携带该突变的个体本人及其母系亲属均为高危人群。管敏鑫等对 1 642 例中国汉族氨基糖苷类药物耳毒性耳聋和非综合征耳聋患儿的调查中发现,这两个突变的频率分别是 3.96% 和 0.18%[143]。携带 m.1555A＞G 和 m.1494C＞T 突变的个体对 AmAn 高度敏感,如果这部分人能获得遗传咨询和干预,避免使用 AmAn,则不会发生听力损失。针对 AmAn 高危人群,应首先采取易感基因检测,指导临床医生优化给药方案,提高氨基糖苷类抗生素在人群中应用的安全性。

（李　伟,陈　茜）

9.4.4　线粒体糖尿病

线粒体糖尿病(mitochondrial diabetes mellitus)是一种单基因突变导致的特殊类型糖尿病,约占糖尿病总人群的 1%。近来,众多突变位点被发现与其相关,其中最常见的是线粒体 m.3243A＞G 突变,约占所有线粒体基因突变糖尿病人群的 85%。m.3243A＞G 突变糖尿病临床表现呈明显的异胞质性,典型表现为年轻起病的糖尿病伴耳聋,并呈母系遗传规律[144-147]。

由于受精时精子头部与卵细胞融合成合子,而精子的线粒体集中于尾部,因此子代绝大多数线粒体基因来自母方而非父方。临床上,m.3243A＞G 突变糖尿病呈母系遗传,即不同性别的子代均有可能遗传该病,但只有女性可以将该病传递到下一代。该病患者的所有母系亲属均有可能为 m.3243A＞G 突变携带者。

m.3243A＞G 突变糖尿病的患病率调查结果受筛查方法的敏感性、筛查人群来源以及种族等因素影响。近年来,学者们已经利用不同的筛查方法及多种筛选标准,在不同种族中进行了多个小型的患病率调查。研究发现,在日本人群中糖尿病伴耳聋的患者该突变达 60%,在糖尿病患者中约为 1.5%,明显高于欧洲人群(0.8%)和其他种族人群(0.6%)。在表型类似 2 型糖尿病的患者中,该病发病率大致为 1%[148]。

(1) mt.3243A＞G 突变糖尿病的临床异胞质性　由于线粒体 DNA 突变的细胞异胞质性,同胞患者间的临床表现在性质及程度上变异较大。此外,不同组织对能量的依赖程度存在差异,ATP 阈值越高的组织越容易受到突变影响,因此,m.3243A＞G 突变时,胰岛、耳蜗、脑、视网膜、骨骼肌、心肌这些 ATP 阈值相对较高的组织更易出现异常[149]。

(2) 糖尿病症状　m.3243A＞G 突变携带者糖尿病发生率很高(＞85%),但发病年龄分布较广,平均诊断年龄为(37±11)岁。大部分患者临床表现类似 2 型糖尿病,少数患者可呈 1 型糖尿病临床表型或发病于妊娠期。家系内下代发病有提早倾向,该现象可能与这部分患者对疾病的认知度提高有关。患者大多体重低且肌肉组织少,肥胖者少见。发病初可通过饮食调节或服用磺脲类药物控制,但大部分患者在糖尿病确诊后 2 年内常需改用胰岛素治疗。随病程进展,胰岛 β 细胞胰岛素分泌功能进行性减退[150-152]。

(3) 感音神经性耳聋　研究发现,超过 75% 的 m.3243A＞G 突变糖尿病患者出现感音神经性耳聋,由于耳聋往往被纳入进行该突变位点基因筛查的临床标准之一,因此该比例可能存在一定偏差。既往研究还发现,7.4% 的遗传性感音神经性耳聋的患者存在

m.3243A＞G 突变。m.3243A＞G 突变糖尿病患者耳聋症状出现较早（2～61 岁）[152]，常早于糖尿病确诊。

（4）神经精神系统　卒中样发作、癫痫、偏头痛及认知障碍是 m.3243A＞G 突变携带者最常见的神经精神系统症状[153]。m.3243A＞G 突变首先在 MELAS 患者中发现，典型表现为卒中样发作、癫痫及乳酸酸中毒。国外学者 Gerbitz 等研究发现，在 45 个家系共 199 名 m.3243A＞G 突变携带者中，同时出现 m.3243A＞G 突变糖尿病及 MELAS 特征的占 13%[154]。

（5）眼部病变　黄斑视网膜营养不良是 m.3243A＞G 突变携带者最常见的特征性改变，有研究发现，49 名 m.3243A＞G 突变糖尿病患者中有 42 人（86%）出现此改变。m.3243A＞G 突变携带者较少出现的眼部症状包括失明、夜盲、畏光等，一旦出现提示严重的视网膜色素上皮病变[155]。

（6）其他病变　m.3243A＞G 突变携带者还可出现累及多个系统的病变[146,152,156-158]。其中骨骼肌系统可表现为运动相关性肌痉挛及肌无力，通常累及近端肌。m.3243A＞G 突变携带者还可出现心脏病变，包括左心室肥厚、心脏自主神经病变及心律失常，而心律失常和心力衰竭是该突变携带者早期死亡的主要原因。m.3243A＞G 突变携带者终末期肾病发生率较高，活检发现局灶性节段性肾小球硬化是其最常见的病理改变。此外，身材矮小是由该病最常见的内分泌改变所致。

（7）m.3243A＞G 突变异胞质性　同一个体不同组织的突变比例存在差异，而血细胞、口腔颊黏膜细胞、尿沉渣及毛囊样本的突变异胞质性不能反映病变组织的突变异胞质性（如耳蜗、胰腺等），既往研究未发现携带者突变异胞质性水平对该病预后有明显价值。此外，研究还发现，m.3243A＞G 突变携带者血细胞中的突变异胞质性随年龄下降，每年平均下降速度为 1.4%，但在肌肉组织中保持稳定甚至上升。

有研究报道，血细胞中的突变异胞质性可能与耳聋的发病年龄及严重程度相关，而与糖尿病无明显关联。血细胞突变异胞质性高者可能耳聋症状出现更早并且听力受损程度更重[159-161]。尽管肌肉组织的突变率水平与耳聋程度相关性更好，但在临床上应用该检测并不实际。

（褚　晨，王从容）

9.4.5　线粒体突变诊断方法的选择

导致线粒体疾病的线粒体 DNA 突变形式主要为点突变和大片段缺失。其诊断方法与单基因疾病并无区别。但是，由于线粒体 DNA 突变的异胞质性是线粒体疾病独特的分子特征，因此线粒体 DNA 突变异胞质性的检测成为重要的部分。大部分可用于点突变检测的技术均可检出异胞质性程度较高的线粒体突变。但是，对于异胞质性程度较低的样本就需要采用一些灵敏度较高的方法进行检测。

9.4.5.1　PCR-RFLP 技术

PCR-RFLP 是检测线粒体点突变的常用技术。目前国内实验室较多采用合适的限

制性内切酶如 *Bsa* HI、*Mae* III 及 *Mva* I 等来检测 LHON 相关 mtDNA *ND1* m.3460G＞A、*ND4* m.11778G＞A 和 *ND6* m.14484T＞C 等突变。

这三种限制性核酸内切酶对所扩增的片段中分别有特定的切割识别序列。如核苷酸未发生突变,则原有限制性核酸内切酶所识别序列存在,故 PCR 产物被限制性核酸内切酶消化成两个片段;如核苷酸发生突变,则原有限制性核酸内切酶所识别序列不复存在,故 PCR 产物无法被上述限制性核酸内切酶所消化。

虽然,PCR-RFLP 技术具有技术简单、使用方便、成本较低等优点,但是该方法只能检出异胞质性不低于 10% 的样本,因此无法用于低异胞质性的样本检测。

9.4.5.2 多色探针熔解曲线分析技术

多色探针熔解曲线分析(MMCA)技术可用于氨基糖苷药物性耳聋基因突变的检测(图 9-18)。在用于氨基糖苷药物性耳聋基因突变检测时,首先确定待检的基因突变类型及其在基因中的位置,并设计相应的自淬灭荧光探针;随后在探针周围设计相应的引物组,使其能扩增相应的扩增片段;经体系优化后,在多色荧光 PCR 仪上进行 PCR 扩增和熔解曲线分析,最后根据熔解曲线分析结果中未知样本与野生型对照在各检测通道的熔点(T_m)值的差异来判定待检测样本是否含有待检测的氨基糖苷药物性耳聋基因突变及突变的类型。

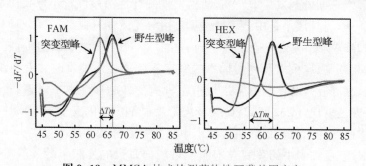

图 9-18 MMCA 技术检测药物性耳聋基因突变

FAM 和 HEX 为对应通道的检测结果。黑色线:正常人对照;红色线:m.1555A＞G同质性突变;绿色线:m.1494C＞T 同质性突变;灰色线:阴性对照。(彩图见图版)

值得注意的是,线粒体基因突变具有异胞质性,用 MMCA 技术进行基因突变检测一般能检测低至 10%～20% 的突变,在进行结果判读时,需要注意异质突变的情况。利用该技术,目前已可在一个双色荧光 PCR 体系中对两种(m.1494C＞T 和 m.1555A＞G)中国人常见的氨基糖苷药物性耳聋基因突变进行检测和基因分型[162]。

9.4.5.3 Sanger 测序技术

Sanger 测序技术是目前鉴定突变的黄金标准,是寻找 mtDNA 各种致病突变和诊断线粒体疾病非常有用的手段,同时还可验证其他检测方法如 PCR-RFLP 等的检测结果。

设计覆盖相应突变位点的特异性引物,经 PCR 扩增后,扩增的 DNA 可直接测序。将测序结果与标准剑桥参考序列比对,可以筛查线粒体疾病的突变位点,如 LHON 原发性突变位点的检测。

但是,与 PCR-RFLP 相似,Sanger 测序也无法检出低异胞质性的线粒体突变,其检测下限仅为 20% 左右。

9.4.5.4 焦磷酸测序技术

在实际研究过程中,人们经常可以发现线粒体突变异胞质性较低但却发病的患者,比如有些线粒体糖尿病患者外周血中 m.3243A>G 突变的异胞质性仅有不足 2%。因此,高灵敏度和精确度成了线粒体诊断不同于其他基因诊断的一个重要需求。

如前所述,焦磷酸测序是通过对测序反应过程中释放的焦磷酸数量来进行序列的定量分析,因此从原理上保证了它能够进行线粒体异胞质性的准确检测。我们可以应用焦磷酸测序仪中的突变分析模块来检测样本中野生型和突变型所占的比例,例如检测线粒体 m.3243A>G 突变,从而实现线粒体异胞质性的定量分析。

焦磷酸测序从原理上讲虽然比较适合进行线粒体突变的定量分析,但在实验过程中也发现该技术在极限条件下进行检测时误差较大。比如,我们用已知浓度混合质粒制备的标准品(一种为野生型,一种为突变型,不同比例混合后形成)进行分析发现,当线粒体 m.3243A>G 突变异胞质性低于 10% 时,检测值明显高于理论值,而当突变异胞质性高于 90% 时,检测值则明显低于理论值,不同比例标准品两组之间呈 S 形曲线(图9-19)。为了提高检测的准确度,我们采用不同浓度的标准品进行测定,实测值和理论值之间建立了一元三次校正方程。实际的实验表明,每台焦磷酸测序仪的检测误差是比较恒定的,因此每台仪器只需建立一个校正方程即可。每次实验得到的检测值使用该方程校正后即可得到更准确的数值,通过校正不仅提高了检测的准确度,而且灵敏度也得到了明显的提升。此外,我们通过引物设计优化、分析程序改进等手段,进一步提高了检测的灵敏度,最低可检出 0.5% 的线粒体 m.3243A>G 突变,基本满足了临床上对低异胞质性线粒体突变检测的需求[163]。

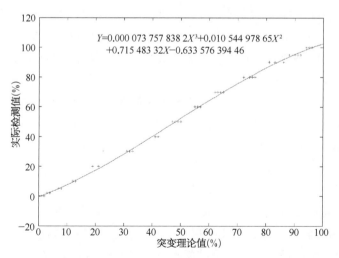

$$Y=0.000\,073\,757\,838\,2X^3+0.010\,544\,978\,65X^2+0.715\,483\,32X-0.633\,576\,394\,46$$

图 9-19 焦磷酸测序检测 m.3243A>G 突变的校正曲线

横坐标代表标准品的突变理论值;纵坐标代表标准品的实际检测值。
每个浓度的标准品检测 4 次,取平均值。

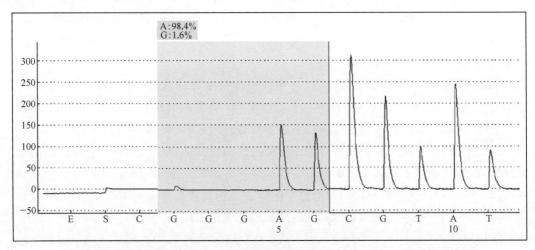

图 9-20　焦磷酸测序检测线粒体糖尿病患者外周血 DNA 中 m.3243A>G 突变
焦磷酸测序可检出异胞质性低于 2% 的 m.3243A>G 突变,图中样本突变仅为 1.6%。

9.4.5.5　高分辨率熔解曲线分析技术

如前所述,高分辨率熔解曲线分析(HRM)技术通过实时监测升温过程中双链 DNA 荧光染料与 PCR 扩增产物的结合情况,突变位点因不匹配会使双链 DNA 在升温过程中先解开,荧光染料从局部解链的 DNA 分子上释放,从荧光强度与时间曲线上就可以判断是否存在基因突变。线粒体突变样本中会存在一定数量不匹配的异源双链,HRM 分析结果中就会出现特异性双峰曲线,非常容易判断是否存在突变,因此采用 HRM 技术可以非常方便地检出异胞质性突变。

以线粒体 m.3243A>G 突变检测为例,我们首先采用 HRM 技术分析了不同异胞质性的标准品,结果发现它们的熔解曲线有比较明显的差异,并且呈规律性的变化,最低可检出 2% 的杂合突变[163],如图 9-21 所示。对线粒体 m.3243A>G 突变糖尿病样本的检测结果也证实,HRM 技术可以进行样本异胞质性的半定量分析,即可以确定样本异胞质性所处的大致范围。

9.4.5.6　将 HRM 和焦磷酸测序技术结合形成的两步法检测技术

如前所述,HRM 和焦磷酸测序是两种适用于线粒体突变检测的方法,检测效率和灵敏度远高于 PCR-RFLP 和 Sanger 测序[163]。这两种方法具有各自的特点,其中 HRM 检测速度非常快,一个半小时内一台仪器就可以完成 32 个样本的检测,筛查上千个样本仅需几天的时间。更值得一提的是,HRM 的检测成本很低,仅需合成非标记引物即可,每个样本的检测成本仅为 3 元。因此应用 HRM 对样本进行初筛,可以最大限度地加快检测进程,减少筛查成本。但是 HRM 的检测灵敏度为 2% 左右,且不能对样本突变异质性进行精确定量。而焦磷酸测序检测结果准确、灵敏度高,但该技术对实验设备要求比较高,成本较高,每个样本需花费 20 元左右,检测需 4 h 左右,不太适用于大样本的筛查工作。如果我们能发挥两种方法各自的优势,既可提高检测的效率,又能最大限度地降

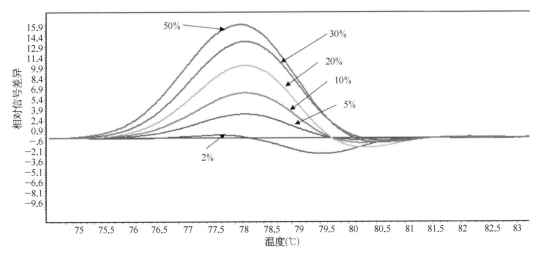

图9-21 HRM检测标准品中m.3243A>G突变

HRM可检出仅为2%的杂合突变,其曲线与基线有明显区别。

低检测成本。

我们在研究中将HRM和焦磷酸测序技术的优势相结合,建立了两步法快速筛查线粒体糖尿病m.3243A>G位点突变的新技术(图9-22)。首先,采用HRM对大量样本进行初筛,对筛查阳性的样本采用焦磷酸测序技术进一步进行验证,同时又能获得突变异质性的精确数值。此外,我们在实验设计方面,在HRM和焦磷酸测序实验中采用相同的引物,不仅简化了实验,还大大提高了实验结果的可信度。两步法检测技术已经在社区糖尿病人群样本筛查中得到了很好的应用,为线粒体糖尿病的早期诊断提供了可靠的方法[164]。

9.4.5.7 等位基因特异性寡核苷酸杂交

等位基因特异性寡核苷酸(allele-specific oligonucleotide,ASO)杂交是一种测定基因突变的方法。由于ASO仅与完全互补的序列结合,故1个碱基错配即足以阻止ASO探针与目的基因片段杂交。该方法对低频突变仍具有较高的敏感性。目前,在线粒体基因组突变检测中,常用ASO杂交的方法来筛查13种常见的点突变。

这13种常见的点突变包括:引起MELAS的点突变m.3243A>G[tRNA$^{Leu(UUR)}$]和m.3271T>C[tRNA$^{Leu(UUR)}$];引起MERRF的点突变m.8344A>G(tRNA^{Lys})和m.8356T>C(tRNA^{Lys});引起NARP和LS的点突变m.8993T>G(p.L156R,ATP6)和m.8993T>C(p.L156P,ATP6);引起心肌病、MERRF、听力丧失和LS的点突变m.8363G>A(tRNA^{Lys});引起LHON的点突变m.11778G>A(p.R340H,ND4)、m.3460G>A[tRNA$^{Leu(UUR)}$]、m.14484T>C(p.M64V,ND6)和m.14459G>A(p.A72V,ND6);引起LS和MELAS的点突变m.13513G>A(p.D393N,ND5)和m.13514A>G(p.D393G,ND5)[165]。

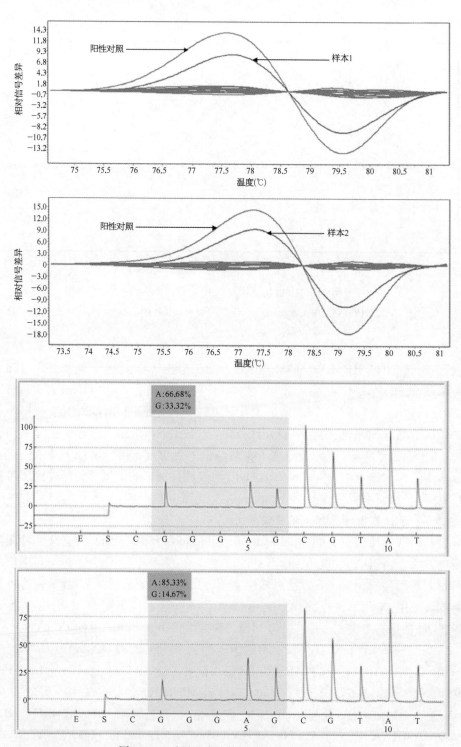

图 9-22 采用两步法检测 m.3243A>G 突变

　　首先采用 HRM 筛查出 2 例曲线与正常对照不同的样本,焦磷酸测序验证并进行定量分析,表明其突变异胞质性分别为 33.32% 和 14.67%。

9.4.5.8 基于 ARMS 的 qPCR 检测技术

基于等位基因突变系统的定量 PCR 检测技术(ARMS-qPCR)是 Newton 等首先建立用来检测已知突变的方法。其基本原理是：如果引物的 3'端碱基与模板碱基不互补，则用一般耐热 DNA 聚合酶无法延伸。因此，根据已知点突变设计 3 条引物，其 3'端碱基分别与突变和正常的模板碱基互补，从而将有某种点突变的模板与正常模板区分开来。此法已用于多种疾病的点突变的检测。

因此，采用 ARMS-qPCR 技术可以对 mtDNA 中常见的点突变进行定性和定量的检测，且该方法具有经济、快速、灵敏的特点。

9.4.5.9 基因芯片技术

目前，市面上已有多种商品化的可同时检测多个致聋突变热点的遗传性耳聋基因诊断芯片。比如，目前使用最广泛的是博奥生物有限公司暨生物芯片北京国家工程研究中心研制的晶芯®遗传性耳聋基因芯片，包含与先天性耳聋、药物性耳聋、大前庭导水管综合征相关的 4 个耳聋基因中的 9 个位点(表 9-8)，覆盖 80% 以上的中国常见遗传性耳聋基因的突变位点。近期有文献报道，在北京的出生 3 d 后的 37 573 例新生儿样本中，采用上述基因芯片进行耳聋基因筛查，共发现了 1 810 例阳性样本，阳性率为 4.817%。其中 m.1555A>G 和 m.1494C>T 的突变率分别为 0.024% 和 0.274%[166]。

随着 DNA 芯片技术的不断发展，有望将与线粒体疾病有关的 mtDNA 突变位点整合到基因芯片中，以实现高通量、大规模筛查的需求。

表 9-8 国内最常用的遗传性耳聋芯片检测位点

突变所在基因	突变所在位点	突变位点描述
GJB2	35	35 del G
	176	176-191 del 16
	235	235 del C
	299	299-300 del AT
GJB3	538	538 C>T
SLC26A4	2168	2168 A>G
	IVS 7-2	IVS 7-2 A>G
线粒体 *12S rRNA*	1494	1494 C>T
	1555	1555 A>G

9.4.5.10 微阵列比较基因组杂交技术

微阵列比较基因组杂交技术(array-CGH)是一种高通量、高分辨、高灵敏度的全基因组拷贝数变异筛查方法。该方法有效地克服或弥补了现有染色体检测技术的局限性，将染色体病的诊断提高到亚显微甚至基因水平上,能够发掘出以往用低分辨率技术未能检出的基因微缺失或微重复病症,极大地提高了染色体异常的检出率。基于芯片平台的array-CGH技术,正迅速成为鉴定由染色体异常导致的诸如肿瘤和发育异常等人类疾病的有效工具[167]。

针对靶向基因区域的靶向array-CGH技术,可以在单个基因或单个外显子拷贝数变异检测方面,更快速、分辨率更高、操作更便捷。例如,针对线粒体疾病所设计的寡核苷酸array-CGH平台MitoMet,可以对线粒体基因组以及核基因组中与代谢或线粒体疾病相关的基因进行拷贝数变异检测。该技术尤其适用于线粒体疾病相关的线粒体基因组和核基因组大片段缺失的检测。

(李　伟,陈　茜,颜景斌,黄秋英,曾凡一)

9.5　表观遗传修饰异常引起的疾病

9.5.1　脆性X综合征

脆性X综合征(fragile X syndrome)是不完全外显的X染色体连锁显性遗传病。主要临床表现为智力低下、癫痫发作、语言和行为障碍、面容异常(脸长、前额突出、耳大、腭弓高、嘴大唇厚)、平足。女性患者多表现为卵巢早衰,男性患者青春期常出现巨睾,部分男性老年患者有共济失调综合征[168]。

脆性X综合征的致病基因是 FMR1。FMR1 是一个高度保守的基因,位于染色体Xq27.3,有17个外显子,在基因的 5' 非翻译区有一个(CGG)$_n$重复序列,其上游约250 bp处有一个CpG岛。导致脆性X综合征的突变可分为动态突变和错义突变。

动态突变指CGG重复次数的不同,最终使得其编码蛋白质FMRP(fragile X mental retardation protein)表达降低或完全丧失。CGG重复的次数可分为四种类型:① 正常型:$n < 50$,FMRP表达量正常;② 中间型:$n = 50 \sim 58$,FMRP表达量正常,FMR一般能稳定传递,但是随着 n 的增大,CGG拷贝扩增的可能性也会增加,一般不会表现出病症;③ 前突变:$n = 59 \sim 200$,携带者不会有症状,但是女性携带者可能会将基因传递给子代,并进一步扩增CGG重复序列长度;④ 全突变:$n > 200$,男性100%患病,女性因X染色体失活的不同而表现出不同程度的症状。当 $n > 200$ 时,可诱导 FMR1 基因的CpG岛发生高甲基化,从而使 FMR1 基因表达沉默。

临床上95%的脆性X综合征患者是由动态突变引起的,另外还有约5%可由错义突变和缺失突变导致FMRP的蛋白质功能丧失从而导致脆性X综合征[169]。

9.5.2　普拉德-威利/愉快木偶综合征

普拉德-威利综合征(Prader-Willi syndrome,PWS)和愉快木偶综合征(Angelman syndrome,AS;又称安格尔曼综合征)是典型的印记基因(imprinting gene)疾病。印记基因是指仅一方亲本来源的同源基因表达,而来自另一亲本的则不表达的一类基因。

有趣的是,这两种遗传性疾病均可由染色体15q11-13微缺失引起,只是因为该微缺失来自母亲或父亲染色体而出现不同的症状表型[170]。当缺失来自母亲时,临床表现为愉快木偶综合征;当来自父亲时,临床为普拉德-威利综合征。

愉快木偶综合征主要临床表现为智力低下、语言障碍、严重的运动障碍(肌张力低下、运动震颤、行走困难、平衡能力差)、多动、癫痫大发作、频繁屈肘的上肢上下扑翼样运动、眼部脉络膜色素异常沉着、容易兴奋、易大笑、面容似欢快样[171]。

普拉德-威利综合征临床表型较轻,主要表现为:出生前胎动减少;新生儿张力减退、反射减弱、吞咽困难及外生殖器发育不全;1岁到1岁半后出现过量饮食、向心性肥胖、生长和智力发育迟缓、特征性面容(窄长脸、杏仁眼、斜眼、大下巴)和学习能力降低;6岁后,患者可出现体痒,腹部出现嗅纹,嘴角含稠的唾液,对疼痛不敏感,青春期发育差。大多数普拉德-威利患者25～30岁以后死于因过量饮食和肥胖导致的糖尿病和心肌衰竭[172]。

愉快木偶综合征的致病基因已确定为 $UBE3A$,为一母源性印记基因,在大部分组织中该两条染色体的 $UBE3A$ 等位基因均可表达,但在脑中来自父亲的等位基因被沉默,而只表达来源于母亲的拷贝。70%～75%的愉快木偶综合征遗传缺陷是母源染色体15q11-13的缺失,该区域包含 $UBE3A$ 编码基因,导致 $UBE3A$ 在脑中不能表达,还有部分愉快木偶综合征遗传缺陷是由父系单亲二倍体(paternal uniparental disomy, UPD)、印记缺陷(导致母源性 $UBE3A$ 不可表达)或 UBE3A 基因突变引起的。

研究表明,DNA 甲基化是造成父亲来源等位基因沉默的原因。但是, $UBE3A$ 基因自身并不存在甲基化差异,它的印记表达差异是由一个长的非编码反义 RNA(UBE3A-ATS)间接引起的。UBE3A-ATS 在父源性染色体上有转录活性,是巨型 SNURF-SNRPN 转录产物的一部分,可以抑制 $UBE3A$ 基因表达,从而导致父源性 $UBE3A$ 基因不能表达,而在母源性染色体上 $SNURF-SNRPN$ 由于甲基化而被沉默。目前,UBE3A-ATS 抑制 UBE3A 转录的机制不明,可能与组蛋白介导的抑制和抑制型染色质结构形成有关。 $UBE3A$ 表达的产物是一种泛素 E3 连接酶,负责特异性诱导其底物降解,activity-regulated cytoskeleton-associated protein(Arc)和 Ephexin5 均被鉴定为 UBE3A 诱导降解底物[173]。

父源性染色体 15q11-13 的缺失导致普拉德-威利综合征,但相应的致病基因并不明确。 $SNORD116(HBII-85)$ 基因簇缺失可以出现普拉德-威利综合征的部分表型,推测 PWS 可能是连续多个基因缺失引起的。部分普拉德-威利综合征遗传缺陷也可由母系单亲二倍体、印记缺陷(导致母源性 UBE3A 不可表达)引起。

9.5.3 贝-维/拉塞尔-西尔弗综合征

人类染色体 11p15 包含两个控制胎儿生长的印记区域,端粒附近的 $H19/IGF2$ 印记区和着丝粒附近的 $KCNQ1OT1/CDKN1C$ 印记区,这两个区域分别有自己的印记控制区域(imprinting control regions, CRs),即 ICR1(端粒区域)和 ICR2(着丝粒区域),这两个区域的甲基化修饰状态也不同。这两个区域印记的丢失会导致两种截然相反的生长性疾病：贝-维综合征(Beckwith-Wiedemann syndrome，BWS)和拉塞尔-西尔弗综合征(Russell-Silver syndrome，RSS)[174]。

贝-维综合征是一种主要表现为生长过剩的遗传性疾病，主要临床表型有脐膨出、巨大舌、体型巨大、身体的一侧生长过剩和选择性的内脏肥大(包括肾、肝或脾)。少数新生儿会出现低血糖症、呼吸困难、眼球震颤、抽搐昏厥等。7.5%～10%的患儿在 5 岁之前会患肿瘤。

拉塞尔-西尔弗综合征又称不对称身材-矮小-性发育异常综合征，几乎所有患儿均表现出身材矮小和生长滞后，大部分患儿身体极度不对称，部分患儿会出现宽前额、宽眼距、口角下垂、三角脸，女孩多伴随性早熟现象。另外，还有部分病例会出现智力障碍、低血糖等症状。

H19/IGF2 印记区的遗传或表观遗传异常可导致贝-维综合征和拉塞尔-西尔弗综合征。H19 是一个非编码 RNA，IGF2 编码一个重要的促进个体生长的因子，两者共同分享 H19 下游的增强子。H19/IGF2 印记区的 ICR1 在父源性染色体上呈高甲基化状态，在母源性染色体上呈非甲基化状态。绝缘子 CTCF 可以结合非甲基化的 ICR1，抑制 H19 下游增强子对 IGF2 表达的激活效应，促进 H19 的表达。而在父源性染色体上，由于 ICR1 的甲基化，使得 CTGF 无法与其结合，最终使得增强子可以激活 IGF2 表达。H19/IGF2 印记区的父系单亲二倍体、重复以及母源性 ICR1 重新甲基化均可导致贝-维综合征。而 50%以上的拉塞尔-西尔弗综合征也可由父源性染色体 ICR1 甲基化的缺失引起(IGF2 表达被抑制)。

KCNQ1OT1/CDKN1C 印记区的遗传或表观遗传异常可导致贝-维综合征和拉塞尔-西尔弗综合征：KCNQ1OT1 编码一个长链非编码 RNA，它可以顺式抑制 CDKN1C (一个重要的细胞周期抑制因子)和 KCNQ1 的表达，KCNQ1OT1/CDKN1C 印记区的 ICR2 在父源性染色体上呈非甲基化状态，lncRNA KCNQ1OT1 表达，进而抑制 CDKN1C 的表达，而在母源性染色体上 ICR2 呈甲基化状态，lncRNA KCNQ1OT1 不表达，CDKN1C 得以表达。KCNQ1OT1/CDKN1C 印记区的母源性染色体倍增，使得 CDKN1C 表达增加，可导致拉塞尔-西尔弗综合征；母源性 ICR2 甲基化的丢失可导致贝-维综合征。另外，约有 5%的贝-维综合征患者被发现是由于 CDKN1C 突变引起的。

9.5.4　Coffin-Lowry 综合征

Coffin-Lowry 综合征(Coffin-Lowry syndrome，CLS)是罕见的 X 连锁半显性神经退行性遗传病，男性比女性患者病情严重。较为严重的患者有独特的面部特征，包括额头突出、双眼距宽、面窄、鼻梁低平、耳位稍低、嘴大、手软而厚、末端手指尖细等，这些症状会随着年龄增加而加剧。部分患者身材矮小、小头畸形、关节活动过度、脊椎发育不良、听力减退、视网膜色素萎缩、视神经萎缩、慢性眼睑炎、进行性脊柱侧弯、其他骨骼异常。大约 20%的患者在受到意外触觉、听觉刺激，或处于兴奋状态下，可能引起短暂的下肢瘫软而跌倒 (stimulus-induced drop attacks，SIDAs)，但意识清楚，此现象好发于儿童或青少年。女性 CLS 患者在发展迟缓、心血管及肢体疾病方面表现差异很大，可能和男性患者一样严重，也可能完全看不出来，需仔细评估。女性患者罹患精神疾病的概率比一般人高，精神分裂症、躁郁症及精神障碍（psychosis）皆有报道[175]。

CLS 是 X 染色体 p22.2 上的 RPS6KA3 基因发生突变所致，使得核糖体 S6 激酶 2（RSK2）活性下降或缺乏。目前已发现 140 余种突变，无突变热点。RSK2 可以磷酸化很多底物，包括核小体中的组蛋白，从而影响多个基因的表达[176]。

9.5.5 Williams 综合征

Williams 综合征（Williams syndrome，WS）是一种常染色体显性遗传病。患儿常有典型的脸部外观，貌似"小精灵"，身体瘦小，有轻、中度智障，牙齿通常生长缓慢，小而稀疏。多合并先天性心脏病，尤其是主动脉狭窄、肺动脉狭窄或肺动脉瓣狭窄。虽然发育滞后，且有一定程度智障，但一般有较突出的语言能力，喜欢交流，不容易害羞[178]。

WS 是由 7q11.23 缺失所致，该区域包含 24～28 个基因，致病基因不甚明了。动物实验表明，该区域中的 ELN 基因敲除可导致小鼠心脏主动脉狭窄和肺动脉狭窄，WSTF 基因敲除可导致新生鼠高血钙、心血管发育异常，该基因产物可以通过结合染色质重塑复合物 WINAC 调控染色结构。区域中的 LIMK1、GTF2、IRD1 和 CLIP2 或与患儿行为和智力有关。

9.5.6 鲁宾斯坦-泰比综合征

鲁宾斯坦-泰比综合征（Rubinstein-Taybi syndrome，RTS）又称阔拇指巨趾综合征，主要临床表现有：身材矮小，短粗拇指（趾），智力发育障碍，中度或重度学习困难，运动发育迟缓，有呼吸道感染史。面部异常主要表现为：小头，高眉弓，睑裂低斜，眼球突出，斜视，鼻梁宽，鼻隔长，上颌发育不全，耳的大小、形状、位置异常。可合并椎骨、胸骨和肋骨异常，先天性心脏畸形，泌尿系统异常等。RTS 患儿一般体重过重，并且注意力不集中[178]。

第一个鉴定出来的鲁宾斯坦-泰比综合征致病基因是表达 CREB-binding protein 的编码基因（CREBBP/CBP）[179]，位于 16p13.3。CBP 有广泛的功能：① 通过结合组蛋白乙酰基转移酶 CBP 可以导致组蛋白 H3、H4 乙酰化，激活靶基因表达；② CBP 也可以结合征募 RNA 聚合酶 2 转录复合物、激活因子或抑制因子等，调控基因转录；③ CBP 可以调控组蛋白甲基转移酶，导致组蛋白三甲基化水平增高，基因沉默；④ CBP 可以导致 P53 乙酰化，激活其靶基因表达。研究表明，CBP 功能异常导致的组蛋白密码紊乱是 RTS 发病的主要原因。

9.5.7 免疫缺陷、中心粒区非稳定和面部异常综合征

免疫缺陷、中心粒区非稳定和面部异常综合征（immunodeficiency, centromeric instability and facial anomalies syndrome, ICF）是一种常染色体隐性遗传病，主要临床

表现为血清中免疫球蛋白呈现不同程度的降低,因此很多患者在成年以前就死于感染性疾病。ICF 还具有反常的面部特征,包括巨舌、低位耳和宽眼距等。

ICF 有两种类型。1 型 ICF 为 *DNMT3B* 基因编码序列突变,引起 DNMT3B 蛋白功能丧失。2 型 ICF 基因突变发生在 *DNMT3B* 基因编码序列外(约 40% 的 ICF 病例),有可能在启动子区或其他影响基因表达的区域。

DNMT3B 是从头甲基化酶,负责重新建立新的 DNA 甲基化。DNMT3B 活性下降或缺失,会导致基因组 DNA 甲基化的整体水平降低,影响基因表达及染色体上的异染色质结构,特别是会引起 1 号、9 号、16 号染色体着丝粒附近异染色质的异常,导致 1 号、16 号染色体在着丝粒附近异染色质区的重排[180-181]。

9.5.8　ATR-X 综合征

X 连锁的 α-地中海贫血智力障碍综合征(X-linked alpha thalassaemia mental retardation syndrome,ATR-X)的主要临床症状表现为:智力障碍,语言表达困难,小头,眼距过宽,内眦赘皮,鼻梁扁平,唇低,隐睾,小睾丸,轻度 α-地中海贫血症状等。

ATRX 为 ATR-X 综合征的致病基因,位于 Xq13.3,具有 36 个外显子,可编码产生至少 2 个在 5′端不同的转录本,最终可产生相对分子质量为 265 000 和 280 000 两种蛋白质。ATRX 蛋白属于 SNF2 家族的解旋酶,N 端有一个与 DNA 甲基转移酶 DNMT3A 高度相关的锌指结构(ADD 结构域)。大部分突变发生在 ADD 结构域和解旋酶结构域区域上。与正常人比较,ATR-X 患者细胞中 rDNA 呈低甲基化[182-183]。

9.5.9　强直性肌营养不良 1 型

强直性肌营养不良 1 型(myotonic dystrophy type I, DM1)是典型的由动态突变导致的遗传病,其临床症状多种多样,累及肌肉、心脏、晶状体、内分泌腺、中枢神经系统等,以肌无力、肌萎缩、肌强直为临床特点,患者临床表现轻重不一,轻则无明显症状,重则严重影响患者生活质量。

DM1 发病原因为位于 19q13.3 的强直性肌营养不良蛋白激酶(dystrophia myotonica protein kinase)*DMPK* 基因 3′端非编码区 CTG 三核苷酸重复序列异常扩增所致。正常人有 5～37 个 CTG 重复序列,超过 38 个为异常,在患者中 CTG 重复数从 50 到几千不等。一般来说,CTG 重复数越小,临床症状越轻,发病年龄越大;CTG 重复数越大,临床症状越重,发病年龄越小。携带有 38～49 个 CTG 重复序列的患者可能无临床症状,但有可能生出携带更多的致病重复序列数、临床表现更严重、发病年龄更早的后代,这种遗传早现现象主要由减数分裂过程中突变的 *DMPK* 基因不稳定造成重复片段长度延长所致。

此外,两代间的 CTG 重复序列扩展量受父母性别影响,母系遗传两代间的平均 CTG 扩展量较大,从而造成母系遗传的临床表现较父系遗传严重,上述早现现象也是以母系遗传较为明显[184]。

9.5.10　雷特综合征

雷特综合征(Rett syndrome，RTT)是一种 X 连锁的严重影响儿童精神运动发育的神经发育性遗传病,主要累及女性。患儿多于出生后 6～18 个月起病,临床表现为严重神经和运动发育迟缓,手失用及刻板动作,获得性小头,孤独症,共济失调,癫痫,呼吸异常,脊柱侧弯等,多伴有脑电图的异常改变,患病女性最长可存活 60 余年,是女性中仅次于 21 三体综合征的引起散发性智力低下的原因。

RTT 的致病基因是染色体 Xq28 区的甲基化 CpG 结合蛋白-2 基因(*MeCP2*),该基因可通过调控脑源性神经营养因子(brain-derived neurotrophic factor，BDNF)的表达而影响突触发育和神经元可塑性,进而引起脑发育障碍和认知运动功能落后。在 90%～95% 的典型 RTT 及 40%～50% 的非典型 RTT 患者中可检测到 *MeCP2* 基因突变,且 MeCP2 羧基端编码基因突变导致的 RTT 表型往往较氨基端编码基因突变的症状轻,临床表型多为不典型,同时大脑神经元 X 染色体的非随机失活对 *MeCP2* 基因突变引起的生物学变化亦具有决定作用。由于男性仅有一条 X 染色体,*MeCP2* 基因突变会造成严重的新生儿脑病,多在早期死于中枢性呼吸衰竭,因此 RTT 在男童中罕见[185]。

(马　端,张　进)

参考文献

[1]　曾溢滔.遗传病的基因诊断和基因治疗.上海：上海科学技术出版社,1999：9-11.

[2]　Imataka G，Arisaka O. Chromosome analysis using spectral karyotyping (SKY). Cell Biochem Biophys，2012，62(1)：13-17.

[3]　Yan J B，Xu M，Xiong C，et al. Rapid screening for chromosomal aneuploidies using array-MLPA. BMC Med Genet，2011，12(1)：68-78.

[4]　Metzker M L. Sequencing technologies-the next generation. Nat Rev Genet，2010，11(1)：31-46.

[5]　Van den Veyver I B. Recent advances in prenatal genetic screening and testing. F1000 Res，2016，5：2591-2601.

[6]　Wapner R J，Martin C L，Levy B，et al. Chromosomal microarray versus karyotyping for prenatal diagnosis. N Engl J Med，2012，367(23)：2175-2184.

[7]　Reddy U M，Page G P，Saade G R，et al. Karyotype versus microarray testing for genetic abnormalities after stillbirth. N Engl J Med，2012，367(23)：2185-2193.

[8]　曾溢滔.人类血红蛋白.北京：科学出版社,2002：82-86.

[9]　Zeng Y T，Huang S Z. Disorders of Haemoglobin in China. J Med Genet. 1987，24(10)：578-583.

[10]　Xu X M，Zhou Y Q，Luo G X，et al. The prevalence and spectrum of alpha and beta thalassemia in Guangdong Province：implications for the future health burden and population screening. J Clin Pathol，2004，57(5)：517-522.

[11]　Huang Q，Wang X，Tang N，et al. Simultaneous genotyping of α-thalassemia deletional and nondeletional mutations by real-time PCR-based multicolor melting curve analysis. J Mol Diagn，

2017，19(4)：567-574.

[12] Huang Q，Wang X，Tang N，et al. Rapid detection of non-deletional mutations causing α-thalassemia by multicolor melting curve analysis. Clin Chem Lab Med，2016，54(3)：397-402.

[13] 徐湘民.地中海贫血的预防控制操作指南.北京：人民军医出版社，2011.

[14] Xiong F，Huang Q，Chen X，et al. A melting curve analysis-based PCR assay for one-step genotyping of β-thalassemia mutations a multicenter validation. J Mol Diagn，2011，13(4)：427-435.

[15] Mao Y H，Sheng M，Chen M J，et al. Prenatal diagnosis of β-thalassemia using multiplex allele-specific amplification (MASPCR) in Chinese families. Hematology，1996，1(3)：253-257.

[16] He X，Sheng M，Xu M，et al. Rapid identification of common β-thalassemia mutations in the Chinese population using duplex or triplex amplicon genotyping by high-resolution melting analysis. Genet Test Mol Biomarkers，2010，14(6)：851-856.

[17] Nkhoma E T，Poole C，Vannappagari V，et al. The global prevalence of glucose-6-phosphate dehydrogenase deficiency：a systematic review and meta-analysis. Blood Cells Mol Dis，2009，42：267-278.

[18] Jiang W，Yu G，Liu P，et al. Structure and function of glucose-6-phosphate dehydrogenase-deficient variants in Chinese population. Hum Genet，2006，119(5)：463-478.

[19] Ruwende C，Khoo S C，Snow R W，et al. Natural selection of hemi- and heterozygotes for G6PD deficiency in Africa by resistance to severe malaria. Nature，1995，376(6537)：246-249.

[20] 钟永红，吴聪海，陈桂兰，等.粤北地区新生儿 G6PD 缺乏症与病理性黄疸的相关性分析.中国优生与遗传杂志，2016，24(7)：73-74.

[21] Chen E Y，Cheng A，Lee A，et al. Sequence of human glucose-6-phosphate dehydrogenase cloned in plasmids and a yeast artificial chromosome. Genomics，1991，10(3)：792-800.

[22] Minucci A，Moradkhani K，Hwang M J，et al. Glucose-6-phosphate dehydrogenase (G6PD) mutations database：review of the "old" and update of the new mutations. Blood Cells Mol Dis，2012，48(3)：154-165.

[23] Yan J B，Xu H P，Xiong C，et al. Rapid and reliable detection of glucose-6-phosphate dehydrogenase (G6PD) gene mutations in Han Chinese using high-resolution melting analysis. J Mol Diagn，2010，12(3)：305-311.

[24] Calabro V，Mason P J，Filosa S，et al. Genetic heterogeneity of glucose-6-phosphate dehydrogenase deficiency revealed by single-strand conformation and sequence analysis. Am J Hum Genet，1993，52(3)：527-536.

[25] Mohanty D，Mukherjee M B，Colah R B. Glucose-6-phosphate dehydrogenase deficiency in India. Indian J Pediatr，2004，71(6)：525-529.

[26] Sukumar S，Mukherjee M B，Colah R B，et al. Molecular basis of G6PD deficiency in India. Blood Cells Mol Dis，2004，33(33)：141-145.

[27] Xia Z，Chen P，Tang N，et al. Rapid detection of G6PD mutations by multicolor melting curve analysis. Mol Genet Metab，2016，119(1-2)：168-173.

[28] Tennyson C N，Klamut H J，Worton R G. The human dystrophin gene requires 16 hours to be

transcribed and is cotranscriptionally spliced. Nature Genet, 1995, 9(2): 184-190.

[29] Zeng Y T, Chen M J, Ren Z R, et al. Analysis of RFLPs and DNA deletions in the Chinese Duchenne muscular dystrophy gene. J Med Genet, 1991, 28(3): 167-170.

[30] Chamberlain J S, Chamberlain J R, Fenwick R G, et al. Diagnosis of Duchenne and Becker muscular dystrophies by polymerase chain reaction. A multicenter study. JAMA, 1992, 267(19): 2609-2615.

[31] Wilton S D, Chandler D C, Kakulas B A, et al. Identification of a point mutation and germinal mosaicism in a Duchenne muscular dystrophy family. Hum Mutat, 1994, 3(2): 133-140.

[32] Yang J, Li S Y, Li Y Q, et al. MLPA-based genotype-phenotype analysis in 1053 Chinese patients with DMD/BMD. BMC Med Genet, 2013, 14(1): 29.

[33] Wei X, Dai Y, Yu P, et al. Targeted next-generation sequencing as a comprehensive test for patients with and female carriers of DMD/BMD: a multi-population diagnostic study. Eur J Hum Genet, 2014, 22(1): 110-118.

[34] Zeng F Y, Ren Z R, Huang S Z, et al. Array-MLPA: Comprehensive detection of deletions and duplications and its application to DMD patients. Hum Mutat, 2007, 29(1): 190-197.

[35] Darras B T. Spinal muscular atrophies. Pediatr Clin North Am, 2015, 62(3): 743-766.

[36] Brzustowicz L M, Lehner T, Castilla L H, et al. Genetic mapping of chronic childhood-onset spinal muscular atrophy to chromosome 5q11.2-13.3. Nature, 1990, 344(6266): 540-541.

[37] Burlet P, Burglen L, Clermont O, et al. Large scale deletions of the 5q13 region are specific to Werdnig-Hoffmann disease. J Med Genet, 1996, 33(4): 281-283.

[38] Farrar M A, Kiernan M C. The genetics of spinal muscular atrophy: progress and challenges. Neurotherapeutics, 2015, 12(2): 290-302.

[39] Russman B S. Spinal muscular atrophy: clinical classification and disease heterogeneity. J Child Neurol, 2007, 22(8): 946-951.

[40] Fang P, Li L, Zeng J, et al. Molecular characterization and copy number of SMN1, SMN2 and NAIP in Chinese patients with spinal muscular atrophy and unrelated healthy controls. BMC Musculoskelet Disord, 2015, 7(16): 11.

[41] Sugarman E A, Nagan N, Zhu H, et al. Pan-ethnic carrier screening and prenatal diagnosis for spinal muscular atrophy: clinical laboratory analysis of >72,400 specimens. Eur J Hum Genet, 2012, 20(1): 27-32.

[42] Gonçalves-Rocha M, Oliveira J, Rodrigues L, et al. New approaches in molecular diagnosis and population carrier screening for spinal muscular atrophy. Genet Test Mol Biomarkers, 2011, 15(5): 319-326.

[43] Tisdale S, Pellizzoni L. Disease mechanisms and therapeutic approaches in spinal muscular atrophy. J Neurosci, 2015, 35(23): 8691-8700.

[44] Calvet J P. Molecular genetics of polycystic kidney disease. J Nephrol, 1998, 11(1): 24-34.

[45] Hateboer N, v Dijk M A, Bogdanova N, et al. Comparison of phenotypes of polycystic kidney disease types 1 and 2. European PKD1-PKD2 Study Group. Lancet, 1999, 353(9147): 103-107.

[46] Zerres K, Rudnik-Schöneborn S, Steinkamm C, et al. Autosomal recessive polycystic kidney

disease. J Mol Med，1998，76：303-309.

[47] Turco A E, Clementi M, Rossetti S, et al. An Italian family with autosomal dominant polycystic kidney disease unlinked to either the PKD1 or PKD2 gene. Am J Kidney Dis，1996，28(5)：759-761.

[48] 顾学范,王治国.中国580万新生儿苯丙酮尿症和先天性甲状腺功能减低症的筛查.中华预防医学杂志,2004,38(2)：99-102.

[49] 顾学范.苯丙酮尿症防治现状及进展.实用儿科临床杂志，2000，15(5)：297-299.

[50] Woo S L, Lidsky A S, Güttler F, et al. Cloned human phenylalanine hydroxylase gene allows prenatal diagnosis and carrier detection of classical phenylketonuria. Nature，1983，306(5939)：151-155.

[51] Scriver C R, Hurtubise M, Konecki D, et al. PAHdb 2003：what a locus-specific knowledgebase can do. Hum Mutat，2003，21(4)：333-344.

[52] Guldberg P, Levy H L, Hanley W B, et al. Phenylalanine hydroxylase gene mutations in the United States：report from the Maternal PKU Collaborative Study. Am J Hum Genet，1996，59(1)：84-94.

[53] Bayat A, Yasmeen S, Lund A, et al. Mutational and phenotypical spectrum of phenylalanine hydroxylase deficiency in Denmark. Clin Genet，2016，90(3)：247-251.

[54] Okano Y, Kudo S, Nishi Y, et al. Molecular characterization of phenylketonuria and tetrahydrobiopterin-responsive phenylalanine hydroxylase deficiency in Japan. J Hum Genet，2011，56(4)：306-312.

[55] Chien Y H, Chiang S C, Huang A, et al. Mutation spectrum in Taiwanese patients with phenylalanine hydroxylase deficiency and a founder effect for the R241C mutation. Hum Mutat，2004，23(2)：206.

[56] Li N, Jia H, Liu Z, et al. Molecular characterisation of phenylketonuria in a Chinese mainland population using next-generation sequencing. Sci Rep，2015，5：15769.

[57] 曾溢滔,黄淑帧,任兆瑞,等.苯丙酮尿症的产前基因诊断.上海医学,1986,9(8)：435-439.

[58] Huang S Z, Zhou X D, Ren Z R, et al. Prenatal detection of an Arg — Ter mutation at codon 111 of the PAH gene using DNA amplification. Prenatal Diagnosis，1990，10(5)：289-293.

[59] Wang T, Okano Y, Eisensmith R C, et al. Founder effect of prevalent PKU mutation in the oriental population. Proc Natl Acad Sci USA，1991，88(6)：2146-2150.

[60] Desviat L R, Pérez B, Ugarte M. Identification of exonic deletions in the PAH gene causing phenylketonuria by MLPA analysis. Clin Chim Acta，2006，373(1-2)：164-167.

[61] Kozak L, Hrabincova E, Kintr J, et al. Identification and characterization of large deletions in the phenylalanine hydroxylase（PAH）gene by MLPA：evidence for both homologous and non-homologous mechanisms of rearrangement. Mol Genet Metab，2006，89(4)：300-309.

[62] 闫有圣,姚凤霞,郝胜菊,等.中国人群中苯丙酮尿症患者苯丙氨酸羟化酶基因大片段缺失突变分析.中华医学杂志,2016,96(14)：1097-1102.

[63] Hoyer L W. Hemophilia A. N Engl J Med，1994，330(1)：38-47.

[64] Bolton-Maggs P H, Pasi K J. Hemophilias A and B. Lancet，2003，361(9371)：1801-1809.

[65] Shastry S P, Kaul R, Baroudi K, et al. Hemophilia A: Dental considerations and management. J Int Soc Prev Community Dent, 2014, 4(Suppl 3): S147-152.

[66] Venceslá A, Fuentes-Prior P, Baena M, et al. Severe haemophilia A in a female resulting from an inherited gross deletion and a de novo codon deletion in the F8 gene. Haemophilia, 2008, 14(5): 1094-1098.

[67] Nd W G, Rosendaal F, Aledort L M, et al. Definitions in hemophilia. Recommendation of the scientific subcommittee on factor VIII and factor IX of the scientific and standardization committee of the International Society on Thrombosis and Haemostasis. Thromb Haemost, 2001, 85(3): 560.

[68] Gitschier J, Wood W I, Goralka T M, et al. Characterization of the human factor VIII gene. Nature, 1984, 312(5992): 326-330.

[69] Toole J J, Knopf J L, Wozney J M, et al. Molecular cloning of a cDNA encoding human antihaemophilic factor. Nature, 1984, 312: 342-347.

[70] Mazurkiewicz-Pisarek A, Płucienniczak G, Ciach T, et al. The factor VIII protein and its function. Acta Biochim Pol, 2016, 63(1): 11-16.

[71] Pipe S W. Functional roles of the factor VIII B domain. Haemophilia, 2009, 15(6): 1187-1196.

[72] Miesbach W, Berntorp E. Interaction between VWF and FVIII in treating VWD. Eur J Haematol, 2015, 95(5): 449-454.

[73] Factor VIII Gene (F8) Variant Database. http://www.factorviii-db.org/statistics.html.php.

[74] Lakich D, Kazazian H H Jr, Antonarakis S E, et al. Inversions disrupting the factor VIII gene as a common cause of severe haemophilia A. Nat Genet, 1993, 5(3): 236-241.

[75] Naylor J, Brinke A, Hassock S, et al. Characteristic mRNA abnormality found in half the patients with severe haemophilia A is due to large DNA inversions. Hum Mol Genet, 1993, 2(11): 1773-1778.

[76] Bjorkman S, Folkesson A, Berntorp E. In vivo recovery of factor VIII and factor IX: intra-and interindividual variance in a clinical setting. Haemophilia, 2007, 13(1): 2-8.

[77] 王学锋,王鸿利.不断完善血友病的基因诊断体系.中华检验医学杂志,2008,31(1): 6-8.

[78] Bagnall R D, Waseem N, Green P M, et al. Recurrent inversion breaking intron 1 of the factor VIII gene is a frequent cause of severe hemophilia A. Blood, 2002, 99(1): 168-174.

[79] Chen Y D, Zhang Y Z, Wu J S, et al. Molecular diagnosis of hemophilia A in Chinese patients by an analysis of inversions in the factor VIII gene. Hematopathol Mol Hematol, 1996, 10(1-2): 63-67.

[80] 陈云弟, 王寅文, 吴竞生, 等. 因子 VIII 基因倒位的检测与血友病甲的分子诊断. 中华血液学杂志, 1995, 16(9): 451-453.

[81] Liu Q, Nozari G, Sommer S S. Single tube polymerase chain reaction for rapid diagnosis of the inversion hotspot of mutation in hemophilia A. Blood, 1998, 92(4): 1458-1459.

[82] Rossetti L C, Radic C P, Larripa I B, et al. Genotyping the hemophilia inversion hotspot by use of inverse PCR. Clin Chem, 2005, 51(7): 1154-1158.

[83] Goodeve A, Keeney S, Mitchell M. Practice Guidelines for the Molecular Diagnosis of

Haemophilia A. Guidelines prepared on behalf of the UK Haemophilia Centre Doctors' Organisation (UKHCDO), the Haemophilia Genetics Laboratory Network and the Clinical Molecular Genetics Society. Available online. 2010.

[84] Fang Y, Wang X F, Dai J, et al. A rapid multifluorescent polymerase chain reaction for genetic counselling in Chinese haemophilia A families. Haemophilia, 2006, 12(1): 62-67.

[85] Pechet L, Tiarks C Y, Stevens J, et al. Relationship of factor IX antigen and coagulant in haemophilia B patients and carriers. Thromb Haemost, 1979, 40(3): 465-477.

[86] Aggeler P M, White S G, Glendening M B, et al. Plasma thromboplastin component (PTC) deficiency: a new disease resembling hemophilia. Proc Soc Exp Biol Med, 1952, 79(4): 692-694.

[87] Biggs R, Douglas A S, Macfarlane R G, et al. Christmas disease: a condition previously mistaken for haemophilia. Brit Med J, 1952, 2(4799): 1378-1382.

[88] Camerino G, Mattei M G, Mattei J F, et al. Genetics of the fragile X-mental retardation syndrome: close linkage to hemophilia B and transmission through a normal male. Nature, 1983, 306: 701-704.

[89] Kurachi K, Davie E W. Isolation and characterization of a cDNA coding for human factor IX. Proc Natl Acad Sci USA, 1982, 79(21): 6461-6464.

[90] Choo K H, Gould K G, Rees D J, et al. Molecular cloning of the gene for human anti-haemophilic factor IX. Nature, 1982, 299(5879): 178-180.

[91] Anson D S, Choo K H, Rees D J, et al. The gene structure of human anti-haemophilic factor IX. EMBO J, 1984, 3(5): 1053-1060.

[92] Yoshitake S, Schach B G, Foster D C, et al. Nucleotide sequence of the gene for human factor IX (antihemophilic factor B). Biochemistry, 1985, 24(14): 3736-3750.

[93] Lillicrap D. The molecular basis of haemophilia B. Haemophilia, 1998, 4(4): 350-357.

[94] Di Scipio R G, Hermodson M A, Yates S G, et al. A comparison of human prothrombin, factor IX (Christmas factor), factor X (Stuart factor), and protein S. Biochemistry, 1977, 16(4): 698-706.

[95] Pang C P, Crossley M, Kent G, et al. Comparative sequence analysis of mammalian factor IX promoters. Nucleic Acids Res, 1990, 18(22): 6731-6732.

[96] Giannelli F, Green P M, Sommer S S, et al. Haemophilia B: database of point mutations and short additions and deletions-eighth edition. Nucleic Acids Res, 1998, 26(1): 265-268.

[97] Zeng Y T, Zhang M L, Ren Z R, et al. Prenatal diagnosis of haemophilia B in the first trimester. J Med Genet, 1987, 24(10): 632.

[98] Peyvandi F, Garagiola I, Young G. The past and future of haemophilia: diagnosis, treatments, and its complications. Lancet, 2016, 388(10040): 187-197.

[99] Sommer S S, Ketterling R P. The factor IX gene as a model for analysis of human germline mutations: an update. Hum Mol Genet, 1996, 5: 1505-1514.

[100] Ketterling R P, Bottema C D, Koeberl D D, et al. T-296-to-M, a common mutation causing mild hemophilia B in the Amish and others: founder effect, variability in factor IX activity assays, and rapid carrier detection. Hum Genet, 1991, 87(3): 333-337.

[101] Sommer S S，Scaringe W A，Hill K A. Human germline mutation in the factor IX gene. Mutat Res，2001，487(1-2)：1-17.

[102] Veltkamp J J，Meilof J，Remmelts H G，et al. Another genetic variant of haemophilia B：haemophilia B Leyden. Scand J Haemat，1970，7(2)：82-90.

[103] Reitsma P H，Bertina R M，Ploos van Amstel J K，et al. The putative factor IX gene promoter in hemophilia B Leyden. Blood，1988，72(3)：1074.

[104] Reijnen M J，Sladek F M，Bertina R M，et al. Disruption of a binding site for hepatocyte nuclear factor 4 results in hemophilia B Leyden. Proc Nat Acad Sci，1992，89(14)：6300-6303.

[105] Crossley M，Brownlee G G. Disruption of a C/EBP binding site in the factor IX promoter is associated with haemophilia B. Nature，1990，345(6274)：444-446.

[106] Vidaud D，Tartary M，Costa J M，et al. Nucleotide substitutions at the -6 position in the promoter region of the factor IX gene result in different severity of hemophilia B Leyden：consequences for genetic counseling. Hum Genet，1993，91(3)：241-244.

[107] Crossley M，Ludwig M，Stowell K M，et al. Recovery from hemophilia B Leyden：an androgen-responsive element in the factor IX promoter. Science，1992，257(5068)：377-379.

[108] Green P M，Mitchell V E，McGraw A，et al. Haemophilia B caused by a missense mutation in the prepeptide sequence of factor IX. Hum Mutat，1993，2(2)：103-107.

[109] Sugimoto M，Miyata T，Kawabata S，et al. Factor IX Kawachinagano：impaired function of the Gla-domain caused by attached propeptide region due to substitution of arginine by glutamine at position-4. Brit J Haemat，1989，72(2)：216-221.

[110] Diuguid D L，Rabiet M J，Furie B C，et al. Molecular basis of hemophilia B：a defective enzyme due to an unprocessed propeptide is caused by a point mutation in the factor IX precursor. Proc Nat Acad Sci，1986，83(16)：5803-5807.

[111] Ketterling R P，Drost J B，Scaringe W A，et al. Reported in vivo splice-site mutations in the factor IX gene：severity of splicing defects and a hypothesis for predicting deleterious splice donor mutations. Hum Mutat，1999，13(3)：221-231.

[112] Chu K，Wu S M，Stanley T，et al. A mutation in the propeptide of factor IX leads to warfarin sensitivity by a novel mechanism. J Clin Invest，1996，98(7)：1619-1625.

[113] Oldenburg J，Quenzel E M，Harbrecht U，et al. Missense mutations at ala-10 in the factor IX propeptide：an insignificant variant in normal life but a decisive cause of bleeding during oral anticoagulant therapy. Brit J Haemat，1997，98(1)：240-244.

[114] Drost J B，Scaringe W A，Jaloma-Cruz A R，et al. Novel hotspot detector software reveals a non-CpG hotspot of germline mutation in the factor IX gene (F9) in Latin Americans. Hum Mutat，2000，16(3)：203-210.

[115] 刘湘帆，王学锋，樊绮诗，等.联合多个微卫星 DNA 位点进行血友病 B 基因诊断.中华血液学杂志，2002，23(3)：147-150.

[116] Practice Guidelines for the Molecular Diagnosis of Haemophilia B. Guidelines prepared by Mike Mitchell，Steve Keeney and Anne Goodeve on behalf of the UK Haemophilia Centre Doctors' Organisation (UKHCDO)，the Haemophilia Genetics Laboratory Network and the Clinical

Molecular Genetics Society. All network members contributed to amending and approving the text. UPDATED December 2010.

[117] Sener E F, Canatan H, Ozkul Y. Recent advances in autism spectrum disorders: applications of whole exome sequencing technology. Psychiatry Investig, 2016, 13(3): 255-264.

[118] Ziats M N, Rennert O M. The evolving diagnostic and genetic landscapes of autism spectrum disorder. Front Genet, 2016, 7: 65.

[119] Vijayakumar N T, Judy M V. Autism spectrum disorders: integration of the genome, transcriptome and the environment. J Neurol Sci, 2016, 364: 167-176.

[120] Haller C S, Padmanabhan J L, Lizano P, et al. Recent advances in understanding schizophrenia. F1000 Prime Rep, 2014, 6(57): 79-82.

[121] Escudero I, Johnstone M. Genetics of schizophrenia. Curr Psychiatry Rep, 2014, 16(11): 502.

[122] Bønnelykke K, Ober C. Leveraging gene-environment interactions and endotypes for asthma gene discovery. J Allergy Clin Immunol, 2016, 137(3): 667-679.

[123] Thomsen S F. Genetics of asthma: an introduction for the clinician. Eur Clin Respir J, 2015, 2.

[124] Maria Sergi C, Caluseriu O, McColl H, et al. Hirschsprung's disease: clinical dysmorphology, genes, micro-RNAs, and future perspectives. Pediatr Res, 2016, 2.

[125] Borrego S, Ruiz-Ferrer M, Fernández R M, et al. Hirschsprung's disease as a model of complex genetic etiology. Histol Histopathol, 2013, 28(9): 1117-1136.

[126] Pan Z W, Li J C. Advances in molecular genetics of Hirschsprung's disease. Anat Rec, 2012, 295(10): 1628-1638.

[127] Franks P W, Paré G. Putting the Genome in Context: Gene-Environment Interactions in Type 2 Diabetes. Curr Diab Rep, 2016, 16(7): 57.

[128] Kwak S H, Park K S. Recent progress in genetic and epigenetic research on type 2 diabetes. Exp Mol Med, 2016, 48: e220.

[129] Stančáková A, Laakso M. Genetics of Type 2 Diabetes. Endocr Dev, 2016, 31: 203-220.

[130] Mehrotra D. Genomic expression in non syndromic cleft lip and palate patients: A review. J Oral Biol Craniofac Res, 2015, 5(2): 86-91.

[131] Setó-Salvia N, Stanier P. Genetics of cleft lip and or cleft palate: association with other common anomalies. Eur J Med Genet, 2014, 57(8): 381-393.

[132] Pjanic M, Miller C L, Wirka R, et al. Genetics and Genomics of Coronary Artery Disease. Curr Cardiol Rep, 2016, 18(10): 102.

[133] McPherson R, Tybjaerg-Hansen A. Genetics of coronary artery disease. Circ Res, 2016, 118 (4): 564-578.

[134] Dutta R K, Söderkvist P, Gimm O. Genetics of primary hyperaldosteronism. Endocr Relat Cancer, 2016, 23(10): R437-454.

[135] Pan S, Naruse H, Nakayama T. Progress and issues of the genome-wide association study for hypertension. Curr Med Chem, 2015, 22(8): 1016-1029.

[136] Citterio L, Lanzani C, Manunta P, et al. Genetics of primary hypertension: the clinical impact of adducing polymorphisms. Biochim Biophys Acta, 2010, 1802(12): 1285-1298.

［137］ Yuan S, Zaidi S, Brueckner M. Congenital heart disease: emerging themes linking genetics and development. Curr Opin Genet Dev, 2013, 23(3): 352-359.

［138］ Kathiresan S, Srivastava D. Genetics of human cardiovascular disease. Cell, 2012, 148(6): 1242-1257.

［139］ Postma A V, Bezzina C R, Christoffels V M. Genetics of congenital heart disease: the contribution of the noncoding regulatory genome. J Hum Genet, 2016, 61(1): 13-19.

［140］ El-Hattab A W, Adesina A M, Jones J, et al. MELAS syndrome: Clinical manifestations, pathogenesis, and treatment options. Mol Genet Metab, 2015, 116(1-2): 4-12.

［141］ Yu-Wai-Man P, Chinnery P F. Leber Hereditary optic neuropathy//Pagon R A, et al. Source Gene Reviews. Seattle (WA): University of Washington: 1993-2016.

［142］ Guan M X. Mitochondrial 12S rRNA mutations associated with aminoglycoside ototoxicity. Mitochondrion, 2011, 11(2): 237-245.

［143］ Lu J, Li Z, Zhu Y, et al. Mitochondrial 12S rRNA variants in 1642 Han Chinese pediatric subjects with aminoglycoside-induced and nonsyndromic hearing loss. Mitochondrion, 2010, 10 (4): 380-390.

［144］ Maassen J A, LM T H, Van Essen E, et al. Mitochondrial diabetes: molecular mechanisms and clinical presentation. Diabetes, 2004, 53(Suppl 1): S103-109.

［145］ Tsukuda K, Suzuki Y, Kameoka K, et al. Screening of patients with maternally transmitted diabetes for mitochondrial gene mutations in the tRNA[Leu(UUR)] region. Diabet Med, 1997, 14(12): 1032-1037.

［146］ Murphy R, Turnbull D M, Walker M, et al. Clinical features, diagnosis and management of maternally inherited diabetes and deafness (MIDD) associated with the 3243A>G mitochondrial point mutation. Diabet Med, 2008, 25(4): 383-399.

［147］ Xiang K, Wang Y, Wu S, et al. Mitochondrial tRNA[Leu(UUR)]gene mutation diabetes mellitus in Chinese. Chin Med J (Engl), 1997, 110(5): 372-378.

［148］ Murphy R, Turnbull D M, Walker M, et al. Clinical features, diagnosis and management of maternally inherited diabetes and deafness (MIDD) associated with the 3243A>G mitochondrial point mutation. Diabet Med, 2008, 25(4): 383-399.

［149］ Guery B, Choukroun G, Noel L H, et al. The spectrum of systemic involvement in adults presenting with renal lesion and mitochondrial tRNA(Leu) gene mutation. J Am Soc Nephrol, 2003, 14(8): 2099-2108.

［150］ Maassen J A, Janssen G M, t Hart L M. Molecular mechanisms of mitochondrial diabetes (MIDD). Ann Med, 2005, 37(3): 213-221.

［151］ Maassen J A, LM T H, Van Essen E, et al. Mitochondrial diabetes: molecular mechanisms and clinical presentation. Diabetes, 2004, 53(Suppl 1): S103-109.

［152］ Guillausseau P J, Massin P, Dubois-LaForgue D, et al. Maternally inherited diabetes and deafness: a multicenter study. Ann Intern Med, 2001, 134(9 Pt 1): 721-728.

［153］ de Laat P, Koene S, van den Heuvel L P, et al. Clinical features and heteroplasmy in blood, urine and saliva in 34 Dutch families carrying the m.3243A>G mutation. J Inherit Metab Dis,

2012，35(6)：1059-1069.

[154] Gerbitz K D，van den Ouweland J M，Maassen J A，et al. Mitochondrial diabetes mellitus：a review. Biochim Biophys Acta，1995，1271(1)：253-260.

[155] Smith P R，Bain S C，Good P A，et al. Pigmentary retinal dystrophy and the syndrome of maternally inherited diabetes and deafness caused by the mitochondrial DNA 3243 tRNA(Leu) A to G mutation. Ophthalmology，1999，106(6)：1101-1108.

[156] Karppa M，Mahjneh I，Karttunen A，et al. Muscle computed tomography patterns in patients with the mitochondrial DNA mutation 3243A＞G. J Neurol，2004，251(5)：556-563.

[157] Dinour D，Mini S，Polak-Charcon S，et al. Progressive nephropathy associated with mitochondrial tRNA gene mutation. Clin Nephrol，2004，62(2)：149-154.

[158] Löwik M M，Hol F A，Steenbergen E J，et al. Mitochondrial tRNALeu(UUR) mutation in a patient with steroid-resistant nephrotic syndrome and focal segmental glomerulosclerosis. Nephrol Dial Transplant，2005，20(2)：336-341.

[159] Laloi-Michelin M，Meas T，Ambonville C，et al. The clinical variability of maternally inherited diabetes and deafness is associated with the degree of heteroplasmy in blood leukocytes. J Clin Endocrinol Metab，2009，94(8)：3025-3030.

[160] Uimonen S，Moilanen J S，Sorri M，et al. Hearing impairment in patients with 3243A＞G mtDNA mutation：phenotype and rate of progression. Hum Genet，2001，108(4)：284-289.

[161] Yamasoba T，Oka Y，Tsukuda K，et al. Auditory findings in patients with maternally inherited diabetes and deafness harboring a point mutation in the mitochondrial transfer RNA (Leu) (UUR) gene. Laryngoscope，1996，106(1 Pt 1)：49-53.

[162] Wang X，Hong Y，Cai P，et al. Rapid and reliable detection of nonsyndromic hearing loss mutations by multicolor melting curve analysis. Sci Rep，2017，7：42894.

[163] Yan J B，Zhang R，Xiong C，et al. Pyrosequencing is an accurate and reliable method for the analysis of heteroplasmy of the A3243G mutation in patients with mitochondrial diabetes. J Mol Diagn，2014，16(4)：431-439.

[164] 危新俊，杜秀娟，王从容，等.应用高分辨率熔解曲线分析和焦磷酸测序快速筛查线粒体糖尿病 MT3243A＞G 突变.中华医学遗传学杂志，2016，33(4)：447-451.

[165] Tang S，Halberg M C，Floyd K C，et al. Analysis of common mitochondrial DNA mutations by allele-specific oligonucleotide and Southern blot hybridization. Methods Mol Biol，2012，837：259-279.

[166] Han S，Yang X，Zhou Y，et al. Deafness gene mutations in newborns in Beijing. Acta Otolaryngol，2016，136(5)：475-479.

[167] Wang J，Rakhade M. Utility of array CGH in molecular diagnosis of mitochondrial disorders. Methods Mol Biol，2012，837：301-312.

[168] Jin P，Warren S T. Understanding the molecular basis of fragile X syndrome. Hum Mol Genet，2000，9(6)：901-908.

[169] Inoue S B，Siomi M C，Siomi H. Molecular mechanisms of fragile X syndrome. J Med Invest，2000，47(3-4)：101-107.

[170] Lim D H, Maher E R. Human imprinting syndromes. Epigenomics, 2009, 1(2): 347-369.

[171] Van Buggenhout G, Fryns J P. Angelman syndrome (AS, MIM 105830). Eur J Hum Genet, 2009, 17(11): 1367-1373.

[172] Angulo M A, Butler M G, Cataletto M E. Prader-Willi syndrome: a review of clinical, genetic, and endocrine findings. J Endocrinol Invest, 2015, 38(12): 1249-1263.

[173] Williams C A, Driscoll D J, Dagli A I. Clinical and genetic aspects of Angelman syndrome. Genet Med, 2010, 12(7): 385-395.

[174] Azzi S, Abi H W, Netchine I. Beckwith-Wiedemann and Russell-Silver Syndromes: from new molecular insights to the comprehension of imprinting regulation. Curr Opin Endocrinol Diabetes Obes, 2014, 21(1): 30-38.

[175] Pereira P M, Schneider A, Pannetier S, et al. Coffin-Lowry syndrome. Eur J Hum Genet, 2010, 18(6): 627-633.

[176] Zeniou-Meyer M, Gambino F, Ammar M R, et al. The Coffin-Lowry syndrome-associated protein RSK2 and neurosecretion. Cell Mol Neurobiol, 2010, 30(8): 1401-1406.

[177] Morris C A. Williams Syndrome//Pagon R A, et al. Gene Reviews. Seattle (WA) University of Washington, 1993.

[178] Hennekam R C. Rubinstein-Taybi syndrome. Eur J Hum Genet, 2006, 14(9): 981-985.

[179] Park E, Kim Y, Ryu H, et al. Epigenetic mechanisms of Rubinstein-Taybi syndrome. Neuromolecular Med, 2014, 16(1): 16-24.

[180] Ehrlich M, Sanchez C, Shao C, et al. ICF, an immunodeficiency syndrome: DNA methyltransferase 3B involvement, chromosome anomalies, and gene dysregulation. Autoimmunity, 2008, 41(4): 253-271.

[181] Ehrlich M. The ICF syndrome, a DNA methyltransferase 3B deficiency and immunodeficiency disease. Clin Immunol, 2003, 109(1): 17-28.

[182] Clynes D, Higgs D R, Gibbons R J. The chromatin remodeller ATRX: a repeat offender in human disease. Trends Biochem Sci, 2013, 38(9): 461-466.

[183] Bernini L F, Harteveld C L. Alpha-thalassaemia. Baillieres Clin Haematol, 1998, 11(1): 53-90.

[184] Pettersson O J. Molecular mechanisms in DM1-a focus on foci. Nucleic Acids Res, 2015, 43(4): 2433-2441.

[185] Ben Zeev Ghidoni B. Rett syndrome. Child Adolesc Psychiatr Clin North Am, 2007, 16(3): 723-743.

第 10 章　罕见病及其分子诊断

罕见病(rare disease)又称孤儿病(orphan disease),是人群中发病率极低的一类疾病的总称。不同国家和地区根据自己的具体情况,对罕见病的认定标准存在一定的差异。有的国家以患病总人数作为标准,如美国将患病总人数不超过 20 万的疾病归类于罕见病的范畴,而有些国家则以人群的发病率而定,如欧洲对罕见病的定义为发病率不超过 1/2 000 的疾病。日本将发病率低于 1/2 500 或者总患病人数在总人口中不超过 5 万的疾病定义为罕见病。世界卫生组织将罕见病定义为发病率不超过 1/16 000～1/1 000 的一类疾病[1]。中华医学会医学遗传学分会提出的我国罕见病定义是发病率低于 1/500 000 或新生儿发病率低于 1/10 000 的疾病。尽管单一病种发病率较低,但罕见病作为一类疾病,在人群中的发病率并不低。据估算,罕见病患者占全美总人数的 6%～8%,美国和欧洲两地各有罕见病约 3 000 万人。估计我国罕见病患者的总数在 1 000 万以上。

10.1　罕见病的分类

目前已报道的罕见病至少有 5 000～7 000 种,涉及人体各个器官和系统。美国国立健康研究所(National Institutes of Health,NIH)列出的罕见病包括肿瘤、感染性疾病和遗传病,其中 80% 以上是遗传病,50% 在儿童期发病,多需终身治疗,医疗费用往往十分昂贵,给家庭和社会带来巨大负担[2]。

某些罕见病如早老症[progeria,又称郝-吉二氏综合征(Hutchinson-Gilford syndrome)]和惠普尔病(Whipple disease)的发病率非常低,全世界仅有个别病例报道,此类罕见病又称超级罕见病。值得指出的是,在某一人群中被列出的罕见病有可能在其他人群中因发病率高而被视为常见病。例如,囊肿纤维化病(cystic fibrosis)在欧美白种人中的发病率较高,不属于罕见病,但是该病在亚洲人群中发病率很低而被视为罕见病。我国主要的罕见病包括成骨不全(osteogenesis imperfecta)、法布里病(Fabry disease)、戈谢病(Gaucher disease)、苯丙酮尿症(phenylketonuria,PKU)等。

10.2　罕见病的诊断

许多罕见病在儿童时期发病,如能早期诊断,及时治疗和预防,可有效防止疾病的发生和发展,降低致残率及死亡率,提高患者的生活质量。由于罕见病在临床上难以碰到,大多数临床医生对罕见病的认知有限,缺乏诊断和治疗经验。此外,多数医院还不具备诊断罕见病所需的仪器设备,使得不少罕见病患者在多年后才得以确诊,导致病情延误,甚至因误诊而接受不必要甚至有伤害的治疗,进一步加重患者和家庭的痛苦。欧洲一项对 8 种主要的罕见病的调查发现,有近 1/4 的患者在发病 5～30 年后才得以确诊。美国的一项研究报告显示,33％的罕见病患者是在发病 1～5 年后才得以确诊,5 年以上才确诊的超过 15％。

为了提高罕见病的诊断和治疗水平,许多欧美国家设有全国或地区性罕见疑难病例诊治中心,这些中心汇集了各学科罕见病的专家,配备先进的分子基因诊断设备,为罕见病和疑难病提供诊断和提出治疗方案。美国在 2008 年成立了首家罕见病研究所,集中全国各专科罕见病专家,在世界上率先采用全外显子组测序技术协助诊断遗传性罕见病,该研究所已成为全美罕见病医疗和研究中心[3-4]。

临床检查和采集家族史在诊断罕见病中起着非常重要的作用,相关的信息可为临床诊断和鉴别诊断以及指导分子基因检测提供依据,如尿中有持续臭味,提示为遗传代谢性疾病,可选择串联质谱分析氨基酸、脂肪酸代谢物。详细采集家族史不仅可发现罕见病的遗传特征(inheritance pattern),还为基因检测尤其是二代测序数据的生物信息学分析提供指导。由于罕见病涉及众多专科,不同专科的集体会诊在罕见病诊断中占有重要的地位。

常规检测方法如染色体核型分析、原位荧光杂交技术、PCR 和一代测序(Sanger sequencing)仍是罕见病主要的实验室检测方法。随着高通量全基因组分析技术的不断成熟和完善,近十多年来二代测序技术和染色体基因芯片在基因检测中得以迅速推广和应用,在罕见病的诊断中发挥着日益重要的作用。

染色体基因芯片(chromosomal microarray)原理在本书前面有关章节已有详细的介绍,该技术的分辨率达 50～100 kb,不仅能发现微小基因拷贝数改变,还可揭示基因杂合性缺失(loss of heterozygosity)。染色体基因芯片主要用于检测基因片段缺失(deletion)和重复(duplication)。目前已知的由基因拷贝数改变引起的遗传性罕见病超过 100 种,美国医学遗传学会建议将染色体基因芯片作为诊断自闭症、智力障碍和出生缺陷类罕见病的首选基因检测方法,该方法目前已被广泛运用于遗传罕见病的分子诊断[3]。

以二代测序为主的基因检测平台有基因突变热点区域(site-specific mutation hotspots)、疾病基因包、外显子组测序和全基因组测序等。基因突变热点分析致病基因突变多发区,每个检测项目可包括几十甚至几百个基因突变点,具有方法简单、成本低、生物信息量较少的优点。疾病基因包(evidence-based targeted gene panel or multiple genes panel)包含一组能引起相同临床症状的致病基因,如先天性心肌病基因包包括 50～70 个心肌病相关基因,线粒体病基因包分析 40～450 个线粒体病相关基因,眼病基因包分析 66～140 个眼病相关基因,而共济失调基因包包括 40 个引起舞蹈症的基因。由于疾病基因包分析有关基因的全部外显子,可发现突变热点区以外的致病性改变,其诊断阳性率较基因突变热点系列高,是目前临床上应用最多的二代测序基因检测方法。

许多遗传性罕见病缺乏特征性临床表现,因此难以凭借其临床症状选择合适的疾病基因包。如很多疾病可出现智力发育障碍,目前已知与智力发育障碍有关的基因超过700 个,因此很难挑选合适的疾病基因系列。此外许多罕见病的致病基因尚待发现。外显子组测序(exome sequencing)为诊断此类疾病提供了新的途径。用于临床基因检测的外显子组测序有两种:一种是医学外显子组测序(clinical exome sequencing or medical exome sequencing),另一种是全外显子组测序(whole exome sequencing,WES)。医学外显子组测序分析致病基因,测序产生的数据量是全外显子组测序的 30%,生物信息分析相对较容易,能检测出大多数病理性基因改变。但该方法仅覆盖已知的致病基因,不能发现新的致病基因,可能漏诊一部分目前还未发现的新罕见病。

全外显子组测序分析基因组内所有基因的外显子,不仅能检测已知致病基因,还能发现新致病基因,阳性诊断率比医学外显子组高。美国贝勒医学院是世界上最早用全外显子组测序诊断罕见病的机构之一,他们于 2013 年首次报道用全外显子组测序分析 250例疑难罕见病例,这些病例中 80%呈现神经系统症状,常规检查呈阴性。全外显子组测序成功地发现了其中 63 名患者存在病理性基因改变,分子诊断阳性率达 25%[4]。随后许多实验室也相继报道了相似的诊断率(25%～30%)。与其他检测方法相比,染色体核型分析的阳性诊断率为 5%～10%,染色体基因芯片阳性诊断率为 15%～20%,一代测序阳性率为 5%～15%,全外显子组测序可明显提高遗传性罕见病的诊断率。

尽管全外显子组测序方法具有高通量、单基因检测成本低等优点,该检测平台仍存在许多有待改进的方面。目前全外显子组测序技术仅分析基因组内 95%的外显子,不能分析含有特殊 DNA 序列结构的外显子,导致漏诊部分罕见病。二代测序技术不能用于检测由 DNA 重复片段导致的罕见病,如脆性 X 染色体症的 CGG 重复片段等。外显子组测序不能发现位于基因 5′和 3′非转录区域以及启动子的突变,因此只能检测 85%的致病基因改变,全外显子组测序不能诊断 DNA 甲基化等表观遗传改变而致的罕见病。目前全外显子组测序最主要的难题是测序数据的生物信息分析(bioinformatics analysis)。通常每个全外显子组测序能发现 20 000～100 000 个 DNA 序列改变,但往往只有 1～2个是病理性改变(pathogenic sequence variants),其他则是中性改变(neutral or benign sequence variants),如多态性改变或隐性遗传病基因突变的携带者(carrier of recessive disorder)。要从几万个 DNA 序列改变中发现 1～2 个致病性改变犹如大海捞针,工作量很大,需要融合计算机、生物学、医学、遗传学等知识。倘若生物信息方法选择不当,很有可能遗漏或者得出错误结论。一种可简化生物信息分析的方法是 Trios 检测,同时对患者和父母进行外显子组测序,比较父母与患者的测序结果以排除存在于父母中的非病理性序列改变。另一种方法是首先集中分析与患者临床症状有关的基因,如患者表现为智力发育障碍和心脏疾病,生物信息分析主要针对这些基因,用临床指导生物信息分析。目前有不少生物信息软件可协助预测序列改变对基因产物功能的影响,但最终确定基因突变能否引起疾病还需通过生物及动物实验来验证。全外显子组测序所产生的数据量为 5×10^7 bp（100×），贮存如此庞大的数据也是许多实验室所面临的难题。

全基因组测序分析基因组所有 DNA 序列，与其他方法比较该方法的诊断率应是最高的。然而，全基因组测序所产生的数据量非常大，即使是在 30× 的水平，每个全基因组测序所产生的数据量也在 3×10^9 bp 左右，后期生物信息分析的工作量非常巨大。另外，由于同区域反复测序次数比外显子组测序低（30× vs. 100×），全基因组测序的准确性和敏感度都不如外显子组测序，因此全基因组测序尚未被广泛应用于分子诊断。

10.3 罕见病的治疗

遗传性罕见病的治疗方法有调节饮食、替代疗法、药物和基因修正，目前能治愈的罕见病数量非常有限。通过调节饮食可缓解的罕见病有苯丙酮尿症。苯丙酮尿症是由于肝脏苯丙氨酸羟化酶活性降低，苯丙氨酸不能正常代谢而蓄积于体内所致。如果苯丙酮尿症在出生后不久就被诊断出来，可以通过限制苯丙氨酸的摄入避免临床症状的发生和发展。替代疗法（replacement therapy）通过补充体内缺乏的物质如酶、激素，进而改善临床症状。先天性肾上腺皮质增生症（congenital adrenal hyperplasia）由参与肾上腺皮质激素合成酶缺陷所致，治疗方法是补充肾上腺皮质激素，恢复体内肾上腺皮质激素的水平，进而维持机体的正常功能，改善临床症状。戈谢病是另一个可用替代法治疗的罕见病，该病由于葡糖脑苷脂酶缺乏致葡糖脑苷脂在单核巨噬细胞蓄积所致。人工合成的葡糖脑苷脂酶能有效地缓解戈谢病的症状，防止危及生命的后遗症的发生。目前国际上用于治疗戈谢病的酶制品有 imiglucerase、velalgucorase alfa 和 taligucerase alfa，疗效非常显著。

治疗罕见病的药物统称为孤儿药（orphan drug）。由于每种罕见病患病人数很少、市场需求量低、新药研发成本高，许多制药厂商对孤儿药的研发和生产热情不高，1972—1983 年间，美国只有 10 种新孤儿药进入临床。1983 年美国通过了孤儿药法案，简化孤儿药审批程序、降低孤儿药新药申报费用，为保证孤儿药的生产厂家有一定赢利，给予厂家相当一段时间的市场独有权，并减免孤儿药的销售税收。孤儿药法案通过后的 31 年，美国先后有 400 多种新孤儿药进入临床。欧洲也在 2000 年通过了类似的孤儿药法案，在其后的 14 年间有 78 种新孤儿药物进入临床[5-6]。相比之下，目前我国仅有 16 种孤儿药，其中 10 种完全由国外进口，1 种以进口为主。

治疗遗传病的理想策略是在 DNA 水平对变异基因进行修复。传统基因治疗（gene therapy）方法是将含有正常基因的载体导入患者体内以取代或修正变异基因，恢复细胞的正常功能。尽管基因治疗已在有限的几种遗传性罕见病如勒伯尔先天性黑矇（Leber congenital amaurosis）、腺苷脱氨酶缺乏症（adenosine deaminase deficiency）和脂蛋白脂酶缺乏症（lipoprotein lipase deficiency）中进行了尝试，但传统基因疗法在治疗遗传病方面仍未取得重大突破，其主要原因在于关键技术和方法仍然不成熟，如外源性载体进入体内后如何准确到达靶器官，机体对外源性载体的排斥反应，外源基因在体内调控以及外源载体随机插入基因组引起突变的风险等都还没有得到圆满的解决[7]。近年来基因编辑(gene editing)技术得以迅速发展。基因编辑是利用核酸酶在基因靶位点切断 DNA 双链，形成的 DNA 双链断裂(double-stranded break)经非同源末端连接(non-homologous end joining)和同源重组(homologous recombination)机制进行修复。传统基因修饰技术是锌指核酸酶(zinc finger nuclease)技术和类转录激活因子效应物核酸酶(transcription activator like effector nucleases)介导的基因组定点修饰技术，这两种方法技术复杂、耗时长、费用高、准确性低。

规律成簇间隔短回文重复序列(clustered regularly interspaced short palindromic repeat，CRISPR)首先是在细菌和古生菌中发现的，Cas 是 CRISPR 相关蛋白(CRISPR-associated proteins)。细菌和古生菌通过 CRISPR-Cas 系统(进化过程中的一种适应性免疫系统)来抵御入侵的病毒或噬菌体。目前常用的 CRISPR-Cas9 基因编辑系统含有一个引导 RNA 和 Cas9 蛋白，能够准确地引导外源基因至靶基因位点，通过 Cas9 蛋白对靶位点 DNA 进行切割，造成 DNA 双链断裂，外源与靶基因同源 DNA 进行交换以取代靶基因片段，进而达到修饰靶基因的目的。与其他基因编辑方法相比，CRISPR-Cas9 基因编辑系统具有非常高的精准性。该系统还能够同时对多个靶基因位点进行定点编辑或修复。该方法技术简单，成本低，准确性高，在治疗遗传性罕见病方面具有非常广阔的前景[8]。

10.4　中国罕见病诊治现状

中国对罕见病的重视程度不断提高，在罕见病的临床和基础研究方面都取得了可喜的进展，二代测序等基因诊断技术已广泛地应用于遗传病的诊断，罕见病诊断水平有了很大的提高。尤为可喜的是，上海市率先在 2016 年公布了《上海市主要罕见病名录(2016 年版)》，其中列举了 56 种遗传性罕见病，这些疾病的诊治费用将被纳入医保范围。这一举措将有力地推动罕见病诊治工作的开展，大幅度降低患者及家庭的经济负担。由于全国医疗资源分布不均，城乡医疗差距大，具备诊断和治疗罕见病条件的医院主要集中在大城市，中小城市和农村的患者往往得不到及时的诊治。全国各地新生儿筛查普及程度不一，许多地区仍未将较常见的罕见病列入新生儿筛查，使一些罕见病错过最佳治疗时，导致后遗症甚至危及生命。此外，尚未建立全国性的临床遗传医师规范化培训系统，掌握罕见病诊疗技术的医务人员有限，水平参差不齐。在基因检测专业人员方面，仍缺乏专门的基因检验技术人员规范化培训和考核标准；掌握现代医学生物信息学的专业人员较少；基因检测报告的结果解释不够详细，对临床指导意义不大，限制了基因检测在罕见病诊断中的应用。许多基因检测项目还未纳入医疗保险，不少患者因检测费用高而放弃做必要的基因检测。为数有限的孤儿药被批准进入临床，其中大部分依赖国外进口，自主研发的很少，费用昂贵，许多患者无法承受长期治疗的费用[9]。

为了进一步提高我国罕见病诊治的水平，应在政策上鼓励研发具有自主知识产权的孤儿药，降低孤儿药价格，简化孤儿药进口和进入临床的审批手续。逐渐将更多的孤儿药纳入医保报销范围,减轻患者的医疗费用。进一步普及新生儿筛查,将更多的罕见病纳入新生儿筛查范围,尽早诊断罕见病,及时采取治疗措施预防或减缓罕见病的发生和发展。

10.5　几种代表性的罕见病介绍

10.5.1　白细胞异常色素减退综合征

白细胞异常色素减退综合征(Chediak-Higashi syndrome,CHS)是常染色体隐性遗传病,全世界报道的病例约 500 例。CHS 临床表现包括眼部和皮肤褪色,眼结膜、头发和皮肤色素减少,免疫功能降低引起的皮肤和呼吸道反复感染、皮肤黏膜出血。80%～85% 的 CHS 发展至加重期,表现为发热、淋巴结和肝脾肿大、贫血和血小板减低。几乎所有的 CHS 会出现感知能力下降、平衡失调、运动和知觉功能降低等神经系统症状。

CHS 诊断主要依靠临床症状,特征性的实验室检查发现是外周血细胞内巨大颗粒结构。*LYST* 是 CHS 的致病基因,基因检测有助于分子确诊。测序分析可检测出 90% 的基因变异,MLPA 和 qPCR 可发现基因改变缺失和扩增。有实验室推出包括 *LYST* 在内的 10 多个基因二代测序检测包,用于 CHS 诊断和鉴别诊断。

10.5.2　先天性肾上腺皮质增生症

先天性肾上腺皮质增生症(congenital adrenal hyperplasia,CAH)是皮质激素合成所需酶缺陷所致的常染色体隐性遗传疾病,我国人群中的发病率为 1/14 000～1/11 000。最常见的 CAH 是 21-羟化酶(21-hydroxylase, 21-OHD)缺乏型。21-OHD 缺乏导致肾上腺皮质激素合成障碍,肾上腺雄激素升高。21-OHD 型 CAH 分为失盐型和雄性化型。失盐型约占 75%,出生后出现严重呕吐、腹泻、低血钠脱水和严重酸中毒,甚至危及生命。雄性化型表现为女性外生殖器呈两性畸形,男婴假性性早熟。

CAH 诊断主要依据临床表现和新生儿筛查血清中 17-OHP(17-hydroxy progesterone)浓度升高。基因检测先分析 *CYP21A2* 基因突变热点区(P30L、Ln2G、G110del8、I172N、V237E、M239K、V281L、F306+Int、Q318X、R356W、P453S);若结果呈阴性,测序分析整个基因,此方法可检测出 70%～80% 的改变;用 qPCR 和 MLPA 检测基因缺失或扩增。此外,有实验室提供 CAH 基因包分析包括 *CYP21A2* 在内的可引起 CAH 临床表现的基因(*CYP11B1*、*CYP17A1*、*HSD3B2* 等)。

10.5.3　法布里病

法布里病(Fabry disease)是 X 连锁隐性遗传,因 α-半乳糖苷酶(GalA)缺乏导致神经酰胺三己糖苷在细胞内过度蓄积。GalA 酶活性低于 1% 的患者,在儿童或青少年期出现肢体末端阵发性剧烈疼痛,尤其是暴露于过冷或过热环境。10 岁前后出现皮肤血管角质瘤和汗腺分泌障碍、蛋白尿等。男性患者症状比较严重,多在 30～50 岁出现肾功能衰竭,严重的可发生中风、脑溢血、失明等。女性患者可终生无临床症状。α-半乳糖苷酶活性大于 1％的男性患者常在 60～80 岁后出现左心室肥厚、心瓣膜功能缺损、蛋白尿等症状。

法布里病的诊断主要依据外周血细胞或其他组织细胞 α-半乳糖苷酶活性降低（低于正常水平的 1％～5％）。分子诊断包括测序分析 *GLA* 基因改变，用 qPCR、MLPA 等检测 *GLA* 基因缺失和扩增。酶活性检测不易发现女性 *GLA* 基因改变携带者，基因分析能发现女性 *GLA* 基因改变携带者，治疗主要是对症治疗。

10.5.4　范科尼贫血

范科尼贫血（Fanconi anemia，FA）是由多个基因改变引起的一组遗传病。据估算，新生儿中 FA 的发病率为 1/30 000，携带者的频率为 1/300，大多数 FA 呈常染色体隐性遗传，个别为 X 连锁遗传。FA 表现为身材矮小，皮肤色素沉着，肢体末端畸形，听力减弱，泌尿、心脏、胃肠道和中枢神经系统异常，激素分泌降低，生长发育迟缓等。骨髓造血系统渐进性衰竭是 FA 的特征性症状，常出现在 10 岁前，90％的 FA 患者在 40～50 岁出现骨髓衰竭。FA 患者肿瘤发生率大大增加，10％～30％的患者发生急性髓细胞白血病等血液肿瘤；25％～30％发生头颈部、皮肤、胃肠道和生殖器官肿瘤。

外周血染色体断裂（chromosome breakage）分析是诊断 FA 的金标准。进一步测序分析 15 个 FA 相关基因（*FANCA*、*FANCB*、*FANCC*、*BRCA2*、*FANCD2*、*FANCE*、*FANCF*、*FANCI*、*BRIP1*、*FANCG*、*FCANM*、*PALB2*、*RAD51C*、*S2X4* 和 *XRCC2*）来确定 FA 亚型。最主要的是 FANCA 亚型（60％～70％），其次是 FANCC 和 FANCG 亚型，分别占 14％和 10％。有实验室用 FA 基因包取代逐个分析 *FA* 基因的方法，并用基因芯片和 MLPA 分析基因拷贝数改变。治疗 FA 主要是骨髓移植和监测肿瘤发生。

10.5.5　戈谢病

戈谢病（Gaucher disease）是最常见的溶酶体贮积代谢疾病，葡糖脑苷脂酶缺乏导致葡糖脑苷脂在单核巨噬细胞内蓄积。戈谢病发病率为 1/40 000，呈常染色体隐性遗传。临床上有 1 型、2 型、3 型、围产期死亡型和心血管型。1 型戈谢病的主要临床症状有骨骼多处疏松和坏死、生长发育障碍、造血系统肿瘤、肝脾肿大、贫血等，但智力发育正常。2 型和 3 型戈谢病出现智力发育障碍，2 型常在 2 岁前发病，累及多个内脏器官，病程进展迅速，2～4 岁死亡；3 型戈谢病也可在 2 岁前发病，病程缓慢，可生存至 30～40 岁。围产期死亡型出现鱼鳞癣样皮肤症状，水肿死胎。心血管型出现心瓣膜和主动脉瓣膜钙化、脾脏肿大、视力减退等。

戈谢病的诊断主要依据外周血白细胞或其他组织细胞葡糖脑苷脂酶活力降低（低于正常水平的 1％～5％）。*GBA* 是戈谢病致病基因，发现 *GBA* 改变支持戈谢病诊断。戈谢病分子诊断策略是首先检测四个 *GBA* 改变多发位点（N370S、L444P、84GG、IVSα +1），这四个位点改变出现在 50％～60％的戈谢病患者中。若检测结果呈阴性，测序分析整个 *GBA* 编码区，用 qPCR、MLPA 检测 *GBA* 缺失和扩增。戈谢病治疗包括输血、脾脏切除、骨关节矫正手术等,葡糖脑苷脂酶合成品(imiglucerase、velalgucorase alfa 和 taligucerase alfa)的酶替代疗法对治疗戈谢病非常有效。

10.5.6 Noonan 综合征

Noonan 综合征(Noonan syndrome,NS)是一种常染色体显性遗传病,临床表现包括特征性脸型、身材矮小、心脏缺损、生长发育迟缓、智力发育障碍、蹼项、胸廓畸形、隐睾症等。不少有 NS 家属史。

NS 有多个致病基因,最常见的是 *PTPN11*(50%),*SOS1*(10%~15%),*RAF1* 和 *RIT1* 各占 5%,*KRAS*、*NRAS*、*BRAF*、*MAP2K1* 各占 1%~2%。基因检测先分析 *PTPN11*,阴性再分析 *SOS1* 等。基因缺失和扩增很少发生,因此不用于常规检测。以二代测序为平台的 NS 和相关疾病的多基因包检测项目包括 NS 基因和与 NS 相似临床表现的致病基因(*BRAF*、*CBL*、*HRAS*、*KRAS*、*MAP2K1*、*MAP2K2*、*NRAS*、*PTPN11*、*RAF1*、*SHOC2* 和 *SOS1*),可用于诊断和鉴别诊断 NS。

10.5.7 成骨不全

成骨不全(osteogenesis imperfecta,OI)又称脆骨病,是一组遗传性结缔组织病,新生儿发病率为 1/20 000,由 Ⅰ 型胶原蛋白合成减少或异常积聚所致。Ⅰ 型胶原蛋白是骨骼和结缔组织的主要结构蛋白,由编码于 *COL1A1* 基因的两个复制链(α1 链)和 *COL1A2* 基因的一个复制链(α2 链)交互缠绕,构成长约 1 000 个氨基酸且带有甘氨酸-X-Y 重复序列的三联体超螺旋构型,成为胶原蛋白独特的三重螺旋结构,分子结构非常稳定。胶原蛋白中含有大量的甘氨酸,在三联体螺旋结构中起着关键作用。大多数 OI 因 *COLA1* 或 *COLA2* 基因异常所致,为常染色体显性遗传。临床表现包括多发性骨折、蓝色巩膜、身材矮小、牙齿发育不全、听力减弱等。成骨不全有四个临床亚型:Ⅰ 型表现较轻缓,蓝色巩膜、骨骼脆性增加,身材发育正常,骨折主要发生于长骨、肋骨和手部,但往往不残留畸形,青春期后发生骨折的频率明显降低。Ⅰ 型成骨不全主要由 *COL1A1* 基因变异致胶原蛋白合成障碍,*COL1A2* 基因改变较少见。Ⅱ 型成骨不全主要发生在围产期,60% 的患儿在出生时死亡,表现为低出生体重等发育不全症状,珠状肋骨、颅骨很软、四肢短小、骨折并不常见。Ⅱ 型成骨不全是基因改变导致甘氨酸被取代引起 α1 和 α2 原胶原蛋白的三联体螺旋结构改变。其他的基因变异也可引起三联体螺旋结构改变,这些异常 α1 和 α2 原胶原蛋白影响蛋白的稳定性。Ⅲ 型成骨不全表现为渐进性畸形,骨折发生在胎儿期,出生时骨质含钙量明显降低、身材矮小、脊椎向后突出使胸腔变形致心肺功能障碍,早期夭折,牙齿骨骼发育不全。Ⅳ 型成骨不全呈轻度畸形,骨折可发生在宫内或出生时,身材矮小、齿骨发育不全、骨骼畸形,脊椎向后侧变形影响心肺功能,青春期后骨折发生率逐渐降低。

实验室诊断成骨发育不全包括检测上皮成纤维细胞 Ⅰ 型胶原蛋白含量和基因改变,检测 *COL1A1* 和 *COL1A2* 基因改变是目前分子诊断成骨不全的首选方法。对于临床上怀疑成骨发育不全的患者,先测序分析 *COL1A1* 和 *COL1A2* 基因,若发现基因改变,则诊断成立;若测序分析结果阴性,进一步用 MLPA 或基因芯片等方法检测 *COL1A1* 和 *COL1A2* 基因缺失和扩增,这类改变占 1％～2％;若检测结果阴性,重新对患者进行临床评估,分析其他可能引起类似临床表现的基因如 *IFITM5*、*SERDINF1*、*CRTAP* 等,可选用成骨发育不全基因包检测 *ALPL*、*BMP1*、*COL1A1*、*COL1A2*、*CREB3L1*、*CRTAP*、*FKBP1O*、*IFITM5*、*LRP5*、*PLOD2*、*PLS3*、*PPIB*、*SERPINH*、*SP7*、*TMEM38B*、*WNT1* 和 *P3H1* 等基因,做进一步的鉴别诊断。

10.5.8　威斯科特-奥尔德里奇综合征

威斯科特-奥尔德里奇综合征(Wiskott-Aldrich syndrome,WAS)又称湿疹-血小板减少-免疫缺陷综合征,由位于 X 染色体的 *WAS* 基因改变引起的 X 连锁隐性遗传性疾病。*WAS* 基因改变还导致 X 连锁血小板减少(X-linked thrombocytopenia,XLT)和 X 连锁先天性白细胞降低(X-linked congenital neutropenia,XLN),三种疾病统称 WAS 相关疾病。WAS 在婴儿期发病,以男性为主,发病率为 1/1 000 000～1/100 000,出现血小板降低,黏膜出血、血性腹泻、湿疹、皮下出血、反复感染尤其是耳感染等症状。40％的 WAS 发展成自身免疫性疾病如溶血性贫血、白细胞降低及免疫性肝肾损害,部分发生淋巴瘤。*WAS* 基因是导致 WAS 和其他 WAS 相关疾病的唯一基因,基因检测首先测序分析 *WAS* 基因,能发现 95％的 WAS 改变,若测序结果阴性,用 MLPA 和基因芯片检测 *WAS* 基因的缺失和扩增。

附：罕见病信息网站

International Rare Disease Research Consortium (http：//www.irdirc.org)

Global Alliance for Genomics and Health (https：//genomicsandhealth.org)

GeneYenta (https：//geneyenta.com)

DECIPHER (https：//decipher.sanger.ac.uk)

US National Institutes of Health Genetic and Rare Disease Information Center (https：//rarediseases.info.nih.gov/)

Clinical Genome Resources，ClinGen (https：//www.clinicalgenome.org/)

ClinVar (https：//www.ncbi.nlm.nih.gov/clinvar/)

Online Mendelian Inheritance in Man (OMIM) (http：//www.omim.org)

1000 Genomes Project (http：//www.1000genomes.org/)

NCBI Genome (http：//www.ncbi.nlm.nih.gov/genome/)

Human Gene Mutation Database (http：//www.hgmd.cf.ac.uk/ac/index.php)

Genetic and Rare Diseases Information Center (https：//rarediseases.info.nih.gov/gard)

MedGen (http：//www.ncbi.nlm.nih.gov/medgen)

Genetic Testing Registry (http：//www.ncbi.nlm.nih.gov/gtr/)

Orphanet（http：//www.orpha.net/consor/cgi-bin/index.php）

（包黎明）

参考文献

［1］ Gahl W A，Markello T C，Toro C，et al. The National Institutes of Health Undiagnosed Diseases Program：insights into rare diseases. Genet Med，2012，14(1)：51-59.

［2］ Tifft C J，Adams D R. The National Institutes of Health undiagnosed diseases program. Curr Opin Pediatr，2014，26(6)：626-633.

［3］ Eid A，Mahfouz M M. Genome editing：the road of CRISPR/Cas9 from bench to clinic. Exp Mol Med，2016，48(10)：e265.

［4］ Manning M，Hudgins L，Professional P，et al. Array-based technology and recommendations for utilization in medical genetics practice for detection of chromosomal abnormalities. Genet Med，2010，12：742-745.

［5］ Westermark K，Holm B B，Soderholm M，et al. European regulation on orphan medicinal products：10 years of experience and future perspectives. Nat Rev Drug Discov，2011，10(5)：341-349.

［6］ Hall A K，Carlson M R. The current status of orphan drug development in Europe and the US. Intractable Rare Dis Res，2014，3(3)：1-7.

［7］ O'Reilly M，Kohn D B，Bartlett J，et al. Gene therapy for rare diseases：summary of a National Institutes of Health workshop，September 13，2012. Hum Gene Ther，2013，24(4)：355-362.

［8］ Yang Y，Muzny D M，Reid J G，et al. Clinical whole-exome sequencing for the diagnosis of mendelian disorders. N Engl J Med，2013，369(16)：1502-1511.

［9］ Gao J J，Song P P，Tang W. Rare disease patients in China anticipate the sunlight of legislation. Drug Discov Ther，2013，7(3)：126-128.

索 引

图　　版

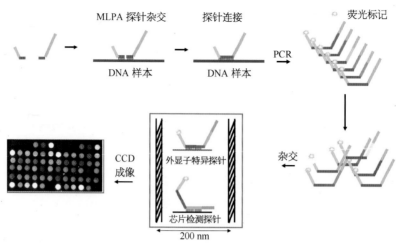

图 3-5　MLPA 微阵列芯片的原理和实验流程

　　红色部分为探针中与靶序列互补的序列；黄色部分为通用引物序列；彩色部分为填充序列，每条探针该部分的序列不同，但长度相同，该序列与芯片上特定位置的序列互补，因此可以将反应管中的反应液与芯片进行杂交，通过分析芯片中不同位置的荧光强度来对不同的检测位点进行分析。

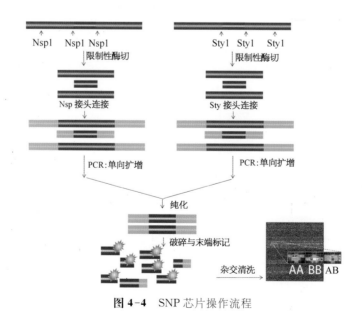

图 4-4　SNP 芯片操作流程

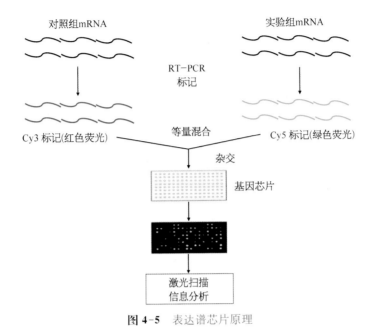

图 4-5 表达谱芯片原理

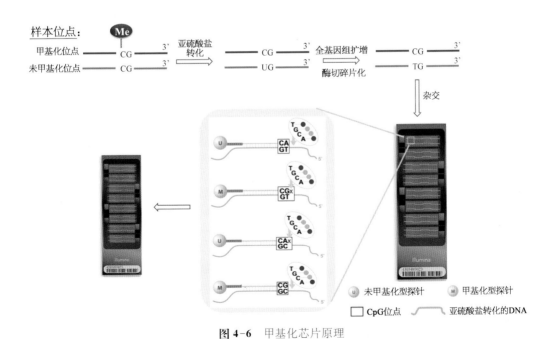

图 4-6 甲基化芯片原理

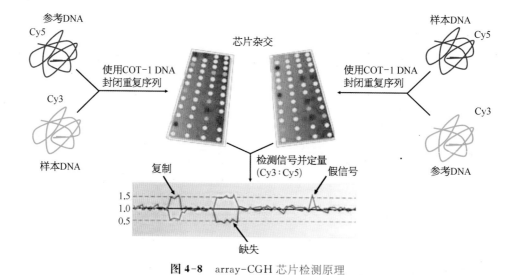

图 4-8　array-CGH 芯片检测原理

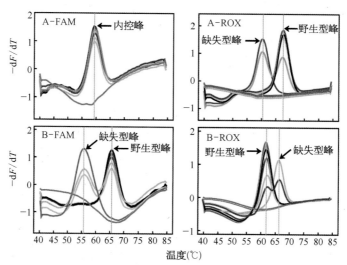

图 9-1　MMCA 技术用于 α 珠蛋白基因缺失检测

A-FAM 和 A-ROX 为 PCR 体系 A 在对应通道的检测结果；B-FAM 和 B-ROX 为 PCR 体系 B 在对应通道的检测结果。黑色线：正常人对照（α α/α α）；绿色线：右侧缺失型杂合子（α α/α⁻³·⁷）；红色线：右侧缺失型纯合子（α⁻³·⁷/α⁻³·⁷）；蓝色线：东南亚缺失型杂合子（αα/－－ᴿᴱᴬ）；橙色线：东南亚缺失型纯合子（－－ᴿᴱᴬ/－－ᴿᴱᴬ）；紫色线：左侧缺失型杂合子（α α/α⁻⁴·²）；粉色线：东南亚缺失型和左侧缺失型双重杂合子（－－ᴿᴱᴬ/α⁻⁴·²）；灰色线：阴性对照。

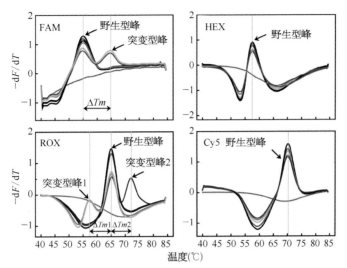

图9-2　MMCA技术用于α-珠蛋白基因突变检测

FAM、HEX、ROX和Cy5为对应通道的检测结果。黑色线：正常人对照；红色线：c.427T＞C杂合突变型样本；橙色线：c.369C＞G杂合突变型样本；蓝色线：c.377T＞C杂合突变型样本；绿色线：c.369C＞G和c.427T＞C双杂合突变型样本；灰色线：阴性对照。

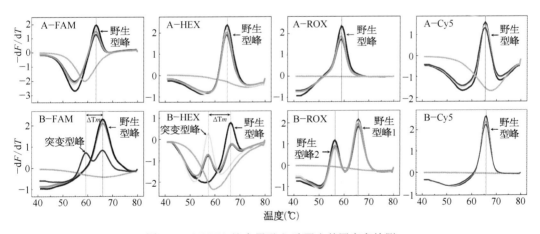

图9-3　MMCA技术用于β-珠蛋白基因突变检测

A-FAM、A-HEX、A-ROX和A-Cy5为PCR体系A在对应通道的检测结果；B-FAM、B-HEX、B-ROX和B-Cy5为PCR体系B在对应通道的检测结果。黑色线：正常人对照；绿色线：c.124_127delTTCT杂合突变型样本；蓝色线：c.124_127delTTCT纯合突变型样本；红色线：c.124_127delTTCT和c.79G＞A双杂合突变型样本；灰色线：阴性对照。

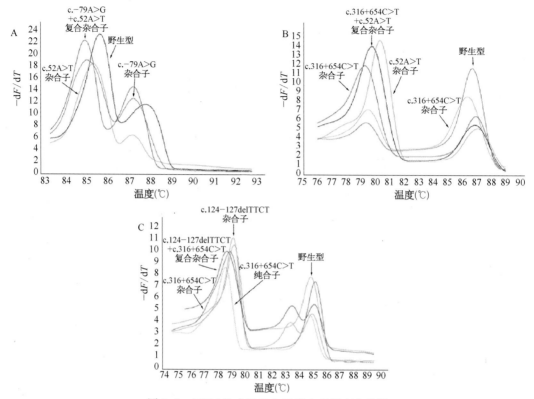

图 9-5 HRM 技术用于 β-珠蛋白基因突变检测

A. 同时检测 c.-79A>G 和 c.52A>T 突变；B. 同时检测 c.316＋654C>T 和 c.52A>T 突变；C. 同时检测 c.124-127delTTCT 和 c.316＋654C>T 突变。

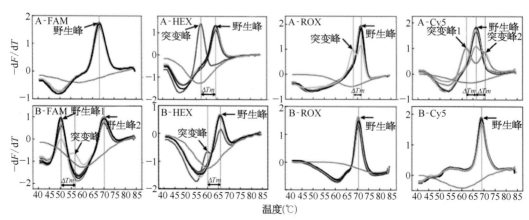

图 9-6 MMCA 技术用于 G6PD 基因突变检测

A-FAM、A-HEX、A-ROX 和 A-Cy5 为 PCR 体系 A 在对应通道的检测结果；B-FAM、B-HEX、B-ROX 和 B-Cy5 为 PCR 体系 B 在对应通道的检测结果。黑色线：正常人对照；绿色线：c.1388G>A 杂合突变型样本；橙色线：c.1376G>T 杂合突变型样本；紫色线：c.487G>A 杂合突变型样本；蓝色线：c.1024C>T 和 c.95A>G 双杂合突变型样本；红色线：c.871G>A 纯合突变型样本；灰色线：阴性对照。

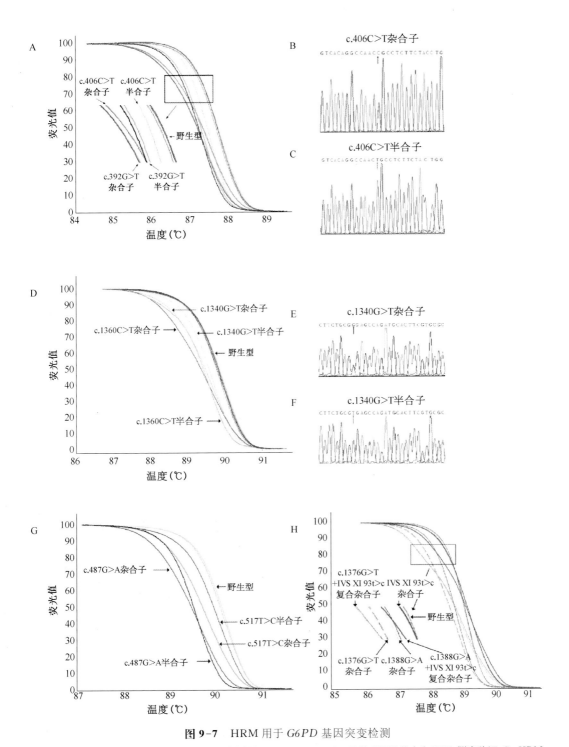

图 9-7　HRM 用于 *G6PD* 基因突变检测

　　A-C：c.406C>T 的 HRM 鉴定和 DNA 测序验证；D-F：c.1340G>T 的 HRM 鉴定和 DNA 测序验证；G：HRM 分析中采用一对引物同时检测 c.487G>A 和 c.517T>C 两个位点的突变；H：HRM 分析中采用一对引物同时检测 c.1376G>T、c.1388G>A 和 IVS XI 93t>c 三种中国人群中最常见的突变或多态性位点。

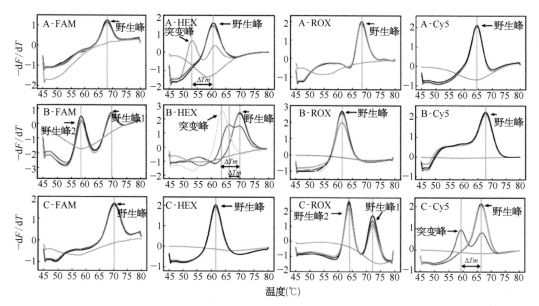

图 9-14　MMCA 技术用于苯丙氨酸羟化酶基因突变检测

A-FAM、A-HEX、A-ROX 和 A-Cy5 为 PCR 体系 A 在对应通道的检测结果；B-FAM、B-HEX、B-ROX 和 B-Cy5 为 PCR 体系 B 在对应通道的检测结果；C-FAM、C-HEX、C-ROX 和 C-Cy5 为 PCR 体系 C 在对应通道的检测结果。黑色线：正常人对照；绿色线：c.331C>T 杂合突变型样本；蓝色线：c.721C>T 纯合突变型样本；红色线：c.728G>A 和 c.1068C>A 双杂合突变型样本；灰色线：阴性对照。

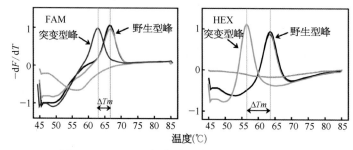

图 9-18　MMCA 技术检测药物性耳聋基因突变

FAM 和 HEX 为对应通道的检测结果。黑色线：正常人对照；红色线：m.1555A>G 同质性突变；绿色线：m.1494C>T 同质性突变；灰色线：阴性对照。